全国医药高职高专护理类专业"十二五"规划教材

健 康 评 估

主编　王立民　程洪恩

中国医药科技出版社

内 容 提 要

本书是全国医药高职高专护理类专业"十二五"规划教材之一，依照教育部教育发展规划纲要等相关文件要求，紧密结合卫生部执业护士资格考试特点，根据《健康评估》教学大纲的基本要求和课程特点编写而成。

全书共分 10 章，系统地从护理的角度整理了诊断患者现存或潜在健康问题所需的基本理论、基本技能和临床思维方法。其内容包括绪论、健康评估方法、常见症状、身体评估、心理与社会评估、实验室检查、心电图检查、影像学检查、护理文书书写、Grodon 十一项功能性健康型态模式。

本书适合医药卫生高等职业教育、函授及自学高考等相同层次不同办学形式教学使用，也可作为医药行业培训和自学用书。

图书在版编目（CIP）数据

健康评估 / 王立民，程洪恩主编 .——北京：中国医药科技出版社，2013.7
全国医药高职高专护理类专业"十二五"规划教材
ISBN 978-7-5067-6134-5

Ⅰ.①健… Ⅱ.①王… ②程… Ⅲ.①健康 –评估 –高等职业教育 –教材 Ⅳ.① R471

中国版本图书馆 CIP 数据核字（2013）第 098320 号

美术编辑 陈君杞
版式设计 郭小平

出版 中国医药科技出版社
地址 北京市海淀区文慧园北路甲 22 号
邮编 100082
电话 发行：010–62227427 邮购：010–62236938
网址 www.cmstp.com
规格 787×1092mm $\frac{1}{16}$
印张 19
字数 382千字
版次 2013年 7月第 1版
印次 2016年 1月第 2次印刷
印刷 北京昌平百善印刷厂
经销 全国各地新华书店
书号 ISBN 978-7-5067-6134-5
定价 39.00 元

编写说明

当前，我国医药高等职业教育教学已步入了一个新的发展阶段，教育部门高度重视，依托行业主管部门规范指导，各学术团体和高等院校也开展了更加深入的医药高等职业教育教学改革的研究。为贯彻落实《国家中长期教育改革和发展规划纲要（2010～2020年）》和全国医学教育工作会议精神，结合我国"十二五"规划关于医疗卫生改革的战略和政策，适应最新颁布的护士执业资格考试新大纲的要求，推动高质量教材进课堂，2012年9月，在卫生计生委人才交流服务中心的指导下，中国医药科技出版社联合中华预防医学会公共卫生教育学会职教分会，在总结"十一五"期间教材建设经验的基础上，组织泰山护理职业学院、广西卫生职业技术学院、北京卫生职业学院、廊坊卫生职业学院、通辽职业学院、济南护理职业学院等十余所院校，启动了全国医药高职高专护理类专业"十二五"规划教材的编写工作。

《国家中长期教育改革和发展规划纲要（2010～2020年）》提出当前我国职业教育应把提高质量作为重点，到2020年，我国职业教育要形成适应经济发展方式转变和产业结构调整要求、体现终身教育理念、中等和高等职业教育协调发展的现代职业教育体系。作为重要的教学工具，教材建设应符合纲要提出的要求，符合行业对于医药职业教育发展的要求、符合医药职业教育教学实际的要求。根据全国医药行业的现状和对护理高技能型人才的需求，医药高职高专教学公共核心知识体系和课程体系的建立、精品课程与精品教材的建设，成为全国医药高职高专院校护理类专业教学改革和教材建设亟待解决的任务。

在编写过程中我们坚持以人才市场需求为导向，以技能培养为核心，以医药高素质实用技能型人才培养必需知识体系为要素，规范、科学并符合行业发展需要为该套教材的指导思想；坚持"技能素质需求→课程体系→课程内容→知识模块构建"的知识点模块化立体构建体系；坚持以行业需求为导向，以国家相关执业资格考试为参考的编写原则；坚持尊重学生认知特点、理论知识适度、技术应用能力强、知识面宽、综合素质较高的编写特点。

本套教材根据全国医药高职高专院校护理类专业教学基本要求和课程要求进行编写，涵盖了护理类专业教学的所有重点核心课程和若干选修课程，可供护理及其相关专业教学使用。欢迎广大读者特别是各院校师生提出宝贵意见。

全国医药高职高专护理类专业"十二五"
规划教材建设委员会
2013年6月

前言 / *PREFACE*

本教材是以全国职业教育护理类教学计划和护理专业教材《健康评估》教学大纲为依据，并结合当前高职教育改革要求编写而成。可供全国高职高专院校护理专业使用，同时也可作为护理专业人员的临床参考用书。

《健康评估》是从护理的角度研究诊断患者现存或潜在健康问题所需的基本理论、基本技能和临床思维方法的学科；是学习临床专业课的基础；是护理程序的重要一环。通过系统完整的《健康评估》课程学习，能使学生学会收集资料、分析资料、提出患者的健康问题即护理诊断，为进一步学习临床护理专业课程奠定基础。

本书从实用出发，以理论上够用为度、技能上贴合实际为原则进行编写。编写中注重理论知识在实践技能中的渗透，突出护士岗位职业能力对知识技能的需要。随着社会发展对健康提出的整体护理要求，本书加强了心理、社会因素评估内容的介绍。

本书共分十章，其内容包括绪论、健康评估方法、常见症状、身体评估、心理与社会评估、实验室检查、心电图检查、影像学检查、护理文书书写、Grodon 十一项功能性健康形态模式。

由于水平有限，书中出现的观点可能会有不妥之处，或错漏，敬请使用本书的读者指正。

编者
2013 年 4 月

目录 /CONTENTS

第五章 心理与社会评估 / 130

第七章　**心电图检查 / 205**

第一章

绪 论

学习目标

1. 熟悉健康评估在护理实践活动中的重要性。
2. 了解健康评估学习的内容、要求以及与护理程序的关系。
3. 掌握健康评估的学习方法。

【引导案例】

患者，男，25岁，因急起寒战、高热、胸痛急诊入院。值班护士接诊该患者后做了如下工作。

1. 查看入院证明和病历本后安排床位。

2. 补充询问得知：患者当天下午骑自行车回家因天气寒冷和下雨周身淋湿，晚上突然寒战、高热，自觉全身肌肉酸痛和右胸疼痛，深呼吸时加重。

3. 护理体格检查：呈急性病容，口角疱疹，T 39℃，P 90次/分，R 26次/分，BP 124/86mmHg，右肺触觉语颤增强，叩诊浊音，可闻及支气管呼吸音，肺泡呼吸音减弱，心率90次/分，心音增强，未闻及杂音，腹部和神经系统检查未见异常。

4. 查看：实验室检查报告 WBC 18×10^9/L，中性粒细胞0.90，核左移。X线检查显示右上肺有实变阴影。

健康评估是提高护士临床动手和动脑能力的重要课程，通过学习该课程学会收集资料、分析资料、提出患者的健康问题即护理问题。本章主要介绍健康评估的概念、学习健康评估的重要性、健康评估的内容以及临床应用。

健康评估（health assessment）是从护理的角度研究诊断患者现存或潜在健康问题所需的基本理论、基本技能和临床思维方法的学科；是学习临床专业课的基础，是护理程序的重要一环。

一、健康评估发展简史

健康评估是现代护理学的一门重要学科，它随着医学模式的转变和护理程序的提出而逐渐发展完善。

护理起源于1854～1856年克里米亚战争时期南丁格尔（Florence Nightingale）的护

理实践活动。南丁格尔于1860年在英国圣托马斯医院建立了世界上第一所正规护士学校，学校用她撰写的《医院笔记》、《护理笔记》等书作为护士教育基础教材。由于她和以后几代人的努力使护理逐渐发展成为当今的一门学科。

当初的护士更多地侧重于护理操作，而缺少对护理对象健康资料的收集、整理与分析。随着医学模式的转变和护理程序的提出，护理有了更多新的内涵，特别是1967年，Black在有关的护理程序学术会议上，提议采用Maslow人的需要层次理论作为评估框架。会议最终确立了护理评估的原则是：①评估是护理程序的第一步；②评估是一个系统的、有目的的护患互动过程；③护理评估的重点在于个体的功能和日常生活；④评估过程包括收集资料和临床判断。

随着护理评估活动在临床上的应用和逐渐深入，护理工作者发现若没有一个系统规范的护理评估体系，就难以做到对服务对象进行完整的健康资料收集、分析与判断。1987年，Gordon提出了"功能性健康形态模型"（functional health patterns，FHPs）——这一带有明显护理特征的收集和组织健康资料的框架。该框架涉及人类健康生命过程的11个方面，并逐步成为护士收集与护理相关资料、科学进行资料分析最后提出护理问题的较为有效的评估系统。

二、健康评估的重要性

以护理程序为基础的整体护理（holistic nursing）已成为当今的护理理念。要做好整体护理工作提高护理质量，护士就必须学会护理评估与诊断，而护理评估与诊断正是健康评估所要学习的内容；因此学习健康评估能提高护士评判性思维能力，增强护士对健康问题的辨析力，从而有针对性地提高护理计划的制定和实施有效的护理措施。

三、健康评估的主要内容与评估方法

健康评估的对象包括人、家庭和社区，但从对人的健康评估资料收集和所采取的方法来看，健康评估的内容主要包括：

1. 症状评估 症状是指患者主观感觉的不适或痛苦的感受。广义的症状包含有部分客观体征，如黄疸、发绀、水肿等。护士通过问诊的方法获得症状。

2. 体征评估 体征是指患者机体客观存在的表现，如湿啰音、奔马律、肝脏肿大等。护士利用简单的辅助工具通过视、触、叩、听等基本检查方法获得体征。

3. 心理、社会评估 心理、社会资料的收集分析较为复杂，其评估方法多样。如会谈法、观察法、心理测量方法和医学检测法。

4. 实验室检查 利用现有的实验室技术对患者的血液、体液、分泌物以及组织细胞等标本进行检验以期发现机体异常的方法。如血液、尿液、浆膜腔积液、脑脊液等标本的检查。

5. 器械检查 利用仪器设备，如心电图机、X光机、超声诊断仪等设备对机体器官的检查。

6. 护士病例分析 略。

四、健康评估的学习方法与要求

健康评估是一门理论知识丰富、内容纵横交错且实践性强的学科。要学好健康评估这门课，其方法就是既要多思多想理解理论知识，又要多看多动学会操作技能。具体要求为：

（1）学会通过问诊和体格检查收集被评估者的主观资料和客观资料，并对其资料有准确的理解。

（2）能准确完成常用实验项目的标本采集方法，分析实验数据的临床意义。

（3）能做好器械检查前的护理准备工作，学会消除检查前心理紧张的沟通方法。

（4）熟练掌握心电图操作和正常心电图分析，能辨认常见异常心电图。

（5）能说出影像学检查的临床应用和常见异常表现的临床意义。

（6）正确运用健康评估的基本理论、基本知识和基本技能分析健康评估资料，并准确提出护理问题。

（7）掌握护理文书书写。

（王立民 覃 涛）

在引导案例中你认为值班护士做了什么？

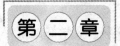

第二章

健康评估方法

学习目标

1. 熟悉健康评估资料的来源、类型与评估方法。
2. 掌握问诊的内容、评估方法与评估技巧、体格检查的基本方法与操作。
3. 了解问诊的目的与重要性。

【引导案例】

患者，女，36岁，因心慌、气促、活动后加重入院。值班护士接诊患者后，做了以下工作：

护士：心慌、气促有多长时间了？

患者：已经有2年的时间了。

护士：2年来心慌、气促的感觉都一样吗？

患者：不，起初心慌、气促的感觉比较轻，只在快步走或上楼梯时感觉，但近半年来感觉明显，有时平地走动都会有感觉。

护士：以前身体怎样，患过什么病或因病住过院吗？

患者：18年前，因"风湿热"住过两次医院。

问完患者后护士给患者检查身体，患者心尖搏动明显、范围弥散并向左侧移位；心搏有力；心界向左扩大；两肺底有少许湿啰音；心率100次/分、心律不齐、心音强弱不等、奔马律、心尖区闻及舒张期隆隆样杂音和收缩期吹风样杂音。

根据问诊和体检获得的资料，护士建议患者做进一步检查，如心电图、超声心动图等。

本章主要介绍健康评估资料的来源、类型以及收集不同类型资料的方法。

第一节　概　　述

一、健康资料的评估方法

健康评估资料包括症状资料、体征资料以及利用实验室技术和其他仪器设备等对机体的标本、组织器官检查所获得的资料。根据资料种类的不同所使用的评估方法也不同，症状通过问诊获得，体征通过体格检查获得，机体标本的数据或器官的功能形状可通过实验室及其他仪器设备检查获得。

二、健康资料的来源

1. 直接来源 是通过患者获得资料。是最主要而又可靠的资料来源。

2. 间接来源 是通过患者以外的方式获得资料。这些资料包括：

（1）患者的家属及其与之关系密切者，如亲属、同事、朋友、邻居、老师、保姆等。

（2）其他卫生保健人员，如与患者有关的医师、营养师、理疗师、心理医师及其他护士等。

（3）目前或既往的健康记录或病历，如儿童预防接种记录、健康体检记录或病历记录等。

（4）医疗、护理的有关文献记录。

三、健康资料的类型

1. 主观资料 指患者主观感觉的不适，是通过与患者或与有关人员交谈（问诊）获得的资料，也包括亲属的代诉，如头晕、恶心、乏力、瘙痒、麻木、疼痛等。

2. 客观资料 是护士经观察、体格检查、借助其他仪器检查或实验室检查等所获得患者的客观存在的表现，如湿啰音、心脏杂音、红细胞尿等。

想一想

张女士的女儿4岁，因呕吐、腹泻、腹痛到急诊室就诊。张女士说女儿昨天开始呕吐、哭闹、不吃、睡眠差，常用手摸肚脐，并说"肚子疼"。张女士说女儿去年6月因"肠蛔虫"驱过虫。护士检查：体温38.9℃，肠鸣音亢进，大便稀汁状。请根据病史资料指出哪些是客观资料？哪些是主观资料？

第二节 症状评估

一、问诊的概念与重要性

1. 问诊 问诊是护士通过对患者或有关人员的系统询问而获取病史资料的过程，又称为病史采集。其目的是为了获得患者的主观感觉不适情况，为判断其患者存在的健康问题提供根据。

2. 问诊的重要性

（1）是接触患者建立相互信任和了解疾病的第一步。

（2）能较早发现健康问题，做到早期防治。

（3）为诊断疾病提供线索。

（4）通过问诊可了解疾病的演变过程。

二、问诊的方法与技巧

1. 环境 舒适、安静、私密、宽松。

2. 注意 自我介绍、说明目的、承诺保密。

3. 问诊技巧

（1）问诊要从患者最关心的问题，即促使患者来访的主要原因入手，做到既关心病又关心人。

（2）提问后尽量让患者倾述，注意有效提问，认真倾听。

（3）开始用开放性提问，当涉及某些具体问题时可用封闭式提问。如请你谈一谈你们夫妻之间关系如何？是开放式提问。你刚才说到，"近期我们之间经常因一些家庭琐事吵架、打架"是吗？是封闭式提问。

（4）避免暗示性提问和诱问。如右上腹疼痛时也牵涉到右肩胛下疼痛是吗？

（5）问诊时注意患者症状发生的时间顺序，注意症状之间的因果关系。

（6）语言通俗避免使用医学术语。如问有无右下腹疼痛时，不能说有无麦氏点疼痛。

（7）及时核对患者陈述，提高病史的真实性。

（8）问诊过程中要注意自己的目光、表情和关注度，对患者的陈诉表示理解、认可和同情。

（9）结束语，感谢合作，说明下一步要做什么等。

三、问诊的内容

（一）一般资料

一般资料（general data）包括姓名、性别、年龄、籍贯、文化程度、宗教信仰、民族、婚姻、住址、工作单位、职业、电话号码、就诊或入院日期、记录日期、病史陈述者及可靠程度等项目。

（二）主诉

主诉（chief complaints）是指患者感觉最痛苦、最明显的症状、体征及持续时间，是病史的核心。如"反复咳嗽、咳痰20余年，加重伴双下肢水肿一年"，"腹痛、腹泻一天"。

记录主诉应注意以下事项：

（1）简明扼要，高度概括，字数一般不超过2句话，20字左右。

（2）应记录患者感觉最痛苦的一个或多个主要症状的部位、性质、程度及其持续时间。

（3）应尽量用医学术语，但不能用诊断词语。

（4）按症状出现的时间先后顺序排列。

（三）现病史

现病史（history of present illness）是病史的重要组成部分，包括从发病至本次就诊时疾病的发生、发展及其变化的全过程。是病史的主体部分，其基本内容包括：

1. 起病情况 包括起病时间和缓急，发病可能的原因和诱因，主要症状的部位、性质、程度。

2. 疾病经过 主要症状的演变情况，有无新症状的出现。

3. 伴随症状 患者除主要症状之外往往还有其他症状，应详细询问各伴随症状出现的时间、特点及其演变过程，重要的阴性症状也应反映。

4. 诊疗经过 指病后诊断、治疗及护理的主要经过。应尽量写明病名、药名、剂量、疗程以及护理措施等。

5. 一般情况 简要地询问患者病后的食欲、睡眠、排泄、精神、体重变化等情况。

6. 健康问题对其影响 患者对自己目前健康状况的评价及疾病对生理、心理、社会等各方面的影响。

（四）既往史

既往史（past history）是评估患者既往的健康状况和过去患过的疾病。按系统重点询问。与现患疾病有关的应详细记录。主要内容有：①既往健康情况和曾患疾病，包括传染病；②外伤、手术史；③过敏史；④预防接种史。如"既往身体健康，有无手术及外伤史，有无药物过敏史"。

（五）目前用药史

目前用药史（history of present medication）是记录目前用药的情况，包括药名、用药时间、用法、用量、效果以及不良反应。

（六）成长发育史

成长发育史（growth and development history）记录人的不同阶段的生长发展情况。内容包括：

1. 身体发育史 根据其年龄判断机体的生长发育情况，如体格发育、性征发育、婚姻和生育状况等内容。

（1）体格发育 各部位发育是否匀称，身高体重是否与年龄相符。

（2）月经史 女性要注意询问月经情况，其记录格式如图2-1所示。

初潮年龄（ ） $\dfrac{行经天数（ ）}{月经周期}$ 末次月经时间或绝经年龄（ ）

图2-1 月经史记录格式

（3）婚姻史 婚否、结婚年龄、配偶的健康状况、夫妻关系以及性生活情况等。

（4）生育史 妊娠与分娩次数，有无早产、流产、死产、手术产、产褥热史和计划生育情况。

2. 心理发育（psychological development） 注意询问心理发育与年龄是否相符，有无弱智及心理异常的问题。

3. 个人史（personal history） 包括出生地，起居与生活习惯，有无烟酒等不良嗜好，工作性质、工作条件如何，是否经常接触有害物质。

（七）家族史

家族史（family history）用于评估直系亲属及其配偶的健康与患病情况；特别应注意询问有无与患者相同的疾病，有无遗传病，对死亡的直系亲属要了解死亡的年龄和原因。

（八）系统回顾

通过系统回顾（review of systems）可全面了解机体状况，避免重要信息的遗漏。系统回顾可采用生理、心理、社会模式或 Gordon 功能性健康形态模式。

1. 生理、心理、社会模式的系统回顾

（1）身体　主要按系统询问相关症状的有无及表现情况。

①一般情况　有无发热、出汗、乏力、睡眠障碍、体重变化。

②头颅及五官　有无视力障碍、听力减退、耳鸣、眩晕、鼻出血、牙出血、牙痛。

③呼吸系统　有无咳嗽咳痰、咯血、胸痛、肺源性呼吸困难。

④循环系统　有无心源性呼吸困难、心前区疼痛、心悸、心源性水肿、晕厥、高血压。

⑤消化系统　有无食欲减退、吞咽困难、恶心、呕吐、腹胀、腹痛、腹泻、呕血和黑便、黄疸。

⑥泌尿系统　有无多尿、少尿、血尿、乳糜尿、尿频、尿急、尿痛、排尿困难、肾区痛、水肿。

⑦内分泌系统　有无多饮、多尿、多食、怕热、多汗、乏力、消瘦或显著肥胖

⑧运动系统　有无大小关节痛、畸形、功能障碍、肌肉萎缩、肢体运动障碍。

⑨精神神经系统　有无头痛、头晕、记忆力减退、抽搐、意识障碍、瘫痪、幻觉、妄想。

（2）心理、社会评估　参阅 Gordon 功能性健康形态模式的相关内容。

2. Gordon 功能性健康形态模式的系统回顾

由 Marjory Gordon 提出的功能性健康形态模式涉及人类健康和生命过程的 11 个方面，以此作为收集护理病史的框架具有重要指导意义。该内容在本书第十一章有详细的介绍，此处只作简要介绍。

（1）健康感知与健康管理形态　主要涉及个体对自身健康状况的感知与评价，以及健康维护行为和遵医情况。

（2）营养与代谢形态　主要涉及个体的营养与代谢，包括营养状态、体液平衡、组织完整性和体温等方面。

（3）排泄形态　主要涉及个体的排泄，包括日常排泄形态及有无排泄形态改变等。

（4）活动与运动形态　主要涉及个体的活动与运动，包括日常生活、休闲娱乐、锻炼方式和与其相关的活动能力、活动耐力和日常生活自理能力。

（5）睡眠与休息形态　主要涉及个体睡眠与休息，包括睡眠的质与量、活动精力是否充沛，以及促进睡眠的辅助手段及药物使用情况。

（6）认知与感知形态　主要涉及个体的感知与认知，前者包括个体的视觉、听觉、嗅觉、味觉、触觉、痛觉等，后者主要包括思维、语言、定向等能力以及意识状态。

（7）自我概念形态　主要涉及个体的自我概念，包括对自己身体特征、社会角色和个性特征的认识与评价。

（8）角色与关系形态　主要涉及个体的角色与关系，包括个体的角色扮演及与他人的人际关系。

（9）性与生殖形态　主要涉及个体的性与生殖，包括对性的态度与生殖功能应对、个体的性别认同、性角色行为、性功能和生育能力。

（10）压力与应对形态　主要涉及个体的压力与压力应对，包括对改变的适应，处理危机之态度，找寻协助之方法等。

（11）价值与信念形态　主要涉及个体的价值观与信念，包括健康信念、人生观和宗教信仰等。

功能性健康形态问诊要点见表 2 − 1 所示。

表 2 − 1　功能性健康形态问诊要点

问诊项目	问诊内容
健康感知与 健康管理形态	自觉健康状况：□良好　□一般　□较差　□差 既往史：□无　□有＿＿＿＿＿＿＿＿＿＿ 家族史：□无　□有＿＿＿＿＿＿＿＿＿＿ 过敏史：药物□无　□不详　□有＿＿＿＿＿＿＿ 　　　　食物□无　□不详　□有：＿＿＿＿＿＿ 吸烟：□无　□有（＿＿＿年，平均＿＿＿＿支/日。戒烟：□未　□已＿＿＿＿年） 饮酒：□无　□有（＿＿＿年，平均＿＿＿＿两/日。戒酒：□未　□已＿＿＿＿年） 药物依赖性/药瘾/吸毒：□无　□有（名称＿＿＿＿，剂量＿＿＿＿/日，＿＿＿年） 环境中危险因素：□无　□有＿＿＿＿＿＿＿ 遵从医护计划/健康指导：□完全遵从　□部分完全遵从　□不遵从（原因＿＿＿＿） 寻求促进健康的行为：□无　□有＿＿＿＿＿＿＿ 对疾病的认识：□完全认识　□部分认识　□不认识
营养与代谢形态	膳食种类：□普通饮食　□软食　□半流质　□流质　□禁食　□治疗膳食＿＿＿ 饮食习惯：□偏食＿＿＿＿　□忌食＿＿＿＿　□其他＿＿＿＿ 食欲：□正常　□亢进（＿＿＿＿天）　□减退（＿＿＿＿天） 进食方式：□正常　□鼻饲　□空场造瘘　□全静脉营养　□其他 饮水：□正常　□多饮（＿＿＿＿ml/日）　□限制饮水（＿＿＿＿ml/d） 近6个月内体重变化：□无　□增加（＿＿＿＿kg）　□减少（＿＿＿＿kg） 咀嚼困难：□无　□有（原因＿＿＿＿＿＿＿＿＿） 吞咽困难：□无　□有（原因＿＿＿＿＿＿＿＿＿）
排泄形态	排便：＿＿＿＿次/天，颜色：＿＿＿＿＿，性状：＿＿＿＿＿ 　　□便秘（1次/＿＿＿日）□腹泻（＿＿＿＿次/日）□失禁（＿＿＿＿次/日） 　　□造瘘（类型＿＿＿＿＿＿＿＿＿＿能否自理：□能　□否） 应用泻药：□无　□有＿＿＿＿＿＿＿ 排尿：＿＿＿＿次/天，颜色：＿＿＿＿，性状：＿＿＿＿，量：＿＿＿＿ml/天 　　□尿失禁（＿＿＿＿级）　□尿潴留　□排尿困难　□尿路刺激征 　　□留置尿管　□膀胱造瘘 引流：□无　□有（类型：＿＿＿＿，性状：＿＿＿＿，量：＿＿＿＿ml）

问诊项目	问诊内容					
活动与运动形态	生活自理能力：					

生活自理能力：

项目	0	1	2	3	4
进食/饮水					
沐浴					
穿衣/洗漱					
如厕					
床上运动					
转位					
走动					
上下楼梯					
购物					
烹饪					
理家					

0 = 能够独立完成
1 = 需借助辅助用具才能完成
2 = 需有他人帮助才能完成
3 = 需借助用具和他人帮助才能完成
4 = 完全依赖他人才能完成

问诊项目	问诊内容
活动与运动形态	辅助用具：□手杖 □拐杖 □轮椅 □助行器 □义肢 □其他 活动耐力：□正常 □容易疲劳 □呼吸困难 □吸氧
睡眠与休息形态	睡眠：□正常 □入睡困难 □多梦 □早醒 □失眠 午睡：□无 □有（约_____小时） 休息后精力是否充沛：□是 □否（原因_____） 辅助睡眠：□无 □有（_____）
认知与感知形态	疼痛：□无 □有（部位：_____，性质：_____，程度：_____，持续时间：_____） 视力：□正常 □近视 □远视 □失明（□左眼 □右眼） 听力：□正常 □耳鸣 □减退（□左耳 □右耳）□耳聋（□左耳 □右耳）□助听器 味觉：□正常 □减退 □缺失 □其他_____ 记忆力：□良好 □减退（□短时记忆 □长时记忆）□丧失 注意力：□正常 □分散 语言能力：□正常 □失语 □构音困难 定向力：□正常 □障碍
自我概念形态	对自我的看法：□满意 □不满意 □其他_____ 情绪：□焦虑 □恐惧 □绝望 □抑郁 □其他_____
角色与关系形态	就业情况：_____ 家庭结构：_____ 家庭关系：□和谐 □紧张 社会交往情况：□正常 □较少 □回避 角色适应：□良好 □角色冲突 □角色缺失 □角色强化 □角色消退 经济状况：□良好 □一般 □较差
性与生殖形态	性生活：□正常 □障碍 月经：□正常 □紊乱 □痛经 □绝经 经量：□正常 □一般 □多 持续时间：_____ 生育史：_____ 孕次：_____ 产次：_____

续表

问诊项目	问诊内容
压力与应对形态	对疾病和住院反应：□否认　□适应　□依赖 过去一年内重要生活事件：□无　□有（＿＿＿＿＿＿＿） 支持系统：照顾者□胜任　□勉强　□不胜任 家庭应对：□忽视　□能满足　□过于关心
价值与信念形态	宗教信仰：□无　□佛教　□基督教　□天主教　□其他＿＿＿＿＿＿

第三节　身体评估

一、身体评估常用的器具和物品

身体评估是护士借助简单的辅助工具利用自身的感官来觉察患者身体客观存在的异常表现。常用的辅助工具有听诊器、叩诊锤、血压计、手电筒、直尺、棉签等（图2-2）。

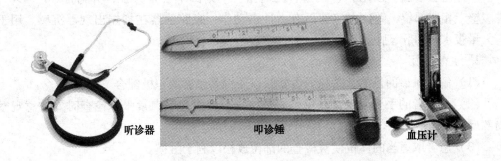

听诊器　　　叩诊锤　　　血压计

图2-2　体格检查常用工具

二、身体评估的基本方法及注意事项

身体评估的基本方法有视、触、叩、听、嗅，不同的方法其操作要求与注意事项也不同。

（一）视诊

视诊（inspection）是护士用视觉来观察患者全身和局部表现的一种检查方法。比较适用于一般状态的检查。

1. 方法

（1）全身视诊　可观察年龄、发育、营养、意识状态、面容、体位、步态、姿势等。

（2）局部视诊　可观察局部的细微变化，如眼球震颤、巩膜黄染、颈静脉怒张。

2. 注意事项　在自然光线下观察，特别是观察有无黄疸时不能在黄色光源下观察；

一开始接触作全身观察，然后再作局部观察。

（二）触诊

触诊（palpation）是护士通过手的感觉来进行判断的一种检查方法。比较适用于腹部检查。

1. 触诊方法

（1）浅部触诊法　单手掌指面轻触于体表，浅部触诊的深度约为1cm。适用于体表病变、关节、软组织、浅部动脉、静脉、神经等的检查。

（2）深部触诊法　包括：

①深部滑行触诊法　患者深呼吸，检查者以并拢二、三、四指末端逐渐触向腹腔的脏器及包块，深部触诊的深度在2cm以上。适用于腹腔深部包块和胃肠病变的检查。

②双手触诊　将左手掌置于被检查脏器或包块的背部，右手并拢的中间三指置于腹部的被检查部位，左手向右手方向托起，右手向左手方向按压触摸。适用于肝、脾、肾、腹腔肿物检查。

③深压触诊法　用一指或并拢的示指、中指逐渐深压腹部的被检查部位。适用于探测腹部深在病变、压痛点、反跳痛等。

④冲击触诊法　以示指、中指、无名指、小指四个手指并拢，并弯曲70°～90°，在腹壁上相应部位，做数次急速而有力冲击动作，腹腔脏器在指端出现浮沉感。用于有大量腹水时的肝、脾触诊。

2. 注意事项

（1）解释触诊的目的，消除患者紧张以便得到患者的积极配合。

（2）检查者的手要温暖，以免刺激被检查部位引起肌肉紧张，检查时要注意观察局部反应和表情变化。

（3）患者取适当的体位使被检查的部位放松以利于触摸。

（4）不同部位的触诊顺序要求不同，一般由无痛区向有痛区移动。

（5）因指尖和指腹的感觉较敏感，触诊时尽量用该部位触摸。

（6）触诊时要注意手脑并用，注意触摸部位的变化和与比邻的关系。

（三）叩诊

叩诊（percussion）是用手指叩击身体表面某部，使之振动而产生声音，并根据声音的特性进行判断的一种检查方法。较适用于胸部检查。

1. 叩诊方法

（1）间接叩诊法（指指叩诊法）　护士将左手中指第二指节（板指）置于叩诊部位，其他手指略微翘起离开体表；右手中指弯曲约90°，其余手指自然弯曲，用中指（叩指）指端叩击左手中指第二指节末端；叩击方向应与叩诊部位的体表垂直，叩击时肩关节和肘关节不动，以腕关节和掌指关节活动为主。

（2）直接叩诊法　护士用右手并拢的2、3、4指掌面拍击被检查部位，根据拍击的声响和震动感来判断病变情况的方法。适用于胸、腹部面积较广泛的病变，如胸膜粘连、增厚、大量胸腔或腹腔积液。

2. 注意事项

（1）环境要安静，以免影响叩诊音的判断。

（2）叩诊时要注意对称部位的及时比较。

（3）叩诊时除了注意叩诊音的变化外，还要注意感觉板指受到震动的不同。

（4）患者的体位因叩诊部位的不同要采取适当的体位，如胸部可采取坐位或仰卧位，腹部可采取仰卧双下肢屈曲位。

（5）叩诊力度要一致，频率不能过快，每处叩诊 2～3 下，叩指不能停留在板指上。

（6）病变范围较大较深时适当加大叩诊力度。

（四）听诊

听诊（auscultation）是检查者用耳朵或借助听诊器听取身体各部位发出的声音而判断正常与否的一种检查方法。较适用于胸部检查，特别是心脏的听诊。

1. 听诊方法

（1）间接听诊法　借助听诊器听诊，主要听心、肺、腹、血管等声音。

（2）直接听诊法　目前已不用。

2. 听诊器的种类及作用

（1）钟型听诊器　适用于听低调音。

（2）膜型听诊器　适用于听高调音。

（五）嗅诊

嗅诊（smelling）是以嗅觉判断患者的异常气味并以此判断病变的检查方法。如嗅皮肤、呼吸道、胃肠道、呕吐物、排泄物、分泌物等气味。

第四节　辅助检查

一、辅助检查概述

辅助资料对健康状况的评估有着重要的作用，特别对患有疑难杂症的患者更为重要。这些资料可通过实验室检查以及其他仪器检查获得，并且资料具有很强的可重复性，人为因素干扰小，客观性强。随着现代科学技术的不断进步，辅助检查资料对人的健康评估显得越来越重要。

二、辅助检查的临床应用

1. 实验室检查（laboratory examination）　利用现代实验室技术对人体的各种标本，如血液、尿液、粪便、痰液、脑脊液等进行检查，以期发现是否有异常改变。实验室检查广泛地应用于临床，有的还是常规检查项目。

2. 心电图（electrocardiogram，ECG）检查　利用心电图机电极探测心脏电活动在体表的变化过程而描记的曲线称之为心电图。根据心电图的异常来判断疾病。临床主要用于心脏检查，特别适用于心律失常的判断。

3. X线（X-rays）检查　X线具有穿透许多物质的特性，而物质的密度、厚度又能影响X线的穿透量，导致X线在穿透物质投射在荧光屏上和感光胶片时出现明暗不同、形状不一的影像，根据这些影像的不同表现可判断疾病。常用于胸部和脊柱、四肢的检查。配合人工造影该检查在临床上应用范围较广。

4. CT（computed tomography）检查　是计算机体层成像的简称，它利用X线束对人体选定层面进行扫描获取信息，再经计算机处理而获得的重建图像，其优点是分辨率高、图像清晰，易于发现位置深、病灶小的病变。临床应用范围较广，特别适用于实质脏器的检查。

5. MRI（magnetic resonance imaging，MRI）检查　又称作磁共振成像检查，是利用原子核在强磁场内发生共振所产生的信号经图像重建的一种影像技术。其优点是无射线对机体组织的损害，而且可以多轴成像。对脑和脊髓的检查价值最高。

6. 核医学（nuclear medical examination）检查　临床常用的放射性核素显像属于诊断核医学，其原理是将标记放射性核素的化合物引入人体内再用核医学显示仪探测处理后成像。用于检查脏器的血流及功能情况。

（王立民　覃　涛）

思考题

1. 上述案例中护士采用了哪些评估方法获取健康评估资料。
2. 什么叫问诊，问诊的内容有哪些？
3. 护士问诊的目的是什么？
4. 功能性健康形态模式作为护理问诊框架有何意义？
5. 体格检查的基本方法有哪些，它们主要用于哪些部位的检查？
6. 请根据引导案例资料编写患者的主诉。

第三章

常见症状

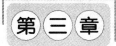

1. 掌握常见症状的概念、临床表现、问诊要点以及与症状相关的护理诊断和相关因素。
2. 熟悉常见症状的分类。
3. 了解常见症状的发生机制。

【引导案例】

患者，男，56岁，因反复咳嗽、咳痰20年，加重伴心慌、气急2年，双下肢水肿半年，呼吸困难、神志恍惚一天入院。20年来患者经常出现咳嗽、咳痰，常在冬季尤为明显，缓解期咳嗽、咳痰减少，为白色泡沫痰，清晨明显。近两年来感心悸，气促，活动后加重，劳动力明显下降。半年前出现双下肢水肿，呈凹陷性。入院前一天因受凉咳嗽频繁，咳脓性痰，发热并出现精神症状。患者吸烟35年，每天饮酒2两，10年前曾诊断为"高血压病"。

问题：

1. 请根据案例出现的症状分析患者可能发生的病理生理改变。
2. 你认为现存的护理问题有哪些？
3. 该患者不良的生活饮食习惯有哪些？

症状是健康评估的重要资料，正确理解和把握这些资料对做好护理评估和做出正确的护理问题至关重要。该内容在《内科护理学》每个系统的绪论部分均有详细的描述。本章主要讲解发热、疼痛、黄疸、水肿、呼吸困难、发绀、意识障碍等症状。

第一节 发 热

在体温中枢的调节下，人体温度保持在一定的范围内波动。当各种原因引起体温调节中枢功能紊乱，导致机体产热增加散热减少，体温升高超出正常范围，称为发热（fever）。

一、病因与诱因

引起发热的原因甚多，临床上可分为感染性和非感染性发热，而以感染性发热最多见。

1. 感染性发热　是指各种病原体侵入机体引起的各种感染导致的发热。感染的病原体可有：细菌、病毒、支原体、立克次体、螺旋体、真菌、寄生虫等。

2. 非感染性发热　常见的有以下几类：

（1）无菌性坏死物质吸收　指由于机械性、物理性或化学性等因素引起机体组织坏死、组织蛋白分解及组织坏死物质吸收，所致的无菌性炎症引起的发热称之为吸收热。如心肌梗死、机体损伤等。

（2）抗原－抗体反应　因机体免疫反应产生的免疫复合物，作为外源性致热原刺激致热源细胞产生内源性致热原致热。如风湿热、血清病、结缔组织病等。

（3）内分泌与代谢障碍　如甲状腺功能亢进、严重脱水等均可致体温升高。

（4）皮肤散热减少　如皮肤的大面积烧伤、鱼鳞病、广泛的皮炎以及慢性心功能衰竭等都可引起皮肤散热减少而导致发热。

（5）体温调节中枢功能失常　某些损伤性因素直接损害体温调节中枢，导致体温调定点上移，引起机体产热增加散热减少，体温升高。如颅内出血、脑外伤、颅内肿瘤等，可导致中枢性发热。

（6）自主神经功能紊乱　由于自主神经功能紊乱影响机体的体温调节，可导致体温升高，属功能性发热。包括：①原发性低热，因自主神经功能紊乱致体温调节障碍或体质异常。体温波动范围较小，常在0.5℃范围内，热型较规则，低热可持续数月或数年，②感染后低热，指原有感染已愈，但微生物感染引起发热后仍低热不退，其原因与体温调节中枢仍未恢复正常有关。此类发热要注意与机体潜在病灶引起的发热区别，③夏季低热：与体温调节中枢功能发育不成熟有关，多见于幼儿；低热发生在夏季，秋凉后自行退热，每年反复发生，数年后随着脑功能发育成熟而自行消失，④生理性低热，因机体的生理变化引起，见于剧烈运动后发热、情绪激动、月经前以及妊娠初期等。

二、发热机制

正常情况下，由于体温调节中枢的作用，使机体的产热和散热保持动态平衡，从而使人体温度保持在一定的范围内，如腋下温度在36～37℃。任何导致机体产热增加或散热减少的原因，均可引起发热。

（一）致热源性发热

致热源包括外源性和内源性两大类（图3-1）。

1. 外源性致热原　外源性致热原的种类甚多，包括：①各种微生物病原体及其产物；如细菌、病毒、真菌、支原体以及细菌毒素等；②炎性渗出物及无菌性坏死组织；③抗原抗体复合物；④某些类固醇物质；⑤多糖体成分及多核苷酸、淋巴细胞激活因子等。外源性致热原多为大分子物质，特别是细菌内毒素分子量非常大，不能通过血脑屏障直接作用于体温调节中枢，而是通过激活血液中的中性粒细胞、嗜酸性粒细胞和单核－吞噬细胞系统，使其产生并释放内源性致热原。

2. 内源性致热原　又称白细胞致热原，如白介素（IL-1）、肿瘤坏死因子（TNF）

和干扰素等通过血脑屏障直接作用于体温调节中枢的体温调定点，使调定点（温阈）上升，体温调节中枢必须对体温加以重新调节发出冲动，并通过神经、内分泌的作用使机体的产热增加或散热减少从而使体温升高。

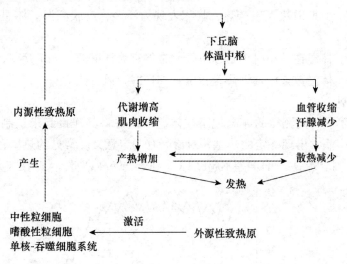

图 3 - 1　发热示意图

（二）非致热源性发热

无外和内致热源的作用，主要是某些疾病直接损伤体温中枢影响其调节功能或通过其他原因引起机体的产热增加、散热减少。

常见于以下几种情况：①体温调节中枢直接受损如颅脑外伤、出血、炎症等；②引起产热过多的疾病，如癫痫持续状态、甲状腺功能亢进症等；③引起散热减少的疾病如广泛性皮肤病、心力衰竭等。

三、临床表现

（一）发热分度

临床上将发热由低到高分为：

低热　37.3～38℃。

中等发热　38.1～39℃。

高热　39.1～41℃。

超高热　41℃以上。

（二）临床过程及表现特点

一般发热过程分为三个阶段，上升期、高热期、下降期。由于引起发热的原因不同，三个时期的表现各异。

1. 上升期　此期因产热大于散热导致体温上升。临床表现有疲乏无力、肌肉酸痛、皮肤苍白、畏寒、寒战等表现。可根据体温上升快慢不同分为：

（1）骤升型　体温在几小时内达到39～40℃或以上，常伴寒战。见于大叶性肺炎、败血症、流行性感冒、急性肾盂肾炎、疟疾等。

（2）**缓升型**　体温逐渐上升，数日内达高峰，多不伴寒战。见于伤寒、结核等。

2. 高热期　此期产热与散热在较高水平保持相对平衡。临床表现高热状态持续一段时间，持续时间的长短因病因的不同而异。如伤寒可持续数周，疟疾可持续数小时。

3. 下降期　此期散热大于产热，临床表现为汗多、皮肤潮湿。体温下降的方式有两种：

（1）**骤降**　体温在数小时内迅速下降，常伴有大汗淋漓。如疟疾、大叶性肺炎。

（2）**渐降**　体温数天内逐渐降至正常。如伤寒、风湿热。

（三）热型

发热患者不同时间测得的体温记录在体温单上并将其连接起来绘制成的曲线称之为热型。有些疾病常出现一定的热型，对诊断有一定意义。常见的热型有以下几种。

1. 稽留热　持续高热，日温差不超过1℃。见于伤寒高热期、大叶性肺炎（图3-2）。

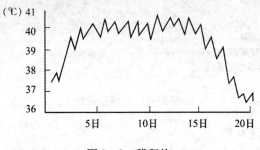

图3-2　稽留热

2. 弛张热　体温39℃以上，日温差>2℃。见于败血症、风湿热、重症肺结核（图3-3）。

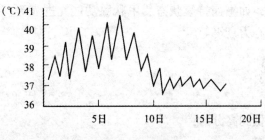

图3-3　弛张热

3. 间歇热　体温骤升到高峰后持续数小时，又骤然降至正常水平，无热期可持续1天至数天，如此高热期与无热期反复交替出现。见于疟疾、急性肾盂肾炎（图3-4）。

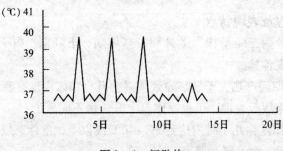

图3-4　间歇热

4. 波状热　体温逐渐上升达39℃或以上，经过数天降至正常，持续数天后又开始发热，如此反复多次。见于布鲁杆菌病（图3−5）。

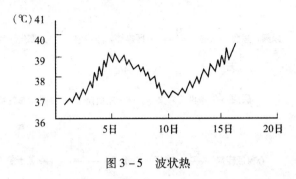

图3−5　波状热

5. 不规则热　发热体温曲线无任何规则。见于结核、癌性发热、风湿热（图3−6）。

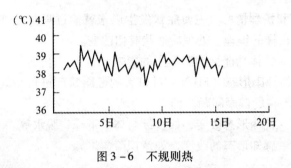

图3−6　不规则热

6. 回归热　体温骤升致39℃或以上，持续数天后又骤然下降至正常水平数天，表现为高热期与无热期各持续数天后规律性交替一次。见于霍奇金氏病、回归热（图3−7）。

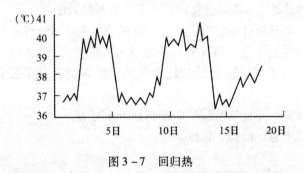

图3−7　回归热

四、护理评估要点

1. 明确　根据体温升高超过正常，常伴有皮肤发热、潮红等表现。

2. 初始时间及表现，病因、诱因　症状是什么时间出现的，当时的发热程度如何，可能引起的病因和诱因。

3. 表现特点和演变　询问发热有无变化规律，可能的热型。

4. 伴随症状　在发热的过程中有无其他伴随症状出现，与主要症状的关系如何。其流程如图3−8所示。

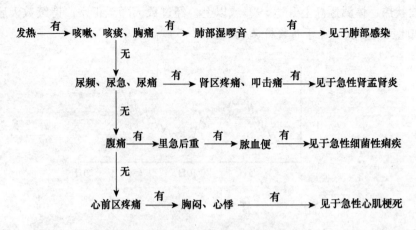

图 3 - 8　发热伴随症状流程示意图

5. 诊断、治疗和护理情况　主要症状发生以来就诊过吗？经过什么治疗（药物和非药物治疗）和什么样的护理，处理后症状有何改变。

6. 影响　发热对人体功能性健康形态的影响。

护士根据功能性健康形态（FHPs）对患者的健康状况进行系统全面资料收集，从而发现患者现存或潜在的健康问题。如：

（1）有无营养－代谢形态改变，如食欲与体重下降、脱水等。

（2）有无认知－感知形态的改变，如意识障碍。

五、相关护理问题

因患者体质和发热程度等因素的差异，发热对不同患者机体的健康影响也不同，因此针对发热患者出现的健康问题要根据收集的资料来判断。

1. 体温过高　与病原体感染有关，与体温调节中枢功能障碍有关。

2. 体液不足　与出汗过多和（或）体液摄入不足有关。

3. 营养失调　低于机体需要量与长期发热致机体消耗过多及营养物质摄入不足有关。

4. 口腔黏膜改变　与发热所致的口腔黏膜干燥有关。

5. 潜在并发症　意识障碍、惊厥。

第二节　疼　痛

一、疼痛概述

疼痛（pain）是一种复杂的生理心理活动，它包括伤害性刺激作用于机体所引起的痛感觉，以及机体对伤害性刺激的痛反应（躯体运动性反应和/或植物性反应，常伴随有强烈的情绪色彩），是临床上最常见的症状之一。

（一）发生机制

位于皮肤和其他组织内的感觉神经末梢即痛觉感受器，受各种物理、化学等致痛物质的刺激达一定程度时，痛觉冲动便可沿感觉神经传到大脑皮质，产生痛觉。由于痛觉感受器和传入神经的不同，引起疼痛的表现各异。

（二）疼痛的分类

根据疼痛发生的部位与传入途径（神经）不同通常分为皮肤痛、躯体痛、内脏痛、牵涉痛、神经痛、假性痛等（表3－1）。

表3－1 疼痛分类及表现特点

	皮肤痛	躯体痛	内脏痛	牵涉痛	神经痛	假性痛
刺激源及部位	刺伤、切割、挤压、烧灼损伤体表皮肤黏膜	各种机械和化学损伤肌肉、肌腱、筋膜和关节	牵拉、扩张、收缩、缺血、化学等损伤机体的内脏	内脏疾病牵涉到相应的体表皮肤出现痛的感觉	神经受损	
表现特点	快、慢痛定位明确界限清楚，疼痛较剧多为锐痛	定位不明确的慢性疼痛	定位模糊，界线不清，多为胀钝烧灼样痛	相应皮肤区域出现疼痛	剧烈的灼痛或酸痛	去除病变后仍感到相应部位的疼痛

（三）疼痛的机体反应

1. 生理反应 面色苍白、血压升高或降低、骨骼肌紧张、恶心、呕吐、心率减慢或增快，出汗过多、虚脱、晕厥等交感神经系统和副交感神经系统兴奋的表现。

2. 行为反应 表情不安、皱眉、咬嘴唇、紧握、抓物、呻吟、哭泣、尖叫，被迫卧位、按压疼痛部位等。

（四）疼痛的评估要点

1. 明确是否为疼痛 询问患者的主观感受和观察患者的痛反应。

2. 起病情况 包括部位、初始时间及表现；可能引起的病因和诱因。

（1）部位 疼痛最明显的部位往往就是病变部位所在，但压痛意义更大。

（2）时间 何时开始疼痛、持续时间有多长，可表现为阵发性、持续性、持续性伴阵发性加重，或周期性、间歇性发作等。如胃溃疡常在饭后0.5h出现疼痛；十二指肠溃疡常在饭后3h后出现疼痛；心绞痛常在激动、劳累时发生，休息后缓解。

（3）性质 锐痛、钝痛

①锐痛 痛觉和痛反应均比较强烈，疼痛持续时间较短。如刺痛、绞痛、灼痛、切割痛、撕裂样痛、触电样痛等。

②钝痛 痛觉和痛反应均比较轻，疼痛持续时间较长。如胀痛、酸痛、隐痛、闷痛等。

（4）强度 见语言评价量表，如表3－2所示。

表 3-2　语言评价量表

无痛	轻度疼痛	中度疼痛	重度疼痛	剧烈疼痛	无法忍受
	能忍受，能正常生活睡眠	适当影响睡眠，需止痛药	影响睡眠，需要麻醉止痛药	影响睡眠较重，伴有其他症状	严重影响睡眠，伴有其他症状

3. 表现特点和演变　疼痛的表现特点是否发生了改变，是逐渐加重还是逐渐减轻。如阵发性绞痛变为持续性疼痛并发热，提示空腔器官病变缺血坏死发生。

4. 伴随症状　疼痛的发展过程中有否其他症状出现，要分析与主要症状的关系。如胸痛呼吸加深时更重，继之出现胸闷呼吸困难明显，胸痛反而减轻，提示结核性胸膜炎。

5. 诊断、治疗和护理情况　主要症状发生以来是否就诊过，经过什么治疗（药物和非药物治疗）和什么样的护理，处理后症状有何改变。如肾绞痛用阿托品+呱替啶效果较好。胃溃疡疼痛抗酸药+制酸药效果较好。

6. 疼痛发生以来对人体功能性健康形态的影响

（1）压力与应对形态改变，如焦虑、恐惧。

（2）睡眠与休息形态改变，如睡眠形态紊乱。

（3）营养与代谢形态改变，如营养失调，低于代谢需要量。

（4）角色与关系形态改变，如角色紊乱。

（五）相关护理问题及医护合作性问题

1. 疼痛　与心肌缺血、腹部炎症、颅内出血等有关。

2. 焦虑　与疼痛有关。

3. 恐惧　与剧烈疼痛有关。

4. 潜在并发症　休克。

二、常见的几种疼痛

（一）头痛

头痛是指额、顶、颞及枕部的疼痛。头痛是一种常见症状，大多数无特异性、且经过良好，如发热头痛、感冒头痛，屈光不正头痛等。但对于一些脑外伤后头痛进行性加重伴喷射状呕吐；突然剧烈头痛、进行性加重的头痛等要密切注意。

1. 病因

（1）颅脑病变　如脑膜炎、脑炎、脑脓肿、脑出血、脑栓塞、脑肿瘤、脑挫裂伤。

（2）颅外病变　如颅骨肿瘤、颈椎骨质增生、三叉神经痛、眼耳鼻齿疾病所致头痛等。

（3）全身性疾病　急性感染性疾病、高血压病、酒精、一氧化碳、有机磷、药物等中毒。

2. 评估要点

（1）头痛的部位　前额痛见于屈光不正、青光眼和鼻窦炎者；一侧头痛可见于中耳炎、乳突炎或偏头痛者；全头痛可见于颅内或全身性感染。

（2）头痛的性质与程度 浅表性头痛，多为眼源性、鼻源性、齿源性；深部头痛多为颅内病变的头痛；搏动性或跳痛常为高血压、血管性及发热性疾病；剧烈头痛可见于三叉神经痛、偏头痛及脑膜刺激。

（3）头痛出现与持续时间 鼻窦炎的头痛发生于清晨或上午；颅内占位性病变往往清晨疼痛加剧；颅内高压时头痛多呈持续性；血管神经性头痛为阵发性。

（4）影响头痛的因素 高血压性、脑肿瘤性、血管性、颅内感染性头痛常因转头、俯首、咳嗽、打喷嚏而加剧；血管紧张性头痛和神经官能症头痛因劳累、精神紧张、情绪抑郁而加重；颈肌急性炎症所致头痛可因颈部运动而加剧；慢性或职业性的颈肌痉挛所致头痛，可因活动按摩颈肌而逐渐缓解。

（5）头痛的伴随症状 头痛伴剧烈呕吐见于颅内压增高；头痛伴眩晕者见于小脑病变；头痛常伴有失眠、焦虑、思想不集中、记忆力减退见于神经官能症性头痛；头痛伴视力障碍见于青光眼和脑肿瘤；头痛伴脑膜刺激征见于脑膜炎或蛛网膜下隙出血；头痛伴发热见于颅内或全身感染性疾病。

（二）胸痛

胸痛是指颈以下、腹部以上区域的疼痛，多由呼吸系统疾病引起。

1. 病因

（1）呼吸系统疾病 胸壁、胸膜、肺、气管等病变均可引起胸痛。如肋间神经炎、肋软骨炎、胸膜炎、肺炎等。

（2）循环系统疾病 心肌、心包膜、胸腔内大血管病变。如心肌梗死、心包炎、主动脉瘤等。

（3）纵隔疾病 如纵隔炎、纵隔肿瘤等。

（4）消化系统疾病 如食管炎、食管癌、食管裂孔疝、膈下脓肿等。

2. 评估要点

（1）部位 ①胸壁病变引起的疼痛，疼痛明显、疼痛部位与病变部位一致、压痛明显；②肺、胸膜脏层引起的疼痛，疼痛深、胸壁无局限性压痛、有牵涉痛；③心脏大血管的疼痛如心绞痛为心前区压榨样疼痛；④纵隔、食管疾病引起的疼痛位于胸骨后。

（2）疼痛的性质与强度 肋间神经痛呈发作性灼痛或刺痛；肌痛呈酸痛；骨痛呈酸痛和锥痛；食管炎呈灼痛；心绞痛呈压榨样痛。

（3）有无放射 心绞痛向左上肢尺侧放射至小指。

（4）伴随症状 伴随寒颤、高热、呼吸困难见于肺部感染，如大叶性肺炎。

（5）影响胸痛的因素 胸膜炎呼吸时疼痛加重；心包炎胸部前倾时疼痛加重。

（三）腹痛

腹痛是指上起横膈，下至骨盆，前面及侧面为腹壁等范围内的组织器官病变引起的疼痛。此范围内包含腹壁、腹膜腔和腹腔脏器等内容。

1. 病因

（1）急性腹痛 ①腹腔脏器的急性炎症，如急性胃肠炎、急性胰腺炎、急性胆囊炎；②空腔脏器的物理性损伤，如肠套叠、肠梗阻、胆结石；③腹膜炎症，如急性肠穿孔；④腹腔内血管病变，如缺血性肠病、夹层腹主动脉瘤；⑤腹壁疾病，如腹壁挫伤、腹壁皮肤带状疱疹；⑥胸腔疾病的牵涉痛，如下叶肺炎引起的上腹痛；⑦全身疾病引起的腹痛，如腹型过敏性紫癜、糖尿病酮症酸中毒、尿毒症。

（2）慢性腹痛 ①腹腔脏器的慢性炎症，如慢性胃炎、慢性胆囊炎、结核性腹膜炎；②消化性溃疡，如胃、十二指肠溃疡；③消化道运动障碍，如功能性消化不良、肠易激综合征；④腹腔脏器扭转或梗阻，如肠扭转、慢性肠梗阻；⑤脏器包膜的牵张，如肝淤血、肝炎。

2. 评估要点

（1）起因、急缓和诱发因素 ①饱餐后突然出现上腹部持续剧痛伴恶心、呕吐，常见于急性胰腺炎；②饱餐后突感到上腹部突然剧痛向全腹扩散常见于胃溃疡穿孔；③跑跳中突然出现肾区绞痛向会阴部放射常见于输尿管结石。

（2）性质、时间和程度 ①性质有胀、钝、烧灼样、绞、刀割样、尖锐刺痛等疼痛，如肠梗阻呈绞痛、肝炎呈胀痛、皮肤损伤呈尖锐疼痛；②询问疼痛出现的时间，如胃溃疡常出现在饭后半小时，急性胰腺炎常出现在暴饮暴食后；③询问疼痛的程度，除患者自诉外还要注意观察患者的疼痛反应。

（3）腹痛的伴随症状 腹痛伴随肠鸣音亢进可见于机械性肠梗阻；腰背部绞痛向会阴部放射伴血尿可见于输尿管结石。

（4）腹痛的影响因素 进食油腻饮食出现右上腹疼痛常见于胆囊炎、胆结石；胃肠痉挛性疼痛用阿托品有效。

第三节 黄 疸

黄疸（jaundice）是指血清中胆红素增高，致使巩膜、皮肤、黏膜以及其他组织和体液黄染的现象。血清正常总胆红素为 $1.7 \sim 17.1\mu mol/L$（$0.1 \sim 1.0mg/dl$），当 $> 34.2\mu mol/L$（$2mg/dl$）即可出现黄疸。在 $17.1 \sim 34.2\mu mol/L$ 时血清胆红素虽然增高，但组织未出现黄染的现象称之为隐性黄疸。

一、病因与发生机制

（一）正常胆红素代谢

体内胆红素主要来源于衰老红细胞破坏后释放出的血红蛋白经进一步分解形成。血红蛋白进一步分解形成非结合胆红素（间接胆红素，UCB），非结合胆红素与血浆蛋白结合后，因其不溶于水不能从肾小球滤过，但被转运到肝脏，在肝脏葡萄糖醛酸转移酶的作用下形成结合胆红素（直接胆红素，CB），因其溶于水能从肾小球滤过，在肝脏形成的结合胆红素主要随胆汁排入肠道，在肠道细菌酶的作用下还原为尿胆原。尿胆原小部分通过肠道重吸收，重吸收的大部分经门静脉回到肝脏转变为结合胆红素后又随胆汁排到肠道形成"胆红素的肠肝循环"，而小部分随血液循环经肾小球滤过，肠道形成尿胆原的大部分从肠道排出称为粪胆原，粪胆原氧化形成粪胆素是形成粪便颜色的主要因素（图 3-9）。

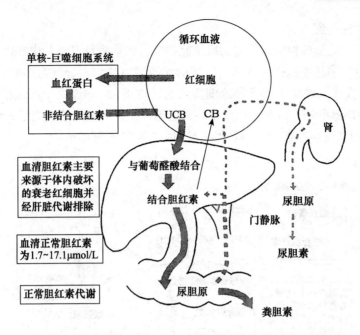

图 3-9 正常胆红素代谢示意图

（二）黄疸的发生机制

1. 溶血性黄疸

（1）病因 见于各种原因所致的溶血，如遗传性球形红细胞增多症、获得性免疫性溶血。

（2）机制 ①大量红细胞破坏使非结合胆红素增多超过肝脏的代谢能力。②大量红细胞破坏引起较明显贫血、缺氧和红细胞破坏产生的毒性作用，降低了肝细胞对胆红素的代谢能力。上述两个因素最终均可导致血中非结合胆红素升高（图3-10）。

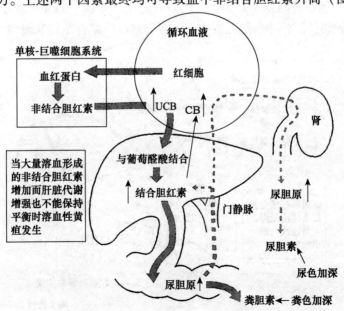

图 3-10 溶血性黄疸示意图

2. 肝细胞性黄疸

（1）病因　见于各种原因引起的肝细胞损害。如病毒性肝炎、中毒性肝炎、肝癌。

（2）机制　①肝细胞损害使其胆红素的代谢能力减弱，导致血中非结合胆红素升高。②肝细胞炎症、肿胀等因素导致细胞膜通透性增加、压迫肝内毛细胆管使已转化的结合胆红素排出不畅，致胆管内压增高而逆流入血，血中的结合胆红素增高（图3-11）。上述两因素可导致血中非结合胆红素和结合胆红素都增高。

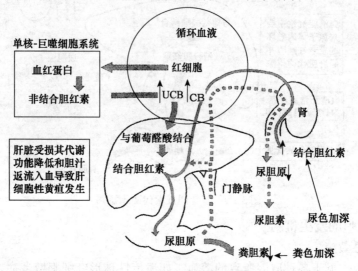

图3-11　肝细胞性黄疸示意图

3. 胆汁淤滞性黄疸

（1）病因　见于各种原因所致的肝内、外胆管阻塞致胆汁逆流入血。如胆总管结石、肝内胆管的泥沙样结石、胰头癌。

（2）机制　因胆管阻塞，阻塞上方的胆管内压力增高，最终导致小胆管与毛细胆管因压力增高破裂，胆汁中的胆红素逆流入血引起血中结合胆红素增加（图3-12）。

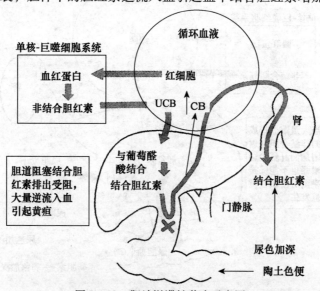

图3-12　胆汁淤滞性黄疸示意图

二、临床表现

（一）溶血性黄疸

1. 原发病表现 如急性溶血表现可有寒战、高热、疼痛及腰背痛，血红蛋白尿等急性溶血的特点。

2. 黄疸表现 黄疸一般较轻。皮肤呈浅柠檬色，不伴皮肤瘙痒；粪便呈深黄色；尿中因有血红蛋白呈酱油色或茶色。

3. 实验室检查 血中以非结合胆红素升高为主，结合胆红素基本正常；尿中结合胆红素定性试验阴性，尿胆原升高，尿隐血试验阳性；粪便中尿胆素增加。

（二）肝细胞黄疸

1. 原发病表现 如病毒性肝炎、中毒性肝炎、肝癌等的临床表现。

2. 黄疸表现 黄疸较溶血性黄疸重，皮肤呈浅黄至金黄色，可伴皮肤瘙痒；尿液呈深黄色；粪色变浅或正常。

3. 实验室检查 血中非结合胆红素和结合胆红素均升高；尿中结合胆红素定性试验阳性，尿胆原可增高；粪胆素减少。

（三）胆汁淤滞性黄疸

1. 原发病表现 由于各种原因引起的胆道阻塞，如胆管炎、胆总管结石、胰头癌。

2. 黄疸表现 黄疸在三种类型中最重。皮肤、黏膜可呈暗黄、黄绿、金黄等颜色，多伴皮肤瘙痒；尿色加深；粪色变浅，甚至呈陶土色。

3. 实验室检查 血中结合胆红素明显升高；尿中结合胆红素试验阳性、尿胆原减少；粪胆原减少。

三、护理评估要点

1. 评估黄疸出现的时间、程度及病因和诱因

（1）评估黄疸发生前有无输不同血型史，是否吃过蚕豆，用过伯氨喹啉、被蛇咬伤等情况，若伴有血红蛋白尿——可见于溶血性黄疸。

（2）黄疸明显呈金黄色或黄绿色可能是胆汁淤积性黄疸。

2. 评估黄疸的演变过程

黄疸的程度是逐渐加重还是逐渐减轻，有哪些诱发和加重因素的影响。如有无溶血、肝病、胆结石等病史，有无密切关系的服药、饮食史。胰头癌，随着癌肿的增大黄疸逐渐加重；肝细胞性黄疸随着肝功能状况的改变而改变。

3. 评估有无伴随症状及出现的时间、频率和与黄疸的关系 如图 3 - 13 所示。

4. 评估诊断、治疗护理经过及对黄疸的影响 如胆管结石所致黄疸，祛除结石后黄疸消退较快；胰头癌所致黄疸内科治疗效果差。

5. 评估黄疸发生以来患者的一般情况 评估黄疸发生后对患者的睡眠、饮食、二便等的影响。

6. 评估黄疸对人体功能性健康形态的影响

（1）睡眠与休息形态改变 如睡眠形态紊乱。

（2）自我概念形态改变　如形象紊乱。

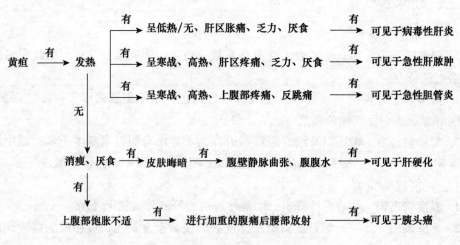

图3－13　黄疸伴随症状流程示意图

四、相关护理问题

1. 睡眠形态紊乱　与梗阻所致的皮肤瘙痒有关。

2. 自我形象紊乱　与黄疸所致的皮肤、黏膜、巩膜黄染有关。

3. 有皮肤完整性受损的危险　与皮肤瘙痒有关。

4. 焦虑/恐惧　与病因不明、创伤性检查有关。

第四节　水　　肿

过多液体积聚在人体组织间隙导致组织肿胀，称为水肿（edema）。液体在组织间隙呈弥漫性分布称为全身性水肿；只在局部间隙内积聚称为局限性水肿。出现在浆膜腔的液体过多称为积液，如心包腔积液、胸膜腔积液、腹腔积液（腹水）等。

一、发生机制

正常人组织液的形成是一个动态平衡过程，当平衡失调水肿就可发生。组织液形成与毛细血管压、组织胶体渗透压、血浆胶体渗透液、组织静水压等因素有关；前两个因素是促使组织液形成，而后两个因素则是促使组织液回流；两者间保持动态平衡，因此组织间隙无过多液体。当维持体液平衡的因素发生障碍，组织液形成大于回流时则水肿形成（图3－14）。

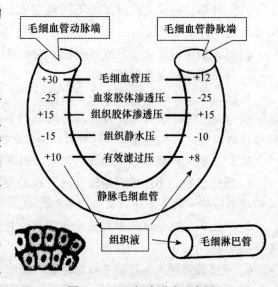

图3－14　组织液形成示意图

水肿形成的主要因素有：①水钠潴留，如继发性醛固酮增多症；②毛细血管滤过压过高，如右心衰；③毛细血管通透性增高，如肾炎、局部炎症；④血浆胶体渗透液降低，如严重营养不良、肾小球肾病；⑤淋巴回流受阻，如丝虫病。

二、病因与临床表现

（一）全身性水肿

1. 心源性水肿 见于任何原因引起的右心功能不全，如肺心病、心包积液。

（1）机制 动脉缺血引起肾血流量减少，继发性醛固酮增多导致水钠潴留；静脉系统淤血导致毛细血管压增高。

（2）临床表现特点 ①水肿逐渐形成，其程度随心衰程度而异；②水肿呈低位性、对称性、凹陷性；③重者出现胸、腹腔积液；④右心衰表现，如颈静脉怒张、肝肿大等。

2. 肾源性水肿 见于各种类型的肾炎和肾病。

（1）肾炎性 如急性肾小球肾炎。

①水肿机制 主要因肾小球滤过率降低引起水钠潴留→细胞外液增多→毛细血管静水压增高，水肿发生；其次是全身毛细血管通透性增加，液体容易由血管内进入组织间隙。

②表现特点 从眼睑及颜面开始，然后波及全身；水肿出现早、快；水肿较软移动性大；常伴血尿。

（2）肾病性水肿 如肾小球肾病。

①水肿机制 大量血浆蛋白丢失→低蛋白血症→血浆胶体渗透压降低→水肿；继发性醛固酮分泌增加加重水钠潴留。

②表现特点 水肿出现快而重，常伴胸水和腹水，大量蛋白尿和低蛋白血症。

3. 肝源性水肿

（1）水肿机制 肝硬化失代偿期，引起门脉高压、低蛋白血症、肝淋巴回流障碍、继发性醛固酮增多等是水肿和腹水形成的主要机制。

（2）表现特点 起病缓慢，主要表现为腹水，也可先出现在踝部，逐渐向上蔓延，但头面部及上肢多无水肿；肝功能减退和门脉高压是其突出表现。

4. 营养不良性水肿

（1）水肿机制 各种原因所致的营养不良→低蛋白血症→血浆胶体渗透压降低→水肿；营养不良→皮下脂肪减少→组织松弛→组织压降低→水肿。

（2）表现特点 水肿多自组织疏松处开始蔓延全身，常从足部开始，出现水肿前已有营养不良症状，如消瘦、体重减轻等表现。

5. 其他原因引起的全身性水肿

（1）黏液性水肿 由甲状腺功能减退引起黏多糖在组织和皮下堆积，表现为颜面、眼睑和手等处皮肤的非凹陷性水肿。

（2）特发性水肿 原因不明，多见于妇女。水肿主要表现在身体的下垂部位。

（二）局部性水肿

因局部静脉、淋巴管回流受阻或毛细血管通透性增加所致，如局部炎症、创伤、肢体血栓性静脉炎、过敏、丝虫病致下肢淋巴管阻塞等。

三、护理评估要点

1. 评估病因、诱因及相关健康资料，如水肿时有无心、肾、肝等脏器受损的表现。

2. 评估水肿表现特点及水肿程度

（1）了解水肿的起始部位及发展、水肿有无凹陷。

（2）了解水肿程度。

①轻度　仅见于眼睑、踝部及胫前皮下组织，指压后轻度凹陷，平复较快5%。

②中度　全身疏松组织均可见水肿，指压后明显凹陷，平复慢。

③重度　全身组织明显水肿，低位皮肤肿胀发亮，甚至有液体渗出，可有胸水、腹水、浆膜腔积液。

3. 区别全身性和局限性水肿　全身性水肿多为对称性，以下垂部位最为显著，多表现在组织松弛的部位，如眼睑、面颊、踝部及阴囊等处。局部性水肿则可发生在身体任何的部位。

4. 伴随症状　如图3－15所示。

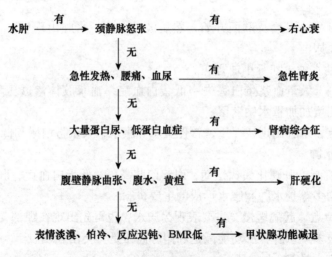

图3－15　水肿伴随症状流程示意图

四、相关护理问题

1. 活动无耐力　与长期低盐饮食，呼吸困难，胸水、腹水出现有关。

2. 体液过多　与右心功能不全所致体循环淤血，各种疾病导致水钠潴留、低蛋白血症等有关。

3. 有皮肤完整性受损的危险　与水肿引起皮肤组织、细胞营养障碍、局部皮肤抵抗力降低有关。

4. 焦虑　与引起水肿的原发疾病迁延、个体健康受到威胁有关。

5. 潜在并发症　如急性肺水肿。

第五节 呼吸困难

患者主观上感觉空气不足、呼吸费力，客观表现呼吸频率、节律及深度的改变，称为呼吸困难（dyspnea）。在呼吸反射路径正常的情况下，凡是能通过间接或直接作用刺激呼吸中枢使之兴奋的原因都可出现用力呼吸、张口抬肩、鼻翼扇动等呼吸困难表现。若呼吸中枢受到抑制（如吗啡中毒）或呼吸的反射路径受损（如急性多发性神经根炎）等可出现呼吸频率、节律及深度的抑制性改变。

一、病因与发生机制

根据发生机制不同，可将呼吸困难分为五类（表3-2）。

表3-2 呼吸困难的类型与发生机制

类型	病因	机制
肺源性	由气道、肺、胸廓、胸膜等疾病引起	肺功能下降导致缺氧和二氧化碳潴留使呼吸中枢兴奋
心源性	左、右心衰，左心衰比右心衰更明显	左心衰致肺淤血、肺泡弹性减低、肺循环压增高和机体缺氧等使呼吸中枢兴奋
中毒性	糖尿病酮症酸中毒，吗啡、巴比妥类中毒	毒物作用于呼吸中枢使之兴奋；毒物作用于呼吸中枢使之抑制
血源性	重度贫血高铁血红蛋白血症	红细胞携氧能力下降，导致缺氧反射性兴奋呼吸中枢
神经精神性	颅脑疾病癔症性呼吸困难	呼吸中枢功能障碍过度通气致碱中毒所致

二、临床表现

（一）肺源性呼吸困难

由呼吸系统疾病所致，根据引起的病因不同，可分为以下三种类型。

1. 吸气性呼吸困难 由于大支气管以上管腔狭窄与阻塞所致，常见于喉、大支气管的痉挛、炎症、水肿、肿瘤、异物等。表现特点为吸气显著费力、吸气时间延长，严重时可出现"三凹征"，常伴有干咳及高调吸气性喉鸣。

2. 呼气性呼吸困难 由于小支气管的痉挛、狭窄所致，常见于支气管哮喘、喘息性支气管炎、慢性阻塞性肺疾病。表现特点为呼气费力、呼气时间延长，伴有哮鸣音。

3. 混合性呼吸困难 由于广泛的肺组织病变或肺组织受压所致，常见于重症肺结核、肺间质水肿、重症肺炎、大量胸腔积液，气胸等。

（二）心源性呼吸困难

由于左、右心衰所致，临床上常见于左心衰。左心衰引起肺淤血、肺泡张力增高、肺泡弹性降低和肺循环压力增高等改变，最终影响肺功能导致机体缺氧，其表现特点有：①左心有器质性改变的客观表现，如左心室肥大时心影呈靴形，左心房肥大时心影呈梨形；②左心功能衰竭的其他表现，如两肺底细湿啰音、左心室奔马律；③呈混合性呼吸困难，活动出现或加重，平卧加重，坐位减轻，因心功能下降程度不同可表现为：劳力性呼吸困难、夜间阵发性呼吸困难、端坐呼吸和急性肺水肿。

右心衰引起的呼吸困难较左心衰竭轻，引起呼吸困难的原因是体循环淤血导致：①右心房和上腔静脉压增高，刺激压力感受器，反射性兴奋呼吸中枢；②血氧含量减少，酸性代谢产物增多刺激呼吸中枢；③肝淤血性肿大和腹水影响腹式呼吸。其表现特点是：①右心脏器质性改变的客观表现，如心界向两侧扩大；②右心功能衰竭的其他表现，如低位性对称性水肿、颈静脉怒张、肝淤血性肿大。

（三）中毒性呼吸困难

1. 刺激性毒物 对中枢有刺激作用的毒物可使呼吸加深加快。如糖尿病酮症酸中毒。

2. 抑制性毒物 对中枢有抑制作用的毒物可使呼吸变浅变慢。如吗啡中毒、安眠药中毒。

（四）血源性呼吸困难

由于血红蛋白含量减少，单位容积的红细胞携氧量下降，导致机体缺氧反射性兴奋呼吸中枢所致，表现为呼吸浅快、心率快。

（五）神经性呼吸困难

见于中枢神经系统病变，如脑出血、脑脓肿、脑膜炎、脑外伤等引起颅内高压影响呼吸中枢所致，表现为呼吸浅慢，甚至节律改变。

（六）精神性呼吸困难

为精神因素引起过度通气发生呼吸性碱中毒所致，见于癔症患者。

三、护理评估要点

1. 评估呼吸困难的病因与诱因以及起病急缓、严重程度 呼吸困难按影响活动程度的轻重分为：①轻度可在平地行走，但登高或上楼时出现气急，中度或重度体力活动时出现呼吸困难；②中度平地行走途中需休息，轻体力活动出现呼吸困难，日常生活需他人帮助；③重度洗脸、穿衣，甚至休息时也感呼吸困难，日常生活完全依赖他人帮助。

2. 评估呼吸困难的发生、发展以及演变 了解呼吸困难的发生情况，是突然还是缓慢性发生；呼吸困难是反复发作，还是缓慢逐渐加重；以及缓解的方式等。

3. 评估伴随症状 如图 3 - 16 所示。

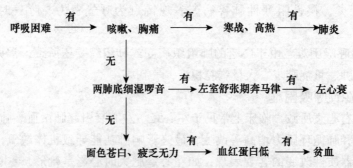

图 3 - 16 呼吸困难伴随症状流程示意图

四、相关护理问题

1. 低效性呼吸形态 与气道狭窄、阻塞等有关；与心肺功能不全有关。

2. 气体交换受损 与呼吸系统疾病、循环系统疾病导致的有效肺组织减少、肺弹性减退等有关。

3. 活动无耐力 与机体缺氧和能量消耗过多有关。

4. 自理缺陷 与呼吸困难有关。

5. 语言沟通障碍 与呼吸困难、喘息有关。

第六节 发 绀

发绀（cyanosis）又称紫绀，一般是指血液中还原血红蛋白增多，致皮肤、黏膜呈青紫色的现象。发绀较易在口唇、鼻尖、颊部、甲床、耳廓等部位观察。因这些部位皮肤较薄、色素较少，毛细血管较丰富。

一、病因与发生机制

（一）血液中还原血红蛋白增多

因缺氧导致血液中还原血红蛋白增加，当其超过 50g/L 时即可引起发绀。发绀常提示缺氧，但缺氧不一定有发绀，如严重贫血时因血液中血红蛋白量低于 50g/L，此时即使血红蛋白全部还原也不会引起发绀。根据引起发绀的原因可分为以下几种。

1. 中心性发绀 因动脉血中还原血红蛋白增多引起。

（1）**肺性发绀** 由各种原因引起肺功能障碍，使体循环中的还原（脱氧）血红蛋白增多，引起的发绀。见于慢性阻塞性肺疾病（COPD）、重症肺炎、肺水肿、大量胸腔积液等。

（2）**心性发绀** 由于心脏大血管存在异常通道导致右向左分流，动脉血中混入较多的静脉血，当分流量超过心输出量 1/3 即可出现发绀。见于 Fallot 四联症、室间隔缺损右向左分流等。

2. 周围性发绀 由于周围循环血流障碍所致。可分为：①瘀血性，如右心衰、缩窄性心包炎、大量心包积液；②缺血性，如严重休克、血栓闭塞性脉管炎。

3. 混合性发绀 中心性和周围性发绀同时存在。见于左、右心衰时，也可见于肺心病发生呼衰和右心衰时。

（二）血液中异常血红蛋白增多

1. 高铁血红蛋白血症 此血红蛋白不能携带 O_2，当其血中含量达 30g/L 时却可出现发绀。常因伯氨喹啉、亚硝酸盐、磺胺类、硝基苯等中毒引起。

2. 硫化血红蛋白血症 正常红细胞中无硫化血红蛋白，当进入体内的硫化氢与血红蛋白作用产生硫化血红蛋白。当血中硫化血红蛋白含量达到 5g/L 时即可发生发绀。

二、临床表现

1. 中心性发绀 范围广，为全身性，除四肢与面颊外也可见于舌、口腔与躯干皮肤；发绀皮肤温暖。

2. 周围性发绀 发绀范围局限，常出现在肢体下垂部位及周围；皮肤冷；经按摩或加温发绀可消退。

3. 高铁血红蛋白血症 急骤出现，暂时性，病情严重，经氧疗青紫不减轻，静脉注射亚甲蓝或大剂量维生素 C 可使青紫消退。

4. 硫化血红蛋白血症 因便秘或服用硫化物后，在肠道内形成的硫化氢被吸收，与血红蛋白结合形成硫化血红蛋白，血液呈蓝褐色。此改变持续时间长，可达数月。

三、护理评估要点

（1）评估发绀起病的急缓，可能的病因、诱因。

（2）评估发绀的范围、表现特点。

（3）评估发绀的发生发展及演变过程。

（4）伴随症状。

四、相关护理问题

1. 活动无耐力 与心肺功能不全所致机体缺氧有关。

2. 低效性呼吸形态 与肺泡通气、换气、弥散功能障碍有关。

3. 气体交换受损 与心肺功能不全所致肺淤血有关。

4. 焦虑/恐惧 与缺氧所致的呼吸困难有关。

第七节 意识障碍

意识障碍（disturbance of consciousness）是指人体对外界环境及自身状态的识别和察觉能力障碍的一种精神状态。

凡能影响大脑皮质和网状结构功能活动障碍的疾病，均可引起不同程度的意识障碍，常是病情恶化的征象。意识障碍的程度可通过言语及行为表现来判断。

一、病因与发生机制

（一）病因

1. 感染性因素

（1）颅内感染 脑炎、脑膜炎等。

（2）全身严重感染 败血症、中毒性肺炎、中毒性菌痢等。

2. 非感染性因素

（1）颅脑疾病 脑出血、脑血栓、脑梗死、脑肿瘤、颅脑外伤等。

（2）内分泌与代谢障碍 甲状腺危象、糖尿病酮症酸中毒、尿毒症、肝性脑病等。

（3）心血管疾病 严重心律失常。

（4）中毒 药物、酒精、一氧化碳等中毒。

（5）物理性及缺氧性损伤 电击、中暑、淹溺等。

（二）发病机制

意识包括"觉醒状态"和"意识内容"。觉醒状态是维持脑的兴奋性，由经典的感觉传导形成的上行特异性投射系统和脑干网状结构形成的非特异性上行投射系统构成，是保证两侧大脑皮质进行记忆、思维、理解、定向和情感等精神活动的基础。当脑干网状结构上行激活系统抑制或两侧大脑皮质广泛性损害时，觉醒状态减弱，意识内容减少或改变，则发生意识障碍。

二、临床表现

意识障碍可根据患者的语言及行为表现分为：嗜睡、意识模糊、昏睡、昏迷四种，详见表3-3所示。

表3-3 意识障碍的发现及分类

分类	程度	刺激反应	回答问题	精神症状	反射与其他
嗜睡	最轻	持续睡眠，轻刺激可唤醒	能正确回答问题，但反应较慢	无	正常
意识模糊		持续睡眠，轻刺激可唤醒	回答问题较差，思维乱，语言不连贯	定向力障碍，有幻觉、错觉	正常
昏睡		持续睡眠，较强刺激可唤醒	回答问题迟钝，答非所问	无	存在
昏迷	轻度	对疼痛刺激有痛苦表情	无	无	反射存在眼球运动，生命征无明显变化
	中度	对剧烈刺激尚可有反应	无	无	反射弱、迟钝，眼球无运动，生命征波动
	重度	无	无	无	各种反射消失，全身肌肉松弛，生命征极度不稳

谵妄（delirium）：是一种以中枢神经兴奋性增高为主的脑功能失调，表现为意识模糊、幻觉、错觉、定向力丧失、躁动不安、言语杂乱等。

三、护理评估要点

1. 判断病因与诱因 评估有无心、脑、肾、肝等重要脏器的疾病史；有无感染、糖尿病、甲亢疾病；有无损伤、出血、中毒等病史。

2. 确定意识障碍的程度 可按Glasgow昏迷评分表（GCS）进行评分。评分项目有睁眼反应、运动反应、语言反应。总分为3~15分，14~15分正常，GCS≤7分提示昏迷，≤3 分提示预后不良（表3-4）。

表3-4　Glasgow 昏迷评分表（GCS）

评分项目	反应	得分
睁眼反应	正常睁眼（自动睁眼）	4
	对声音刺激有睁眼反应	3
	对疼痛刺激有睁眼反应	2
	对任何刺激无睁眼反应	1
运动反应	可按指令动作	6
	对疼痛刺激能定位	5
	对疼痛刺激有肢体退缩反应	4
	疼痛刺激时肢体过屈（去皮质强直）	3
	疼痛刺激时肢体过伸（去大脑强直）	2
	对疼痛刺激无反应	1
语言反应	能准确回答时间、地点、人物等定向问题	5
	能说话，但不能准确回答时间、地点、人物等定向问题	4
	用字不当，但字义可辨	3
	言语模糊不清，字意难辨	2
	任何刺激无言语反应	1

3. 评估伴随症状　如图3-17 所示。

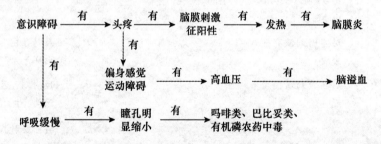

图3-17　意识障碍伴随症状流程示意图

4. 评估诊断、治疗及护理经过　评估意识障碍是首次发生还是反复发生，每次发生后的诊疗经过及治疗效果，每次治疗过程中采取了哪些护理措施。这些问题有助于判断意识障碍的性质以及觉察存在的健康问题。

四、相关护理问题

1. 急性意识模糊/混乱　与颅内高压、脑出血有关。

2. 清理呼吸道无效　与意识障碍有关。

3. 营养失调：低于机体需要量　与意识障碍不能正常进食有关。

4. 有皮肤完整性受损的危险　与脑功能障碍所致的排尿、排便失禁有关。

5. 有感染的危险 与意识障碍所致的咳嗽、吞咽减弱有关。

（王立民　覃　涛）

思考题

1．简述收集健康资料的评估框架及要点。

2．简述在健康资料评估中怎样判断主观资料和客观资料，它们对分析患者的健康问题有何意义。

3．以发热为例推演各种伴随症状出现时可能出现的健康问题。

4．简述发热、疼痛、黄疸、水肿、呼吸困难、紫绀、意识障碍的概念、临床表现以及护理问题。

第四章

身体评估

学习目标

1. 熟悉全身体格检查的顺序、检查内容和操作方法。
2. 掌握身体检查的正常表现和常见异常表现，以及异常表现的临床意义。
3. 了解机体异常表现的发生机制。

【引导案例】

患者，女，32岁，劳累后心悸气促2年。一周前因劳累后咳嗽，咳痰明显，乏力、气促加重，稍有活动即感心慌气短。既往有风湿热病史10余年。体格检查：T 38.5℃、P 105次/分、R 24次/分、BP 100/60mmHg，一般状况欠佳，口唇发绀，二尖瓣面容，颈静脉怒张，肝颈静脉回流征阳性，双肺底湿啰音，心界向左侧扩大，心率120次/分，心律绝对不齐，心音强弱不等，肺动脉瓣区第二心音亢进，心尖区闻及舒张期奔马律、舒张期隆隆样杂音和3/6级收缩期杂音。腹软无压痛，肝肋下3cm、质地较软、表面光滑，脾未触及，双下肢凹陷性水肿。发病以来食欲减退，体重下降，精神萎靡。

问题：

1. 根据病例提供的资料，有哪些表现提示患者活动无耐力和发生了房颤？
2. 请分析该病例中出现"咳嗽、咳痰、双肺底湿啰音"的原因是什么？
3. 根据该病例资料，说出左心功能下降的表现有哪些？为什么？
4. 根据该病例资料提示右心功能下降的表现有哪些？为什么？
5. 该患者最可能的医疗诊断是什么？
6. 请依据护理问题的原则对该患者做现存护理问题。
7. 该患者应采取什么体位，为什么？

身体评估是健康资料收集中重要的内容，对健康问题的判断至关重要。有些健康问题仅凭身体评估就可判断，如二尖瓣狭窄的舒张期隆隆样杂音。本章主要介绍人体组织器官通过人体感官所觉察的正常表现以及获得这些表现的检查方法。

第一节 一般状态评估

一、性别

正常人性别特征明显，一般不难作出判断。但有时对性别的判断也可能出现困难，必要时要对生殖器和第二性征的发育情况做出评价。比如在肾上腺皮质功能亢进或肝硬化雌激素灭活减少的情况下，男性患者可出现乳房女性化表现；慢性再障患者由于治疗需要而使用雄激素，会使女性患者出现男性化表现；性染色体异常时会造成两性畸形等。此外，需注意某些临床疾病在不同性别发病率存在差异，如男性消化性溃疡发生率较女性高；女性冠心病发病率在更年期后较之前明显升高；甲状腺疾病和系统性红斑狼疮等风湿免疫系统疾病也更多见于女性。

二、年龄

年龄对身体状况的影响显著，身高、体重、第二性征的发育、皮肤毛发的光泽、骨骼的成分等等都会随着年龄的增长而出现改变。此外，年龄与疾病发生和预后的关系也较为密切。如佝偻病、麻疹、白喉等多发生于幼儿及儿童；结核病、风湿热多发生于少年与青年；动脉硬化性疾病和某些癌肿多发生于中老年。年龄大小一般通过问诊即可得知，但在某些情况下，如昏迷、死亡或隐瞒年龄时则需通过观察进行判断，其方法是通过观察皮肤的弹性与光泽、肌肉的状态、毛发的颜色和分布、面与颈部皮肤的皱纹、牙齿的状态等进行大致的判断。

三、生命体征

生命体征是评价生命活动存在与否及其质量的指标，也是判断患者的病情轻重和危急程度的指征，包括体温、脉搏、呼吸和血压（生命体征的测量方法和意义请参考《基础护理技术》）。

四、发育与体型

（一）发育

发育是指生命现象的发展，是一个有机体从其生命开始到成熟的变化，是生物有机体的自我构建和自我组织的过程。评价发育水平主要是通过对被评估者年龄、智力和体格成长状态（包括身高、体重及第二性征）之间的关系进行综合评价。正常发育是指年龄、智力与体格的成长状态处于均衡一致。儿童青少年随年龄发育成长，体格变化明显。尤其在青春期，可出现一段生长速度加快的急速成长期，属于正常发育状态。

成人发育正常往往可用以下指标进行大致衡量：①头部长度约是身高的1/7~1/8；②胸围约为身高的1/2；③双上肢平展后长度与身高大致相同；④坐高约等于下肢长度。

机体的发育受多种因素影响。临床上一些典型的病态发育与内分泌的改变有关。人体在发育成熟前，如出现腺垂体功能亢进，生长激素分泌增多，可致体格异常高大的巨人症；如发生腺垂体功能减退，可致体格异常矮小，称为垂体性侏儒症。甲状腺激素对代谢及体格发育具有重要作用。发育成熟前，如发生甲状腺激素的缺乏，可导致体格矮小和智力低下，称为呆小病。

第二性征的发育主要受性激素影响，当性激素分泌减少时，男性患者表现为第二性征缺乏及"阉人征"体型，阴茎呈儿童型，睾丸小，阴囊光滑无皱褶，语音尖细，肌肉不发达，体力低于正常，阴毛及腋毛稀疏，面部、前胸、腹部及背部的毛发缺乏。因生长激素及其他生长因素正常，少年期生长无明显异常，但骨骺闭合延迟，故四肢较长，与躯干长度不成比例；女性患者出现闭经、乳房发育不良、血脂代谢紊乱、骨骼发育和脂肪分布异常、性欲低下等。性激素分泌过多时可致儿童性早熟，患病初期可有身高骤增，较同龄儿童体格发育快，但由于骨龄提前，最终可使骨骺过早融合，使其成年时身高反而矮于成年人。患儿性心理成熟也早。

（二）体型

体型是身体发育的外观表现，包括骨骼、肌肉生长与脂肪分布的状态等。成人体型分为以下三种。

1. 无力型　或瘦长型，体高肌瘦、颈细长、肩窄下垂、胸廓扁平，腹上角多小于90°（图4-1）。

2. 正力型　或均称型，身体各部分结构均称适中，腹上角约90°，见于多数正常成人（图4-2）。

3. 超力型　或矮胖型，体格粗壮、颈粗短、面红、肩宽平、胸围大，腹上角常大于90°（图4-3）。

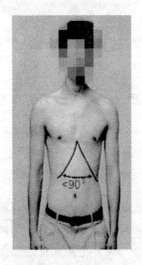　　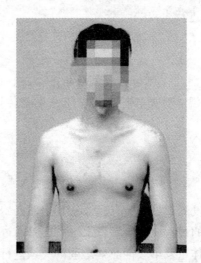　　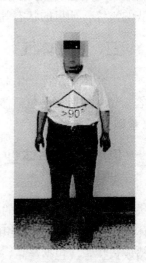

图4-1　无力型　　　　　　　图4-2　正力型　　　　　　图4-3　超力型

五、营养状态

营养状态是评价健康和疾病程度的标准之一，与食物的摄入、消化、吸收和代谢等多种因素有关。对营养状态异常通常采用肥胖和消瘦进行描述。

营养状态通常根据皮肤、毛发、皮下脂肪、肌肉发育情况、体重指数等进行综合判断。常用评估指标有体重与身高的关系及皮下脂肪厚度。

（一）体重

体重是营养评估中最简单可靠的指标，也是营养评定的最重要指标之一，但也应结合内脏功能的评测进行评估。

1. 方法 选择早晨空腹，排空大小便后，穿内衣裤测定。

2. 评估指标

（1）标准体重计算公式 男性标准体重（kg）=［身高（cm）－100］×0.9，女性标准体重（kg）=［身高（cm）－100］×0.85。

（2）体重指数（BMI）是与体内脂肪总量密切相关的可靠而中立的指标，该指标考虑了体重和身高两个因素。BMI简单、实用，可反映全身性超重和肥胖。体重指数（BMI）=体重（kg）/身高^2（m^2）。BMI指数为18.5～23.9时属正常。

（二）皮下脂肪

通过测量皮下脂肪的厚度，不仅可以了解皮下脂肪的厚度，判断人体的肥瘦情况，而且还可以用所测的皮脂厚度推测全身脂肪的数量，评价人身组成的比例。测定皮下脂肪通常采用皮脂厚度计来测量，测定部位可选择肱三头肌肌腹部位测皮褶厚度（TSF）。TSF正常参考值男性为8.3mm，女性为15.3mm。实测值相当于正常值的90%以上为正常，介于80%～90%之间为轻度体脂消耗，介于60%～80%之间为中度体脂消耗，60%以下为重度体脂消耗。

最简便而迅速的方法是观察皮下脂肪充实的程度，尽管脂肪的分布存在个体差异，男女亦各有不同，但前臂曲侧或上臂背侧下1/3处脂肪分布的个体差异最小，为判断脂肪充实程度最方便和最适宜的部位。此外，在一定时间内监测体重的变化亦可反映机体的营养状态。

（三）综合判断

临床上通常用良好、中等、不良三个等级对营养状态进行描述。其表现见表4－1、图4－4。

表4－1 营养不良的鉴别

	皮肤、黏膜	皮肤及皮下脂肪	毛发	指甲	肌肉
良好	红润有光泽	有弹性、丰满	毛发均匀润泽	红润、光泽	坚实有力
不良	干燥、色泽差	弹性差、脂肪菲薄	稀疏无光泽	粗糙无光泽	肌肉松无力
中等			介于两者之间		

常见的营养状况异常包括营养不良和营养过度两个方面。

1. 营养不良 营养不良往往是由于包括疾病在内的各种原因长期作用，使摄入不足或消耗增多引起。如胃肠道疾病、肝、肾疾病等导致的摄食障碍、恶心呕吐或甲状腺功能亢进、肺结核、恶性肿瘤等消耗的增多。当体重减轻低于标准体重的10%时称为消瘦，极度消瘦者称为恶病质。

2. 营养过度 营养过度是由于摄入多于消耗，致营养高于机体需要量。当实际体重超过标准体重的20%以上者称为肥胖。或计算体重质量指数（BMI），按WHO的标准，男性大于27，女性大于25即为肥胖症。热量摄入过多，超过消耗量，进而导致肥胖的原因常与内分泌、遗传、生活方式、运动和精神因素有关。按其病因可将肥胖分为外源性和内源性两种。

（1）外源性肥胖　摄入热量过多所致，全身脂肪分布均匀，身体各个部位无异常改变，常有一定的遗传倾向。儿童期患者表现为生长较快，青少年患者可有外生殖器发育迟缓。

（2）内源性肥胖　多为某些内分泌疾病所致。如脑性肥胖症（Fröhlich综合征）、肾上腺皮质功能亢进（Cushing综合征）、甲状腺功能低下等都可引起具有一定特征的肥胖。

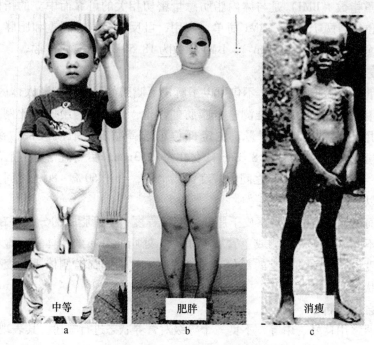

图4-4　三种营养状况表现
a. 中等；b. 不良Ⅰ；c. 不良Ⅱ

六、意识状态

意识是人对环境及自我的认知能力以及认知的清晰程度。正常人意识清晰，定向力正常，反应敏锐精确，思维和情感活动正常，语言流畅、准确、表达能力良好。各种疾病、外伤和有毒物质等均能影响大脑功能活动致脑功能紊乱及不同程度的意识改变，称为意识障碍。患者可出现兴奋不安、思维紊乱、语言表达能力减退或失常、情感活动异常、无意识动作增加等。根据意识障碍的程度可将其分为嗜睡、意识模糊、谵妄、昏睡以及昏迷。其中意识模糊和谵妄往往伴有意识内容的改变。

判断患者意识状态多采用问诊，通过交谈了解患者的思维、反应、情感活动、定向力等情况。必要时可通过简单的计算、痛觉试验、瞳孔反射等评估判断患者意识障碍的程度。

七、面容与表情

健康人表情自然，神态安怡。患者在患病后因组织病理方面的改变以及病痛的折磨，常出现特征性的面容以及痛苦、忧虑或疲惫的表情，对疾病的诊断具有重要价值。

临床上常见的典型面容改变有以下几种。

1. 急性病容 面色潮红，兴奋不安，鼻翼扇动，口唇疱疹。见于急性感染性疾病，如肺炎球菌肺炎、疟疾、流行性脑脊髓膜炎等。

2. 慢性病容 面容憔悴，面色晦暗或苍白，双目无神。见于慢性消耗性疾病，如恶性肿瘤、肝硬化、严重结核病等。

3. 贫血面容 面色苍白，唇舌色淡，表情疲惫。见于各种原因所致的贫血。

4. 甲亢面容 面容惊愕，眼裂增宽，眼球凸出，目光炯炯，兴奋不安，烦躁易怒。见于甲状腺功能亢进症（图4-5）。

5. 黏液性水肿面容 面色苍黄，颜面水肿，睑厚面宽，目光呆滞，反应迟钝，眉毛、头发稀疏，舌色淡、肥大。见于甲状腺功能减退症（图4-6）。

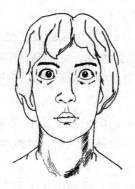 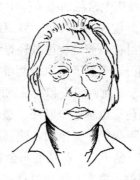

图4-5 甲状腺功能亢进面容　　图4-6 黏液性水肿面容

6. 二尖瓣面容 面色晦暗，双颊紫红，口唇轻度发绀。见于风湿性心瓣膜病二尖瓣狭窄（图4-7）。

7. 肢端肥大症面容 头颅增大，面部变长，下颌增大、向前突出，眉弓及两颧隆起，唇舌肥厚，耳鼻增大。见于肢端肥大症（图4-8）。

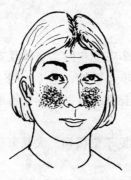 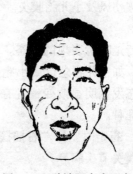

图4-7 二尖瓣面容　　图4-8 肢端肥大症面容

8. 苦笑面容 牙关紧闭，面肌痉挛，呈苦笑状。见于破伤风。

9. 满月面容 面圆如满月，皮肤发红，常伴痤疮和胡须生长。见于Cushing综合征及长期应用糖皮质激素者（图4-9）。

八、体位与步态

（一）体位

体位是指被评估者身体所处的状态。健康人体位自如。体位的改变对某些疾病的诊断有意义。常见体位有：

1. 自主体位 身体活动自如不受限制。见于正常人、轻症患者。

2. 被动体位 患者不能自己调整或变换身体位置。见于运动功能障碍、极度衰竭或意识丧失者。

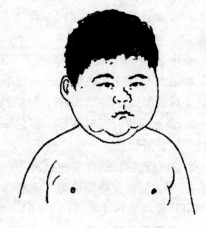

图4-9 满月面容

3. 强迫体位 患者为减轻病痛被迫采取某种特殊的体位。临床上常见的强迫体位可分为以下几种。

（1）强迫仰卧位 患者仰卧，双腿蜷曲，借以减轻腹肌紧张度。见于各种急腹症。

（2）强迫俯卧位 俯卧位可减轻脊背肌肉的紧张程度，见于脊柱疾病。

（3）强迫侧卧位 患者采取患侧卧位，限制患侧胸廓活动而减轻疼痛和有利于健侧代偿呼吸。见于一侧胸膜炎和大量胸腔积液时。

（4）强迫坐位 也称端坐呼吸，患者坐于床沿，两手置于膝盖或扶持床边。该体位便于辅助呼吸肌参与呼吸运动，使膈肌下降，增加肺通气量，并减少下肢回心血量和减轻心脏负担。见于心、肺功能不全者。

（5）强迫蹲位 患者在活动过程中因呼吸困难和心悸而停止活动并采取蹲踞位或膝胸位以缓解症状。见于先天性发绀型心脏病。

（6）强迫停立位 在步行时心前区疼痛突然发作，患者常被迫立刻站住，并以右手按抚心前部位，待症状稍缓解后才继续行走。见于心绞痛。

（7）辗转体位 患者辗转反侧，坐卧不安。见于胆石症、胆道蛔虫症、肾绞痛等。

（8）角弓反张位 患者颈及脊背肌肉强直，致头向后仰，胸腹前凸，背过伸，躯干呈弓形。见于破伤风及小儿脑膜炎。

（二）步态

步态是指人行走时所表现的姿态。健康人的步态受年龄、身体状态和所受训练的影响而表现不同，如小儿喜急行或小跑，青壮年步态矫健，老年人则多小步缓行。某些疾病时可致步态发生明显改变，且有一定的特异性，有助于鉴别诊断。常见的典型异常步态有以下几种。

1. 蹒跚步态 行走时躯体左右摇摆似鸭行。见于佝偻病、大骨节病、进行性肌营养不良或先天性髋关节疾病等。

2. 醉酒步态 行走时躯干重心不稳，步态紊乱似醉酒。见于小脑疾病、醉酒或巴比妥中毒。

3. 共济失调步态 起步时一脚高抬，骤然垂落，且双目向下注视，两脚间距很宽，以防身体倾斜，闭目时则不能保持平衡。见于脊髓、小脑疾病。

4. 慌张步态 起步后小步急行，身体前倾，有难以止步之势。见于帕金森病（图4-10）。

5. 跨阈步态 由于踝部肌腱、肌肉弛缓，病足下垂，行走时患者往往需抬高下肢才能起步。见于腓总神经麻痹（图4-11）。

6. 剪刀步态 见于双侧下肢肌张力增高，尤以伸肌和内收肌张力增高明显，移步时下肢内收过度，两腿交叉呈剪刀状。见于脑性瘫痪与截瘫患者（图4-12）。

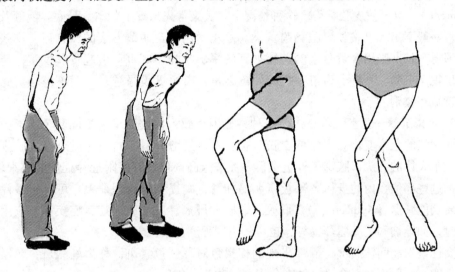

图4-10 慌张步态　　　图4-11 跨阈步态　　　图4-12 剪刀步态

7. 间歇性跛行 步行中，因下肢突发酸痛无力，患者被迫停止前行，稍休息后才可继续行走。见于高血压、血管炎等患者。

九、皮肤

原发于皮肤的病变很多，也有某些皮肤病变和反应为其他疾病的伴发表现。皮肤的病变和反应有局部的，也有全身性的。病变时除颜色改变外，也可出现湿度、弹性的改变，还会出现皮疹、皮下出血、水肿或瘢痕等。皮肤病变的评估以视诊和触诊为主。

（一）颜色

皮肤的颜色首先与人种有关，但即便同一人种，不同个体的肤色也有差异。一般情况下，肤色与毛细血管的分布、血液的充盈度、血色素的高低、皮下脂肪的厚度有关。

1. 苍白 皮肤黏膜的苍白可见于贫血、末梢循环不良或毛细血管痉挛，如寒冷、惊吓、休克、心瓣膜病等。仅见肢端的苍白，可能与肢体动脉痉挛或阻塞有关，如血管炎病、动脉栓塞等。

2. 发红 发红是因毛细血管扩张充血、血流加速、红细胞量或血容量增加所致。生理情况下的皮肤发红见于运动、饮酒时；病理情况下可见于发热性疾病，如大叶性肺炎、结核病、猩红热、使用阿托品或一氧化碳中毒等。持久性发红可见于 Cushing 综合征和真性红细胞增多症等。

3. 发绀 发绀是指皮肤呈青紫色,尤其在口唇、耳廓、面颊及肢端等处明显。由还原型血红蛋白增多所致或见于异常血红蛋白血症。

4. 黄染 黄染是指皮肤黏膜呈黄色。血清总胆红素浓度超过 $34.2\mu mol/L$ 时而使皮肤黏膜乃至体液及其他组织黄染的现象称为黄疸。黄疸首先出现于巩膜、硬腭后部和软腭黏膜。当血中胆红素浓度持续增高就会出现皮肤黄染。巩膜黄染的表现为近角巩膜缘处黄染轻,远角巩膜缘处黄染重。黄疸可见于胆道阻塞、肝细胞损害或溶血性疾病。

此外,过多食用胡萝卜、南瓜、橘子等蔬菜或果汁可使血中胡萝卜素增高(超过 $2500mg/L$),也可使皮肤黄染。这种情况下,黄染常先出现于手掌、足底、前额及鼻部皮肤,一般不出现巩膜和口腔黏膜黄染。停止食用富含胡萝卜素的饮食后,皮肤黄染可渐消退。长期服用含黄色素的药物如阿的平、呋喃类等也可引起皮肤发黄,严重者也可出现于巩膜。其特点为角巩膜缘处黄染重,离角巩膜缘越远,黄染越轻。此特点可与黄疸相鉴别。

5. 色素沉着 色素沉着是指由于种种原因而致人体皮肤呈现不同颜色、不同范围及不同深浅的色素变化。主要是皮肤基底层黑色素增多引起的局部或全身皮肤颜色加深。正常人体的乳头、腋窝、外生殖器、关节隆凸部位、肛门附近等处皮肤色素较深。若包括这些部位在内的身体各部色素明显加深,则提示为病理征象。可见于慢性肾上腺皮质功能减退(Addison 病)、肝硬化、晚期肝癌、肢端肥大症、疟疾等。应用某些药物时,如砷剂和抗肿瘤药物等,也可致不同程度色素沉着。

女性妊娠期间,面部、额部出现的棕褐色对称性色素斑,称为妊娠斑;老年人也可出现四肢、面部乃至全身的散在色素斑,称为老年斑。

6. 色素脱失 正常人皮肤均含有色素,从而呈现一定肤色。但当缺乏酪氨酸酶时,体内酪氨酸不能形成黑色素,便可发生色素脱失。临床上常见的色素脱失有白癜、白斑和白化症。

(1)白癜 白癜为形状不规则、大小不等的色素脱失斑片,斑片有逐渐扩大趋势但进展缓慢。患者无自觉症状,生理功能不受影响。见于白癜风。

(2)白斑 白斑常发生于口腔黏膜及女性外阴部,大体呈白色斑块,多为圆形或椭圆形,面积一般不大。长期不愈有可能转变为鳞状细胞癌,属癌前病变。

(3)白化症 白化症的全身皮肤和毛发色素脱失,属于遗传性疾病。

(二)湿度

汗腺对于维持皮肤湿度具有重要作用,多汗者往往皮肤较湿润,汗少者比较干燥。温度高、湿度大时出汗增多是正常的生理调节功能。某些疾病可影响汗液分泌,使皮肤湿度发生改变,对诊断具有一定价值。出汗增多见于风湿病、结核病、甲状腺功能亢进、佝偻病等。夜间睡后出汗,醒后汗止称为盗汗,是结核病重要症状。维生素 A 缺乏、硬皮病、尿毒症和脱水时可致无汗,造成皮肤异常干燥。

(三)皮疹

皮疹种类很多,但多为全身性疾病的表现之一,可见于传染病、皮肤病、药物及其他物质所致的过敏反应等。发现皮疹时应观察其分布部位、出现与消失的时间、发展顺序、形态大小、是否隆起、颜色、压之有无褪色及有无瘙痒脱屑等。

常见的皮疹有：

1. 斑疹 局部皮肤发红，一般不隆起。见于丹毒、风湿性多形性红斑等。

2. 玫瑰疹 鲜红色圆形斑疹，直径 2~3mm，由病灶周围血管扩张形成。拉紧附近皮肤或以手指按压皮疹可消退，松开时又出现，多见于胸腹部。为伤寒和副伤寒具有诊断意义的特征性皮疹。

3. 丘疹 局部颜色改变且病灶凸出皮肤表面。见于药物疹、麻疹及湿疹等。

4. 斑丘疹 丘疹周围有皮肤发红的底盘称为斑丘疹。见于风疹、药疹或猩红热等。

5. 荨麻疹 由于皮肤、黏膜小血管反应性扩张剂渗透性增加而产生的一种局限性水肿反应，主要表现为边缘清楚的红色或苍白色瘙痒性皮损。有变态反应与非变态反应两种。

（四）脱屑

正常皮肤表层处于不断角化和更新中，会产生皮肤脱屑，但由于数量少，一般不易察觉。疾病状态下的大量皮肤脱屑，如米糠样脱屑常见于麻疹，片状脱屑常见于猩红热，银白色鳞状脱屑见于银屑病。

（五）皮下出血

皮下出血常见于血液系统疾病、严重感染、血管损害以及毒物或药物中毒等。根据其直径及伴随情况可包括以下几种：直径小于 2mm 的称为淤点；直径在 3~5mm 的称为紫癜；直径大于 5mm 的称为淤斑；片状出血且有皮肤显著隆起的称为血肿。其中，应注意鉴别淤点与红色的皮疹或小红痣。皮疹受压时，一般可褪色，淤点和小红痣压之不褪色；但小红痣稍高于皮肤表面，触诊易感知，且表面光亮。

（六）蜘蛛痣与肝掌

蜘蛛痣是皮肤小动脉末端的分支性扩张形成的血管痣，形似蜘蛛。往往出现于面、颈、手背、上臂、前胸和肩部等上腔静脉覆盖的区域，大小不等。压迫蜘蛛痣中心，其辐射的血管网立即消失，去除压迫后可复出现。其发生一般认为与肝脏对雌激素的灭活减弱有关，常见于急、慢性肝炎或肝硬化等。此外，慢性肝病患者手掌大、小鱼际处常发红，压之褪色，称肝掌，发生机制同蜘蛛痣（图 4-13）。

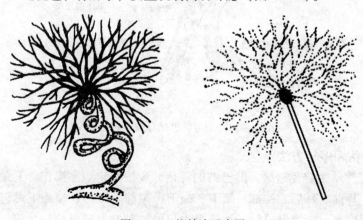

图 4-13 蜘蛛痣示意图

（七）瘢痕

皮肤外伤或病变愈合后新生结缔组织增生形成的斑块。手术、外伤或组织破坏性疾病等均可在皮肤上遗留瘢痕，可作为某些疾病诊断的根据。如癫痫患者易摔伤致颜面部遗留瘢痕；淋巴结结核患者可在颈部遗留瘢痕。

（八）毛发

毛发的疏密曲直、颜色与人种有一定关系，其分布和浓密程度在不同性别与年龄亦有不同。毛发在人体分布很广，几乎遍及全身。一般男性体毛较女性多。成年男女，都生有腋毛与阴毛。这两种毛发，不但功用相同，而且都受肾上腺皮质和雄激素控制。腋下与阴部常受到摩擦，而腋毛与阴毛可以减少局部的摩擦，并可帮助汗液的散发。男性阴毛呈菱形分布，女性阴毛分布呈倒三角形。中年以后因毛发根部的血运和细胞代谢减退，头发可逐渐减少或色素脱失，形成秃顶或白发。

疾病状况下，毛发增多见于一些内分泌疾病，如 Cushing 综合征、长期使用糖皮质激素或性激素者，女性患者除一般体毛增多外，尚可生长胡须。病理性毛发脱落常见于头部皮肤疾病、神经营养障碍、甲状腺功能减退或垂体功能减退等内分泌疾病等。

十、淋巴结

淋巴结是哺乳类动物特有的器官。淋巴结遍布全身，一般身体评估时，只有比较表浅的部位才可触及。颈部、颌下、锁骨上窝、腋窝、腹股沟等最易摸到。正常情况下，淋巴结较小，直径多在 0.5cm 以内，表面光滑、柔软，与周围组织无粘连，亦无压痛。

（一）淋巴结分布

人体浅表淋巴结以组群分布（图 4-14），各组群负责收集相应区域淋巴液。炎症或肿瘤可致局部或全身淋巴结肿大。

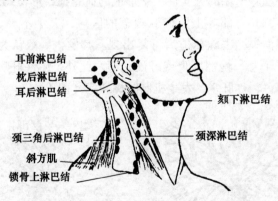

图 4-14　颈部淋巴结分布示意图

（二）评估顺序与方法

1. 评估顺序　为避免遗漏，淋巴结的评估，应按一定顺序操作。头颈部淋巴结的评估顺序是：耳前、耳后、枕部、颌下、颏下、颈前、颈后、锁骨上淋巴结。上肢淋巴结的评估顺序是：腋窝淋巴结、滑车上淋巴结。腋窝淋巴结应按尖群、中央群、胸肌群、肩脚下群和外侧群的顺序进行。下肢淋巴结的评估顺序是：腹股沟部（先上群、后下群）、腘窝部。

2. 评估方法 评估淋巴结时主要应用视诊和触诊。视诊时要注意皮肤隆起与否、颜色变化等局部征象，亦需观察有无皮疹、瘢痕、瘘管等。同时还要评估全身状态。

（1）颈部淋巴结评估 评估者立于被评估者前后皆可，手指贴紧躯体，进行由浅及深的滑动触诊。嘱被评估者低头，或偏向评估者一侧，以使皮肤或肌肉松弛，有利于触诊。

（2）锁骨上淋巴结评估 让被评估者取坐位或卧位，头稍向前屈，用双手进行触诊，左手触诊右侧，右手触诊左侧，由浅部逐渐触摸至锁骨后深部。

（3）腋窝淋巴结评估 被评估者前臂稍外展，评估者以右手评估左侧，以左手评估右侧，触诊时由浅及深至腋窝各部。

（4）车上淋巴结评估 以左（右）手扶托被评估者左（右）前臂，以右（左）手向滑车上由浅及深进行触摸。

一旦触及肿大的淋巴结，应注意其部位、大小、数目、硬度、压痛、活动度、有无粘连，局部皮肤有无红肿、瘢痕、瘘管等。同时注意寻找引起淋巴结肿大的原发病灶。

（三）淋巴结肿大的临床意义

1. 局部淋巴结肿大

（1）非特异性淋巴结炎往往由该引流区域的各种炎症所引起，如牙龈炎、扁桃体炎等都是引起颈部淋巴结肿大的常见原因。急性炎症时，早期淋巴结肿大、光滑、质软、有压痛但无粘连，肿大至一定程度即停止。慢性炎症时，淋巴结质稍硬，后可缩小或消退。

（2）特异性淋巴结炎，如淋巴结结核，肿大的淋巴结常出现于颈部血管周围，多发、质稍硬、大小不等，可相互粘连亦可与周围组织粘连。结核不同病理阶段也可有不同表现，如干酪性坏死时可于局部触及波动感；若发生破溃则可形成瘘管，日后遗留瘢痕。

（3）恶性肿瘤淋巴转移时，淋巴结可肿大，质硬或似橡皮感，表面可光滑或突起，与周围组织粘连明显，多无压痛。胃癌多向左锁骨上窝淋巴结群转移；肺癌可向右锁骨上窝转移；乳腺癌多向腋窝淋巴结群转移；颈部淋巴结肿大可见于鼻咽癌转移。

2. 全身性淋巴结肿大 病毒、细菌、螺旋体和寄生虫等病原微生物的感染，都可以导致全身淋巴结的肿大。此外，风湿免疫系统疾病以及血液系统的恶性肿瘤等非感染性疾病也可使肿大的淋巴结遍及全身。

第二节 头部评估

一、头发和头皮

评估时应注意头发的颜色、疏密度、分布、质地以及有无脱发。头发的颜色、曲直和疏密度在不同人种和年龄存在差异。伤寒、甲状腺功能低下等可致脱发。物理与化学因素如放射治疗和抗癌药物治疗等，也可引起脱发。头皮的评估要注意头皮颜色，有无头皮屑、头癣、外伤及瘢痕等。

二、头颅

头颅的视诊应注意大小、外形和活动是否异常。触诊是用双手触摸头颅各部位，了解其外形有无凹陷隆起，有无压痛等。头围可用来衡量头颅的大小，测量时用软尺经眉间和枕骨粗隆环绕。新生儿头围约为 34cm，到 18 岁时约为 53cm 或以上，以后变化不大。矢状缝和其他颅缝一般在出生后 6 个月骨化，过早骨化可阻碍颅脑发育。

临床常见的头颅异常有以下几种。

1. 小颅 小儿囟门一般在 12～18 个月内闭合，若闭合过早可致小颅畸形，并伴有智力发育障碍。

2. 尖颅或称塔颅 头顶高尖，与颜面部的比例异常，多源于矢状缝与冠状缝过早闭合。见于先天性的尖颅并指（趾）畸形（Apert 综合征）（图 4 - 15）。

3. 巨颅 额、顶、颞、枕四叶均突出膨大，呈圆形，颈静脉充盈。相比之下颜面部很小。由于颅内压增高压迫眼球，使双目下视、巩膜外露，这种特殊表情被称为落日现象，见于脑积水（图 4 - 16）。

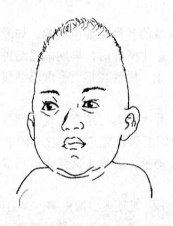 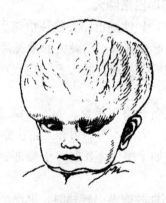

图 4 - 15 尖颅　　　　图 4 - 16　脑积水

4. 方颅 头颅额部前凸，颞部向两侧凸出，头顶部扁平呈方形，主要见于儿童佝偻病。

颈椎病可使头部活动受限；头部不随意地颤动，见于帕金森病；随颈动脉搏动而出现的点头动作，称 Musset 征，见于重度主动脉瓣关闭不全。

三、颜面及其器官

（一）眼

眼的评估包括视功能、外眼、眼前节和内眼四部分。视功能包括视力、视野、色觉和立体视等评估。外眼包括：眼睑、泪器、结膜、眼球位置和眼压评估。眼前节包括角膜、巩膜、前房、虹膜、瞳孔和晶状体。内眼包括玻璃体和眼底，需用检眼镜在暗室内进行。

1. 眼的功能评估

（1）视力 视力分为远视力和近视力，后者通常指阅读视力。其检测是采用通用国际标准视力表进行（具体内容参见眼科学教材）。

（2）视野 当眼球向正前方固定注视不动时所能见到空间范围，是周围视力，是评估黄斑中心凹以外的视网膜功能。

（3）色觉 色觉异常分色弱和色盲两种。色弱是对某种颜色的识别能力降低；色盲是对某种颜色的识别能力丧失。色盲分先天性与后天性两种，先天性色盲是遗传性疾病，以红绿色盲最常见。

（4）立体视的评估参见眼科学教材。

2. 外眼评估

（1）眼睑

①眼睑水肿 眼睑皮下为疏松结缔组织，轻度水肿即可在眼睑表现出来。常见于肾炎、慢性肝病、营养不良、贫血等。

②上睑下垂 双侧睑下垂见于先天性上睑下垂、重症肌无力；单侧上睑下垂提示动眼神经麻痹，可见于蛛网膜下隙出血、白喉、脑炎、外伤、Horner 综合征等。

③眼睑闭合障碍 双侧眼睑闭合障碍可见于甲亢浸润性突眼阶段；单侧闭合障碍可见于面神经麻痹。

④睑内翻 由于瘢痕牵拉使睑缘向内翻转，见于沙眼。此外，还应注意眼睑有无包块、压痛、倒睫等。

（2）结膜 分为睑结膜、穹窿部结膜与球结膜。评估上睑结膜时需翻转眼睑。评估者用右手评估受检者左眼，左手评估右眼。翻转时嘱被评估者向下看，用示指和拇指捏住上睑中外 1/3 交界处边缘，轻轻向前下方牵拉，示指向下压迫睑板上缘，与拇指配合把上睑边缘向上捻转即可将眼睑翻开。评估下睑结膜时，嘱被评估者向上看，用示指将下眼睑向下翻开，便可暴露出下眼睑。操作时动作宜轻巧，避免引起被评估者痛苦和流泪。

结膜常见的改变：如结膜炎时，可见结膜充血；颗粒与滤泡见于沙眼；结膜苍白见于贫血；结膜发黄见于黄疸；感染性心内膜炎可致多少不等的散在出血点等。

（3）眼球 评估时注意眼球的外形与运动。

①眼球突出 可见于甲状腺功能亢进。患者除突眼外还有以下眼征。Stellwag 征：瞬目（即眨眼）减少；Graefe 征：眼球下转时上睑不能相应下垂；Möbius 征：集合运动减弱，即目标由远及近向眼球移动时，双侧眼球不能适度内聚；Joffroy 征：上视无额纹出现。单侧眼球突出，多由于局部炎症或眶内占位性病变所致，偶见于颅内病变。

②眼球下陷 双侧下陷见于严重脱水，老年人由于眶内脂肪萎缩亦有双眼眼球后退；单侧下陷，见于 Horner 综合征和眶尖骨折。

③眼球运动（具体内容见相关教材）。

④眼内压减低 表现为双眼球凹陷，见于眼球萎缩或脱水。眼内压增高见于眼压增高性疾患，如青光眼。

3. 眼前节评估

（1）角膜 角膜表面神经末梢丰富，感觉十分灵敏。评估时用手电筒从侧面斜照角膜更易观察其透明度，观察有无云翳、白斑、软化、溃疡及新生血管等。云翳与白斑若出现在角膜的瞳孔部位可影响视力；角膜软化见于维生素 A 缺乏；角膜周边血管增生可见于严重沙眼；角膜边缘及周围出现灰白色混浊环，是类脂质沉着的结果，多见于老年人，称为老年环；角膜边缘若出现黄色或棕褐色的色素环，称为 Kayser – Fleischer 环，为铜代谢障碍所致，见于肝豆状核变性。

（2）巩膜 巩膜为不透明瓷白色。评估时用拇指向上轻压上眼睑，嘱被评估者向下看，另以拇指向下按住下睑，嘱评估对象向上看，则全部巩膜都可被观察到。在发生黄疸时，巩膜最先出现黄染。

（3）瞳孔 瞳孔是虹膜中央的孔洞，正常直径为 3 ~ 4mm。评估瞳孔时应观察其形状、大小、位置、双侧是否等圆、等大，对光及集合反射等。

①瞳孔的形状与大小 正常为双侧等大、圆形。生理情况下，婴幼儿和老年人瞳孔较小，光亮处瞳孔较小；青少年瞳孔较大，兴奋或位于暗处瞳孔扩大。病理情况下，虹膜炎症、中毒（有机磷类农药）、药物作用（毛果芸香碱、吗啡、氯丙嗪）等致瞳孔缩小；外伤、颈交感神经刺激、青光眼、视神经萎缩、药物作用（阿托品、可卡因）等可使瞳孔扩大。双侧瞳孔散大并伴有对光反射消失为濒死状态的表现。双侧瞳孔大小不等提示颅内病变，如脑外伤、脑肿瘤、中枢神经梅毒、脑疝等。

②对光反射 是评估瞳孔功能活动的测验。直接对光反射，通常用手电筒直接照射一侧瞳孔并观察其反应。当眼受到光线刺激后正常人双侧瞳孔立即缩小，移开光源后瞳孔迅速复原。间接对光反射是以手掌隔开双眼后，用光线照射一眼时，另一眼瞳孔立即缩小，移开光线，瞳孔扩大。瞳孔对光反射迟钝或消失，见于昏迷患者。

③集合反射 嘱患者注视 1m 以外的目标（如评估者的手指），然后将目标逐渐移近眼球（距眼球约 5 ~ 10cm），此时可见正常人双眼内聚，即集合反射，也称为辐辏反射。同时还可见瞳孔缩小，称为调节反射。甲亢时可出现辐辏不良；动眼神经功能受损时，集合反射和调节反射都消失。

4. 眼底评估 具体内容见相关教材。

（二）耳

耳是听觉和平衡器官，分外耳、中耳和内耳三个部分。评估时应注意观察外耳是否畸形，有无分泌物，乳突是否有压痛等。痛风患者耳廓部位可出现小而硬的结节，有触痛感，称为痛风结节，是体内尿酸盐局部沉积的表现。外耳道内有红肿、疼痛且有耳廓牵拉痛者为疖肿。有外耳道炎时，可见黄色液体流出且有痒痛感。此外，外耳道有血液、脑脊液流出时，提示颅底骨折；有脓性分泌物时，提示中耳炎。中耳炎的脓性分泌物引流不畅时，可波及乳突致乳突炎，局部出现明显压痛，甚至可继发耳源性脑膜炎。

（三）鼻

1. 鼻的外形 评估时观察鼻部皮肤颜色和鼻外形的改变。如鼻梁部及两侧面颊部皮肤出现红色斑块，病损处高起皮面，见于系统性红斑狼疮。如鼻尖和鼻翼局部有红色皮损，且有毛细血管扩张和组织肥厚，见于酒渣鼻。鼻骨骨折常见，所以有鼻外伤致鼻出血者都应仔细评估有无鼻骨或软骨的骨折或移位。鼻骨骨折或先天性梅毒者，由于鼻骨破坏致鼻梁塌陷，称为鞍鼻。严重鼻息肉可致鼻腔完全堵塞、外界变形、鼻梁宽平，称为蛙状鼻。

2. 鼻翼扇动　由于呼吸困难，出现吸气时鼻翼张开鼻孔张大，呼气时鼻翼回缩，见于伴有呼吸困难的高热性疾病（如大叶性肺炎）、支气管哮喘和心源性哮喘等。

3. 鼻中隔　正常成人的双侧鼻孔不等大，鼻中隔不完全正中，但若有明显偏曲，且产生呼吸障碍，称为鼻中隔偏曲，严重偏曲可引起神经性头痛出血。用小型手电筒照射一侧鼻孔，可见对侧有亮光透入，见于鼻中隔穿孔。穿孔多为鼻腔慢性炎症、外伤等引起。

4. 鼻出血也称鼻衄　见于外伤、肝脏疾病、高血压、自发性出血疾病、鼻咽癌等。妇女如发生周期性鼻出血则应考虑到子宫内膜异位症。

5. 鼻腔分泌物　鼻腔黏膜受刺激时可致分泌物增多。清稀无色的分泌物为卡他性炎症，黏稠的黄绿色分泌物为鼻或鼻窦的化脓性感染所致。

6. 鼻窦　鼻腔周围的四对含气骨质空腔，都有窦口与鼻腔相通（图4-17）。引流不畅时易发生炎症，即鼻窦炎，表现为鼻塞、流涕、头痛和鼻窦压痛。评估上颌窦时，评估者将拇指分别置于左右颧部向后按压，其余四指固定于两侧耳后，观察被评估者是否有压痛，并比较两侧压痛有无区别。也可用右手中指叩击颧部，观察是否有叩击痛。评估额窦时，把双手拇指置于眼眶上缘内侧向后、向上按压，以两手固定头部。评估筛窦，双手固定患者两侧耳后，双侧拇指分别置于鼻根部与眼内眦之间向后方按压。因蝶窦解剖位置较深，不能在体表进行评估。

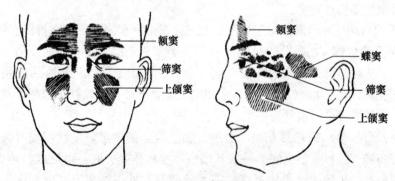

图4-17　鼻窦正面观和侧面观

（四）口

口的评估包括口唇、口腔黏膜、牙齿和齿龈、舌、咽、腮腺以及口腔气味等。

1. 口唇　正常人口唇血运丰富，色泽红润。当有效循环血量减少或血红蛋白降低时，口唇可呈苍白，见于贫血、休克等；各种原因致血液中还原型血红蛋白含量增加时可使口唇发绀，见于心力衰竭、呼吸衰竭或高原环境下等。急性发热性疾病时，因机体抵抗力降低，可见口唇黏膜与皮肤交界处继发口唇疱疹。为成簇半透明小水泡，初发时有痒或刺激感，后出现疼痛，1周左右结棕色痂，愈后不留瘢痕。多为单纯疱疹病毒感染所致，常见于肺炎球菌肺炎等。口角糜烂见于维生素 B_2 缺乏症。口唇肥厚增大见于黏液性水肿、肢端肥大症等。

2. 口腔黏膜 评估口腔黏膜时，可用手电筒照明，若自然光线充足亦可。正常口腔黏膜呈粉红色，表面整洁光泽。若在相当于第二磨牙的颊黏膜处出现针尖大小白色斑点，称为麻疹黏膜斑（Koplik 斑），为麻疹的早期表现。在上腭等部位黏膜表面出现白色斑膜，称为鹅口疮，也称雪口病，为白色念珠菌感染所致，见于长期大剂量使用广谱抗生素或极度虚弱者。如黏膜下有大小不等的出血点、淤斑或血肿，见于各种出血性疾病或维生素 C 缺乏。

3. 牙 评估有无龋齿、残根、缺牙和义齿等。如发现患牙，应标明所在部位。正常牙齿为瓷白色，如呈黄褐色称斑釉牙，为长期饮用含氟量过高的水所致；单纯牙间隙过宽见于肢端肥大症。

4. 牙龈 应注意评估牙龈的颜色，有无肿胀、出血、溃疡或溢脓等表现。正常牙龈呈粉红色。牙龈水肿见于慢性牙周炎，牙龈缘出血常见于牙石或维生素 C 缺乏症以及肝脏疾病或血液系统疾病导致的自发性出血等。牙龈游离缘出现蓝灰色点线称为铅线，是铅中毒的表现。

5. 舌 许多疾病可使舌的形态、感觉或运动发生改变，这可以作为疾病诊断的重要根据。常见舌异常有以下几种：

（1）牛肉舌 舌面绛红如生牛肉状，见于糙皮病（烟酸缺乏）。

（2）干燥舌 明显干燥见于鼻部疾患（可伴有张口呼吸、唾液缺乏）、大量吸烟、阿托品作用、放射治疗后等；严重的干燥舌可见舌体缩小，见于严重脱水。

（3）草莓舌 舌乳头肿胀、发红类似草莓，见于猩红热或长期发热患者。

（4）镜面舌 舌头萎缩，舌体较小，舌面光滑呈粉红色或红色，见于缺铁性贫血、恶性贫血及慢性萎缩性胃炎。

（5）舌的运动异常 震颤见于甲状腺功能亢进症；偏斜见于舌下神经麻痹。

6. 咽部及扁桃体 咽部分为鼻咽、口咽和喉咽三个部分。咽部的评估方法：被评估者取坐位，头略后仰，口张大并发"啊"音，此时护士用压舌板在舌的前 2/3 与后 1/3 交界处迅速下压，此时软腭上抬，在照明的配合下即可见软腭、腭垂、软腭弓、扁桃体、咽后壁等。评估时应注意观察其颜色、对称性、扁桃体以及有无充血、肿胀等。急性咽炎时，可发现咽部黏膜充血、红肿、黏膜腺分泌增多。慢性咽炎时，咽部黏膜充血、表面粗糙，并可见淋巴滤泡呈簇状增殖。扁桃体发炎时，可见扁桃体红肿变大，隐窝内有黄白色分泌物或渗出物形成的苔片状假膜，易于剥离，可以此作为与咽白喉在扁桃体上所形成假膜的鉴别，白喉假膜不易剥离。扁桃体的肿大分为三度：不超过咽腭弓者为Ⅰ度；超过咽腭弓为Ⅱ度；达到或超过咽后壁中线者为Ⅲ度（图 4 - 18）。

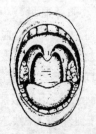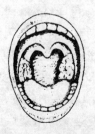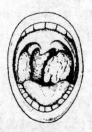

图 4 - 18　扁桃体肿大示意图

7. 腮腺 位于耳屏、下颌角、颧弓形成的三角区内，正常时无法看到，触诊也不易摸出腺体轮廓。腮腺导管开口相当于上颌第二磨牙对面的颊黏膜上。评估时应注意导管口有无分泌物。急性腮腺炎时，腮腺肿大，先为单侧，继而可累及对侧，有压痛，有时在导管口处加压后有脓性分泌物流出。

8. 口腔 如有特殊难闻气味称为口臭，可见于口腔局部、胃肠道或其他全身性疾病。如牙龈炎、龋齿、牙周炎可产生臭味；牙龈出血为血腥味；感染幽门螺杆菌引起的胃炎可有口腔异味；糖尿病酮症酸中毒患者可出现烂苹果味；肝坏死患者口腔有肝臭味；尿毒症患者有尿味；有机磷农药中毒的患者口腔中有大蒜味。

第三节　颈部评估

颈部的评估应在被评估者处于自然平静的状态下进行。使评估对象取舒适坐位，脱去遮挡颈部的衣物，在自然光线下充分暴露颈部。

一、颈部外形和分区

正常人颈部直挺，双侧端正对称。男性甲状软骨突出，女性则不明显。正常人安静端坐时颈部血管不易显露。观察颈部有无包块、瘢痕和两侧是否对称时，可使头稍后仰。头转向一侧时，可使对侧胸锁乳突肌显现。

为便于描述和标记，颈部每侧可分为颈前三角和颈后三角两个区域。颈前三角为胸锁乳突肌内缘、下颌骨下缘与前正中线之间的区域。颈后三角为胸锁乳突肌的后缘、锁骨上缘与斜方肌前缘之间的区域（图4-19）。

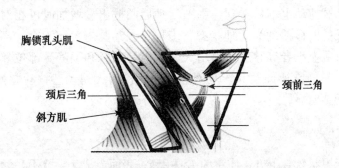

图4-19　颈部分区示意图

二、颈部运动

正常人坐位时颈部直立，伸屈、转动自如。如头不能抬起，可见于肌无力、进行性肌萎缩、重症晚期或极度虚弱时等。颈部疼痛明显致活动受限，可见于颈椎间盘突出、颈椎结核、软组织炎症、颈部肌肉外伤等。脑膜受刺激时可出现颈项强直等特征表现，见于各种脑膜炎、蛛网膜下隙出血等。

头向一侧偏斜称为斜颈，见于颈肌外伤、瘢痕收缩等。先天性斜颈者一侧胸锁乳突肌粗短，致头向胸锁乳突肌较短一侧偏斜。如两侧胸锁乳突肌差别不显著，可嘱被评估者摆正头位，此时较短一侧的胸锁乳突肌紧绷，为诊断本病的特征性表现。

三、颈部血管

重点观察评估颈静脉是否怒张以及颈静脉搏动、颈动脉搏动。正常人坐立时颈外静脉都不明显，平卧时稍见充盈，充盈的水平限于锁骨上缘至下颌角距离的下 2/3 以内。若看不到颈静脉充盈，提示低血容量状态。病理状态下，在半卧位（上半身与水平面呈 45°）时，如颈静脉显著充盈甚至怒张，提示颈静脉压升高，见于右心衰竭、缩窄性心包炎、心包积液等情况，也可见于胸、腹腔压力增加时（图 4 - 20）。

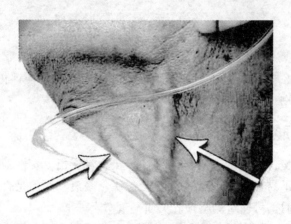

图 4 - 20　颈静脉怒张示意图

在正常人常态下无法看到颈静脉搏动，当出现搏动时，可见于三尖瓣关闭不全。

正常人颈动脉搏动也不易看到，剧烈活动后心搏出量增加时可相对增强。静息状态下出现颈动脉的明显搏动为病理状态，多见于主动脉瓣关闭不全、高血压、甲状腺功能亢进及严重贫血患者等脉压明显增大时。因颈动脉和颈静脉部位邻近，故搏动时应注意鉴别。一般静脉搏动柔和，范围弥散，触诊时无搏动感；动脉搏动相对强劲，为膨胀性，搏动感明显。

四、甲状腺

甲状腺位于甲状软骨下方，质量为 15 ~ 25g，表面光滑，柔软不易触及。

甲状腺评估主要观察其大小、对称性、质地、震颤、杂音等。

正常人甲状腺外观不明显，女性青春期时可略增大。评估时嘱被评估者做吞咽动作，可见甲状腺随吞咽动作上下移动。

触诊比视诊更能明确甲状腺的轮廓及病变的性质。触诊甲状腺两叶时，可于被评估者面前检查，也可站立于其身后检查。前面触诊：一手拇指施压于一侧甲状软骨，将气管推向对侧，另一手示、中指在对侧胸锁乳突肌后缘向前推挤甲状腺侧叶，拇指在胸锁乳突肌前缘触诊，配合吞咽动作，重复评估，可触及被推挤的甲状腺。用同样方法评估另一侧甲状腺。后面触诊：类似前面触诊。一手示、中指施压于一侧甲状软骨，将气管推向对侧，另一手拇指在对侧胸锁乳突肌后缘向前推挤甲状腺，示、中指在其前缘触诊甲状腺。配合吞咽动作，重复评估，用同样方法评估另一侧甲状腺（图4-21、图4-22）。

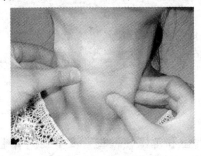

图4-21 从前面触诊甲状腺示意图

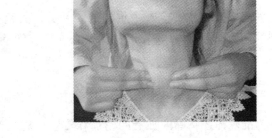

图4-22 从后面触诊甲状腺示意图

当触到甲状腺肿大时，可用听诊器直接放在肿大的甲状腺上，如听到低调的连续静脉"嗡鸣"音，对诊断甲状腺功能亢进症有帮助。另外，在弥漫性甲状腺肿伴功能亢进者还可听到收缩期动脉杂音。

甲状腺肿大可分三度：不能看出肿大但能触及者为Ⅰ度；能看到肿大又能触及，但在胸锁乳突肌以内者为Ⅱ度；超过胸锁乳突肌外缘者为Ⅲ度（图4-23）。引起甲状腺肿大的常见疾病有甲状腺功能亢进症、单纯性甲状腺肿、桥本甲状腺炎、甲状腺癌等。

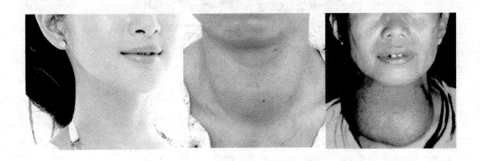

图4-23 甲状腺肿大分度示意图

五、气管

正常人气管位于颈前正中部。评估时嘱患者取舒适坐位或仰卧位，使颈部处于自然直立状态，评估者将示指与无名指分别置于两侧胸锁关节上，然后将中指置于气管之上，观察中指距离示指和无名指是否相同。根据气管的偏移方向可以判断病变的性质。如大量胸腔积液、积气、纵隔肿瘤以及单侧甲状腺肿大可将气管推向健侧，而肺不张、肺硬化、胸膜粘连可将气管拉向患侧。

（李建伟 程洪恩）

第四节　胸部检查

胸部检查是体格检查中重要的一部分，其范围是指颈部以下和腹部以上的区域，检查的内容包括胸廓的外形、胸壁、乳房、胸壁的血管、纵隔、支气管、肺、胸膜、心脏、淋巴结等。

一、胸部的体表标志

为准确描述胸廓内脏器的轮廓和位置、病变部位和范围，检查者要借助胸廓上的自然标志和人工划线来确定。胸部的体表标志有以下几种。

（一）骨骼标志

常用的骨骼标示（图 4 - 24）有：

1. 胸骨　由胸骨柄、胸骨体与剑突组成。

2. 胸骨柄　胸骨上端略呈六角形的骨块，下方与胸骨体相连。

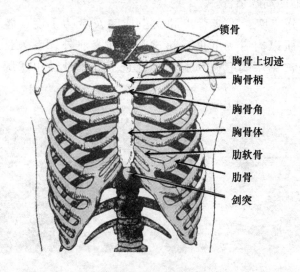

锁骨
胸骨上切迹
胸骨柄
胸骨角
胸骨体
肋软骨
肋骨
剑突

图 4 - 24　胸部体表骨性标志示意图

3. 胸骨角　又称 Louis 角。胸骨柄与胸骨体连接处的突起，该突起与第 2 肋软骨连接，为计数肋骨的重要标志。胸骨角还标志着气管分叉、主动脉弓上缘，相当于第 4 胸椎的水平。

4. 胸骨上窝　胸骨上方凹陷部位。

5. 锁骨　内端与胸骨柄相连，外端与肩锁关节相连。

6. 肋骨　共 12 对，与相应的胸椎相连，走向由后上向前下，第 1 ~ 7 肋骨在前胸部与各自的肋软骨连接，第 8 ~ 10 肋骨与联合一起的肋软骨连接后，再与胸骨相连，构成胸廓的骨性支架。第 11 ~ 12 肋骨不与胸骨相连，其前端为游离缘，称浮肋。

7. 肋间隙　为两个肋骨之间的空隙，第 1 肋骨下面的间隙为第 1 肋间隙，第 2 肋骨下面的间隙为第 2 肋间隙，其余以此类推。

8. 腹上角　为左右肋弓在胸骨下端会合处所形成的夹角。正常为 70° ~ 110°，瘦长体型者角度较小，矮胖者较大。

9. 剑突 胸骨体下端突出的部分，呈三角形，底部与胸骨体相连。

10. 肩胛骨 位于背部上方的两侧，肩胛骨的最下端称肩胛下角。两上肢自然下垂时，肩胛下角相当于第7或第8肋间水平，可作为后胸部计数肋骨的标志。

11. 脊柱棘突 为后正中线的标志，第7颈椎棘突最为突出，低头尤为明显，以此作为计算胸椎的标志。

12. 肋脊角 第12肋骨与脊柱构成的夹角。此角区域内为肾脏和输尿管所在的位置。

（二）垂直线标志

常用的垂直线标志（图4-25）为：

1. 前正中线 通过胸骨正中的垂直线。

2. 锁骨中线（左、右） 通过锁骨中点的垂直线。

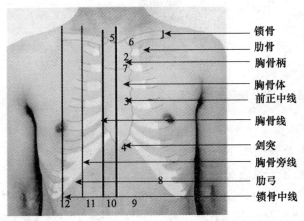

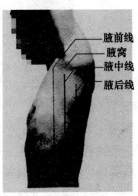

图4-25 胸部体表划线示意图

3. 胸骨线（左、右） 沿胸骨边缘与前正中线平行的垂直线。

4. 胸骨旁线（左、右） 通过胸骨线与锁骨中线之间中点的垂直线。

5. 腋前线（左、右） 通过腋窝前皱襞做的垂直线。

6. 腋后线（左、右） 通过腋窝后皱襞做的垂直线。

7. 腋中线（左、右） 沿腋前线和腋后线之间中点向下做的垂直线。

8. 肩胛线（左、右） 双臂下垂时通过肩胛下角的垂直线。

9. 后正中线 通过脊椎棘突做的垂直线。

（三）自然陷窝和解剖区域

常用的自然陷窝和解剖区域（图4-26）有：

1. 腋窝 上肢内侧与胸壁相连的凹陷处。

2. 胸骨上窝 指胸骨柄上方的凹陷处，气管位于其中。

3. 锁骨上窝 锁骨上方的凹陷部位。

4. 锁骨下窝 锁骨下方的凹陷部位。

5. **肩胛上区** 肩胛冈以上的区域。

6. **肩胛下区** 两肩胛下角的连线与第 12 胸椎水平线之间的区域。

7. **肩胛间区** 为两肩胛骨内缘之间的区域。

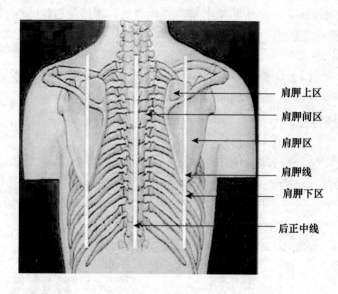

肩胛上区
肩胛间区
肩胛区
肩胛线
肩胛下区
后正中线

图 4 - 26　胸部解剖区域示意图

（四）气管和胸膜

1. 气管 气管沿颈前正中食管前方下行进入胸廓，平胸骨角处分为左、右主支气管分别进入左、右肺内。右主支气管粗短、陡直，左主气管细长、倾斜。右主支气管分为上、中、下三支叶支气管，左主支气管分上、下两支叶支气管。叶支气管的分级是段支气管→小支气管→细支气管→终末细支气管→呼吸性细支气管→肺泡管→肺泡囊→肺泡，如图 4 - 27 气管树所示。

2. 胸膜 脏层胸膜是覆盖在肺表面的胸膜，壁层胸膜是覆盖在胸廓内面、膈上面及纵隔的胸膜。胸膜腔是脏层胸膜与壁层胸膜在肺根部互相反折延续，围成左右两个完全封闭的腔。胸膜腔内为负压，有少量浆液，呼吸时起润滑作用。

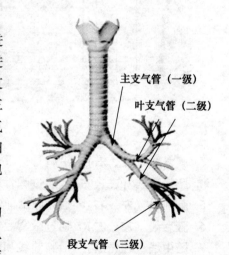

主支气管（一级）
叶支气管（二级）
段支气管（三级）

图 4 - 27　气管树

二、胸壁、胸廓与乳房

（一）胸壁

主要通过视诊、触诊等检查方法完成。检查内容包括：

1. 静脉 正常胸壁的静脉不易见到，当上、下腔静脉血流受阻，建立侧支循环时，胸壁静脉充盈、曲张。上腔静脉阻塞，血流方向自上而下，下腔静脉阻塞，血流方向自下而上。

2. 皮下气肿 气管、肺、胸膜外伤或病变破溃后气体逸出，积存于皮下谓之皮下气肿。用手按压皮下气肿的皮肤，可出现捻发感或握雪感。

3. 胸壁压痛 正常胸壁无压痛。胸壁压痛的病因有肋间神经炎、肋软骨炎、胸壁软组织炎、肋骨骨折。胸骨压痛和叩击痛为白血病的表现之一。

4. 肋间隙 注意肋间隙有无回缩或膨隆。临床意义见表4-2所示。

表4-2 肋间隙异常表现及病因

异常表现	病因
吸气时回缩	呼吸道阻塞
大面积膨隆	大量胸腔积液、张力性气胸、严重肺气肿患者用力呼气时
局部膨隆	胸壁肿瘤、主动脉瘤或婴儿、儿童心脏明显肿大

(二) 胸廓

正常胸廓两侧大致对称，呈椭圆形。成人胸廓前后径较左右径短，前后径与左右径之比为1:1.5。小儿和老年人胸廓的前后径略小于左右径或几乎相等，呈圆柱形。胸廓外形的改变见图4-28所示，检查内容为：

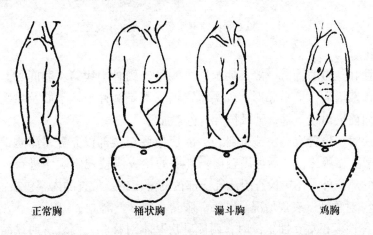

| 正常胸 | 桶状胸 | 漏斗胸 | 鸡胸 |

图4-28 胸廓外形的改变

1. 扁平胸 胸廓呈扁平状，前后径不及左右径的一半。见于体型瘦长者，亦见于慢性消耗性疾病，如肿瘤晚期、肺结核患者等。

2. 桶状胸 胸廓前后径增大，与左右径几乎相等，甚至超过左右径，呈圆桶状。肋间隙增宽、饱满，腹上角加大。见于阻塞性肺气肿的患者，亦可见于正常老年人或矮胖体型者。

3. 佝偻病胸 为佝偻病所致，多见于儿童。

(1) 佝偻病串珠 沿胸骨两侧各肋软骨与肋骨交界处常隆起，形成串珠状。

(2) 鸡胸 上、下径较短，前后径略长于左右径，胸骨下端常前突，胸廓前侧壁肋骨凹陷。

（3）漏斗胸　胸骨剑突处向内显著凹陷，形似漏斗，称漏斗胸。

（4）肋膈沟　下胸部前面的肋骨常外翻，沿膈附着的部位其胸壁向内凹陷形成的沟状带，称肋膈沟。

4. 胸廓变形　胸廓一侧膨隆，见于大量胸腔积液、气胸、一侧严重代偿性肺气肿；胸廓一侧平坦或下陷，见于肺不张、肺纤维化、广泛性胸膜增厚和粘连等；胸廓局部隆起，见于心脏明显肿大、大量心包积液、主动脉瘤、胸内或胸壁肿瘤、肋软骨炎、肋骨骨折等。

5. 脊柱畸形引起的胸廓变形　脊柱前凸、后凸或侧凸，导致胸廓两侧不对称，严重脊柱畸形所致的胸廓外形改变可引起呼吸、循环功能障碍，见于脊柱结核、外伤等（图4-29）。

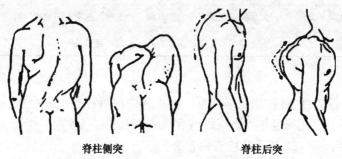

脊柱侧突　　　　　　　　　　脊柱后突

图4-29　脊柱畸形所致胸廓改变示意图

（三）乳房

正常男性和儿童的乳房一般不明显，乳头位于锁骨中线第4肋间隙。正常女性乳房于青春期逐渐增大，呈半球形，乳头也逐渐长大呈圆柱形。孕妇及哺乳期妇女乳房明显增大，向前突出或下垂，乳晕扩大，色素加深。

检查乳房时，患者取坐位或仰卧位，衣服应脱至腰部以充分暴露胸部，并有良好的照明。一般先做视诊，然后再做触诊。乳房的检查应按规定顺序进行，重点检查患者叙述不适的部位外，还应检查引流乳房部位的淋巴结。检查的内容包括：

1. 视诊　对称性、表现情况、乳头、腋窝、锁骨上窝。

（1）对称性　正常女性坐位时，两侧乳房基本对称。一侧乳房明显缩小，见于发育不全者。而一侧乳房明显增大，见于先天畸形、囊肿形成、炎症或肿瘤等。

（2）表现情况　乳房皮肤发红，提示局部炎症或乳癌累及浅表淋巴管引起的癌性淋巴管炎。前者常伴热、肿、痛，后者皮肤呈深红色，不伴热、痛。癌细胞侵犯致乳房淋巴管阻塞引起淋巴水肿，此时，因毛囊及毛囊孔明显下陷，局部皮肤外观呈"橘皮"或"猪皮"样改变。局部皮肤下陷，可能是乳腺癌的早期体征，评估时请患者双手上举过头部或双手相互推压掌面，均有助于早期发现乳房皮肤回缩。此外，还应观察乳房皮肤有无溃疡、色素沉着和疤痕等。

（3）乳头　注意乳头的位置、大小、对称性，有无回缩、分泌物。乳头回缩，如系自幼发生，为发育异常，如为近期发生则可能为乳腺癌。乳头分泌物呈黄色见于慢性囊性乳腺炎。乳头出血见于导管内良性乳突状瘤或乳腺癌。

（4）腋窝和锁骨上窝 观察腋窝和锁骨上窝有无红肿、瘢痕、包块、溃疡和瘘管等。

2. 触诊 触诊时要注意患者的体位和适当的配合，检查者要注意手法和触诊顺序。检查的内容有：

（1）体位 患者取坐位，先两臂下垂，然后高举超过头部或双手叉腰再行检查。仰卧位时，可垫高肩部使乳房能较对称地位于胸壁上，以便检查。

（2）方法 触诊先检查健侧，后检查患侧。检查者的手指和手掌平置在乳房上，食指、示指、无名指并拢用指腹轻施压力，以旋转或来回滑动进行触诊，不宜用手指抓捏乳腺。

（3）以乳头为中心作一垂直线和水平线，可将乳房分为 4 个象限，以便于记录病变部位。检查顺序：左侧乳房自外上→外下→内下→内上各个象限，依顺时针方向进行，由浅入深触诊。右侧乳房则沿逆时钟方向进行，自外上→外下→内下→内上各个象限，最后检查乳头（图 4 - 30）。

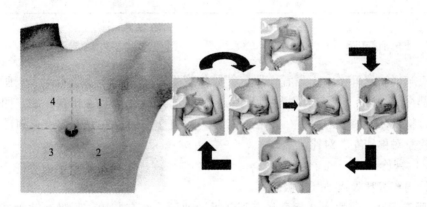

图 4 - 30 乳房的分区及检查顺序示意图

（4）检查内容 乳房的质地、弹性、压痛、包块，乳头有无硬结、分泌物。

正常乳房呈模糊的颗粒感和柔韧感，青年人乳房柔软，质地均匀一致；老年人多呈纤维结节感。乳房是由腺体小叶所组成，当触及小叶时，切勿认为是肿块。月经期乳房小叶充血触之可有紧张感；妊娠期乳房增大并有柔韧感，哺乳期呈结节感。

①硬度和弹性 乳房炎症和肿瘤时，局部硬度增加、弹性消失。还应注意乳头的硬度和弹性，当乳晕下有癌肿时，该区域皮肤的弹性常消失。

②压痛 压痛明显提示有炎症。月经期乳房亦较敏感，但乳腺癌很少有压痛。

③包块 应描述部位、大小、外形、数目、质地、有无压痛以及活动度，边缘是否清楚，与周围组织是否粘连固定。除乳房触诊外，还应仔细检查腋窝、锁骨上下窝、颈部淋巴结有无肿大或其他异常，因此处常为乳房炎症或恶性肿瘤转移的所在（表 4 - 3）。

表 4-3　良性肿瘤与恶性肿瘤的鉴别

	表面质地	疼　痛	与周围界限	活动度
良性肿瘤	光滑、实韧	有压痛	边界清楚	活动度大
恶性肿瘤	不规则、坚硬	无压痛	边界不清	活动度差，较固定

3. 乳房的常见病　如表 4-4 所示。

表 4-4　急性乳腺炎与乳腺肿瘤的比较

	易感人群	乳房表现	包块	全身症状	男性发病
急性乳腺炎	哺乳期妇女	红、肿、热、痛，常局限于一侧乳房或在某一象限	硬结包块	寒战、发热、出汗	少见
乳腺肿瘤	中年以上妇女	无炎症表现	良性肿瘤多柔软或囊性；恶性多硬	全身症状	男性乳房增生多常见于内分泌紊乱

三、肺和胸膜

检查胸部注意事项：①患者一般取仰卧位或坐位；②解开或脱去上衣，使腰部以上的胸部充分暴露；③室内环境温暖舒适、安静、光线充足；④按视、触、叩、听的顺序进行检查，遵循由上自下、先检查前胸，后检查侧胸及背部；⑤检查肺部最关键的是要注意对称和左右对比。

（一）视诊

视诊内容有呼吸运动和呼吸频率。

1. 呼吸运动　健康人在静息状态下呼吸运动稳定而有节律，呼吸运动通过膈肌和肋间肌的活动完成，胸廓随呼吸运动的扩大和缩小，带动肺的扩张和收缩。正常情况下吸气为主动运动，此时胸廓增大胸膜腔内负压增高肺扩张，空气经上呼吸道进入肺内。呼气为被动运动，此时肺脏弹力回缩胸廓缩小胸膜腔内负压降低，肺内气体随之呼出。

（1）呼吸运动的类型　有胸式呼吸和腹式呼吸。正常男性和儿童的呼吸以膈肌运动为主，称腹式呼吸。女性的呼吸则以肋间肌的运动为主，称胸式呼吸。实际上该两种呼吸运动均不同程度同时存在。某些疾病可使呼吸类型发生变化，肺或胸膜疾病如肺炎、肺结核和胸膜炎等，胸式呼吸减弱而腹式呼吸增强；腹膜炎、大量腹水，腹腔内巨大肿瘤等，使膈肌运动受限，腹式呼吸减弱，胸式呼吸增强。

（2）呼吸困难　因肺部病变部位不同，分为三种类型。

①吸气性呼吸困难　上呼吸道部分阻塞患者，因气流不能顺利进入肺，故当吸气时呼吸肌收缩，造成肺内负压明显增高，出现胸骨上窝、锁骨上窝及肋间隙向内凹陷，称为"三凹征"。因吸气时间延长、吸气费力，又称吸气性呼吸困难，常见于气管阻塞、气管异物等。

②呼气性呼吸困难 下呼吸道阻塞患者,因气流呼出不畅,呼气时需要用力,呼气时间延长,称之为呼气性呼吸困难,常见于支气管哮喘、阻塞性肺气肿。

③混合型呼吸困难 广泛肺部病变使呼吸面积减少时,影响换气功能,表现为吸气、呼气均费力,呼吸频率增加,称为混合型呼吸困难。常见于重症肺炎、重症肺结核、大量胸腔积液或气胸等。

2. 呼吸频率 正常成人静息状态下,呼吸为 16 ~ 20 次/分,呼吸与脉搏之比为 1:4。新生儿呼吸约为 44 次/分。异常情况下可引起呼吸频率节律的异常,呼吸异常的常见类型(图 4 – 31)有以下几种:

(1)呼吸过速 指呼吸频率超过 20 次/分。见于发热、贫血、疼痛、甲状腺功能亢进、心力衰竭等。一般体温升高 1℃,呼吸增加 4 次/分。

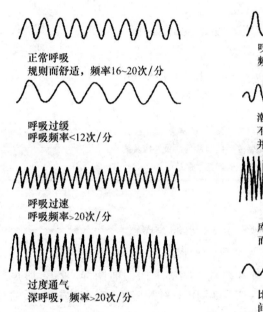

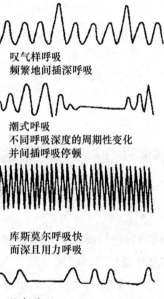

图 4 – 31 常见的呼吸类型及特点

(2)呼吸过缓 指呼吸频率低于 12 次/分。呼吸浅慢见于麻醉剂或镇静剂过量、颅内压增高等。

(3)呼吸深度的变化 呼吸浅快,见于呼吸肌麻痹、严重鼓肠、肺炎、胸膜炎、胸腔积液或气胸等。呼吸深快,见于剧烈运动、情绪激动或过度紧张。呼吸深大,见于严重代谢性酸中毒,如糖尿病酮症酸中毒和尿毒症酸中毒等,此种深大的呼吸又称之为库斯莫尔(Kussmaul)呼吸。

(4)呼吸节律的变化 正常成人静息状态下,呼吸的节律基本上是均匀而整齐的。当病理状态下,往往会出现各种呼吸节律的变化(表 4 – 5)。

表4-5 常见异常呼吸节律的特点

	特点	病因	机制
潮式呼吸 (Cheyne-Stokes 呼吸)	是一种由浅慢逐渐变为深快，再由深快到浅慢，随之出现一段呼吸暂停，持续5~30s，又开始如上变化的周期性呼吸	可见于颅内压增高、酮症酸中毒、巴比妥中毒、脑动脉硬化、中枢神经供血不足等	呼吸中枢兴奋性下降。缺氧严重，CO_2 浓度达到一定程度时，才刺激呼吸中枢，使呼吸加深、加快；当积聚的 CO_2 排出后，呼吸中枢又失去有效兴奋性，致使呼吸再暂停
间停呼吸 (Biots 呼吸)	表现为有规律呼吸几次后，突然停止呼吸，间隔一段时间后，又开始呼吸，如此周而复始	病因同潮式呼吸，但病情更为严重，如患者临终前	机制同潮式呼吸
抽吸样呼吸	连续两次吸气，类似哭后的抽吸	颅内高压和脑疝前期	
叹息样呼吸	一段正常呼吸节律中插入一次深大呼吸，并常伴有叹息声	见于神经衰弱、精神紧张或抑郁症	
抑制性呼吸	胸部发生剧烈疼痛致吸气相突然中断，呼吸运动短暂受到抑制，呼吸较正常浅而快	急性胸膜炎、肋骨骨折、胸部严重外伤及胸膜恶性肿瘤	

（二）触诊

触诊的内容包括胸廓扩张度、触觉语颤、胸膜摩擦感。

1. 胸廓扩张度 即呼吸时的胸廓动度，于胸廓前下部呼吸运动最大的部位进行检查。检查方法：检查者将两手五指分开，置于胸廓下面的前侧部，左右拇指分别沿两侧肋缘上方指向剑突，嘱患者做深呼吸，两手随呼吸运动，观察比较两手的动度是否一致（图4-32）。正常人两侧呼吸运动一致。若一侧胸廓扩张受限，见于大量胸腔积液、气胸、肺不张、大叶性肺炎、胸膜增厚等。

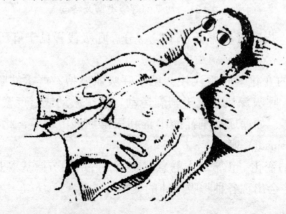

图4-32 胸廓扩张度检查方法

2. 语音震颤 是患者发出语音时，声波沿气管、支气管及肺泡传到胸壁引起共鸣的振动，可以用手在胸壁触及，故又称触觉语颤。

（1）检查方法 检查者将左右手掌的尺侧缘或掌面轻放于两侧胸壁的对称部位，嘱患者用同等的强度重复发"yi"长音，自上而下，从内到外两侧对比，顺序为先前胸后背部，注意有无增强或减弱（图4-33）。

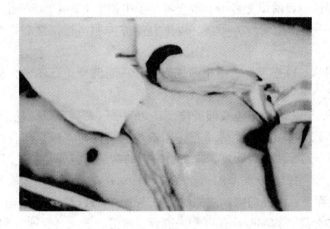

图4-33 语音震颤检查方法

（2）语音震颤强度的变化 语音震颤的强弱主要与气管、支气管是否通畅，胸壁的厚薄有关。正常人胸部的语颤与年龄、性别、体型、部位有关。男性较女性强；成人较儿童强；瘦者较胖者强；前胸上部和右胸上部较前胸下部和左胸上部为强。病理变化见表4-6所示。

表4-6 语音震颤病理变化的临床意义

	临床意义
语音震颤增强	①肺实变，如大叶性肺炎实变期、肺梗死； ②肺内巨大空洞，如空洞型肺结核、肺脓肿； ③压迫性肺不张
语音震颤减弱或消失	①支气管阻塞，如阻塞性肺不张 ②肺内含气量过多，如肺气肿 ③胸腔积液或气胸 ④胸壁皮下气肿 ⑤严重胸膜增厚粘连

3. 胸膜摩擦感 正常人胸膜腔内有少量浆液起润滑作用，呼吸时不产生胸膜摩擦感。当急性胸膜炎时，因纤维蛋白沉着于两层胸膜，呼吸时脏层和壁层胸膜互相摩擦，触诊时，有似皮革相互摩擦的感觉，故称为胸膜摩擦感。常于胸廓的下前侧部触及，因该处呼吸运动度最大。

（三）叩诊

胸部叩诊是根据胸廓、肺组织的物理特性，叩击时产生的不同音响，用以判断肺部有无病变及其性质。叩诊的内容有：①胸部叩诊的方法；②叩诊音的分类；③正常叩诊音；④病理性叩诊音。

1. 叩诊方法

（1）间接叩诊　目前最为常用。检查者左手中指第1、第2指节作为板指，放置于叩诊的部位，右手中指指端作为叩指，以垂直的方向叩击板指第2指节末端，判断胸壁发出的声音。

（2）直接叩诊　检查者将手指稍并拢以其指尖对胸壁进行叩击，从而显示不同部位叩诊音的改变。

胸部叩诊时，让患者取坐位或仰卧位、均匀呼吸、两臂下垂放松肌肉；叩诊前胸、背部时板指平置于肋间隙并与肋骨平行，叩诊肩胛肩区时，板指与脊柱平行；叩击力量要均匀、适中，速度快、时间短，以右手中指的指尖重复叩击板指第2节指骨末端，每次叩击2~3下，主要以腕关节的运动完成叩诊动作；检查顺序依次是前胸壁、侧胸壁、背部，自上而下、由外向内，两侧对比，逐个肋间进行。

2. 叩诊音的分类　胸部叩诊音可分为清音、过清音、鼓音、浊音和实音，在强度、音调、时限方面有各自的特点（表4-7）。

表4-7　胸部叩诊音的分类及意义

类型	强度	音调	时限	临床意义
鼓音	响亮	低	长	见于气胸、肺大空洞等
过清音	介于鼓音与清音之间			见于肺气肿、过度吸气
清音	较鼓音低	较鼓音高	较鼓音短	见于正常含气的肺脏
浊音	介于清音与实音之间			见于肺遮盖的实质脏器
实音	弱	高	短	见于不含气的实质器官

3. 正常叩诊音

（1）正常胸部叩诊音　正常肺部叩诊为清音，其声音强弱和高低与肺脏含气量的多少、胸壁的厚薄以及邻近器官的影响有关。前胸上部较下部叩诊音相对稍浊；右肺上部叩诊音较左肺上部相对稍浊；背部的叩诊音较前胸部稍浊；右腋下受肝脏的影响，叩诊音稍浊；左侧腋前线下方因有胃泡，故叩诊呈鼓音，又称Traube's 鼓音区（图4-34）。

（2）肺界的叩诊

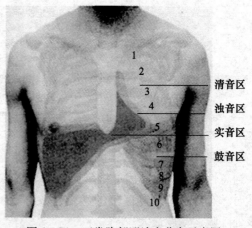

图4-34　正常胸部叩诊音分布示意图

（图中标注：1, 2, 3, 4, 5, 6, 7, 8, 9, 10；清音区、浊音区、实音区、鼓音区）

①肺上界 即肺尖的上界，实际是肺尖的宽度，其内侧为颈肌，外侧为肩胛带。叩诊方法是：患者取坐位，双臂下垂，自斜方肌前缘中点开始叩诊，为清音，逐渐叩向外侧，当清音变为浊音时，做一标记，再从开始处叩向内侧，直至清音变为浊音时，再做一标记，两标记间的宽度即为肺尖的宽度，正常为5cm，又称Kronig峡。肺上界变狭窄，见于肺尖结核、肺尖炎症。肺上界增宽，见于肺气肿、气胸。

②肺前界 正常肺前界相当于心脏的绝对浊音界。当心脏扩大、心包积液、心肌肥厚时，可使两侧肺前界间的浊音区扩大，反之肺气肿时则可使之缩小。

③肺下界 正常人在平静呼吸时，肺下界在锁骨中线第6肋间隙、腋中线第8肋间隙及肩胛下角线第10肋间隙。正常肺下界的位置可因体型、发育不同而有差异，瘦长者可下降1肋间隙，矮胖者可上升1肋间隙。病理情况下，肺不张、腹腔积液、腹腔内巨大肿瘤、气腹等，使肺下界上移，而肺气肿、腹腔脏器下垂，使肺下界下移。

（3）肺下界的移动范围 指深吸气和深呼气时肺下界移动的范围。叩诊方法是在平静呼吸时，于肩胛线上叩出肺下界的位置，嘱患者做深吸气后屏住呼吸，继续向下叩诊，清音变为浊音时，为肺下界的最低点。嘱患者平静呼吸后再作深呼气并屏住呼吸，由下向上叩诊，当浊音变清音时，即为肺下界的最高点。最低至最高两点间的距离即为肺下界的移动范围，正常人为6~8cm（图4－35）。

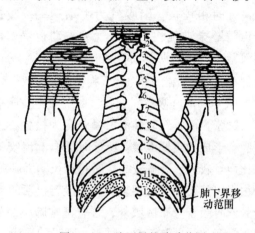

图4－35 肺下界的移动范围

肺下界移动度减弱：见于肺组织弹性消失，如肺气肿等；肺组织炎症和水肿；肺组织萎缩，如肺纤维化和肺不张等。

肺下界及其移动度不能叩出：见于胸腔大量积液、积气、广泛胸膜增厚粘连等。

4. 胸部病理性叩诊音 在正常肺部的清音区，如出现浊音、实音、过清音及鼓音，则为病理性叩诊音（表4－8），提示肺、胸膜或胸壁有病理改变。病理性叩诊音的类型取决于病变的性质、部位的深浅及大小。

表4－8 病理性叩诊音

分类	机制	病因
浊音或实音	肺组织炎症浸润渗出、含气量减少、实变	①肺组织含气量减少的病变：肺炎、肺结核、肺梗死及肺不张；②肺内不含气的病变：如肺肿瘤、肺包囊虫病；③胸腔积液，胸膜增厚
过清音	肺泡含气量增多而肺张力减弱	慢性阻塞性肺病（COPD）
鼓音	空气封闭在空腔中	空洞型肺结核、气胸

（四）听诊

听诊内容　①正常呼吸音；②异常呼吸音；③啰音；④语音共振；⑤胸膜摩擦音。

听诊方法　患者取坐位或卧位；听诊的顺序自上而下，从前胸部、侧胸到背部；嘱患者微张口作均匀的呼吸，必要时可做深呼吸或咳嗽数声后听诊（图 4－36）。

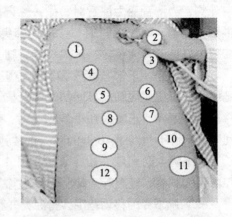

图 4－36　听诊顺序示意图

1. 正常呼吸音

（1）支气管呼吸音　为吸入的气流通过声门、气管、主支气管形成涡流所产生的声音，类似抬舌经口腔呼气所发出"哈——"音。该音的呼气与吸气相比音响较强、音调较高，时相较长。因吸气为主动运动，吸气时声门增宽进气快，而呼气为被动运动，声门较窄出气慢。听诊部位在喉部，胸骨上窝，背部第 6、7 颈椎及第 1、2 胸椎附近。

（2）肺泡呼吸音　在吸气时气流经支气管进入肺泡，冲击肺泡壁，使肺泡由松弛变为紧张，而呼气时肺泡由紧张变为松弛，这种肺泡弹性的变化和气流的振动是肺泡呼吸音形成的主要因素。听诊时类似上齿咬下唇吸气时发出的"fu"音。吸气与呼气相比声音较强、音调较高，时相较长。因呼气为被动气流速度较慢，而且呼气末气流量很小以至于呼气时相未完，呼吸音已听不到。听诊的部位在除支气管呼吸音及支气管肺泡呼吸音分布区域外，含有正常肺组织的部位，均可听到肺泡呼吸音。正常人肺泡呼吸音的强弱与年龄、性别、呼吸的深浅、肺组织弹性的大小及胸壁的厚薄等有关。儿童强于老年人、男性强于女性、瘦长者强于矮胖者；呼吸加深加快时呼吸音就越明显。

（3）支气管肺泡呼吸音　又称混合型呼吸音，兼有支气管呼吸音和肺泡呼吸音的特点，吸气相与呼气相大致相同，其呼气音的性质与支气管呼吸音相似，但音响较弱，音调较低，吸气音的性质与正常肺泡呼吸音相似，但音调较高，音响较强（图 4－37）。

听诊部位：胸骨两侧第 1、2 肋间隙，肩胛间区 3、4 胸椎水平及肺尖前后部。如在其他部位闻及支气管肺泡呼吸音，均提示有病变存在。

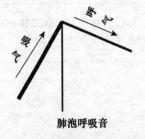
肺泡呼吸音

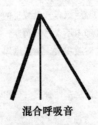
混合呼吸音

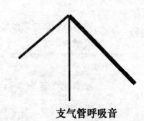
支气管呼吸音

图 4－37　三种正常呼吸音的特征比较

2. 异常呼吸音

（1）异常肺泡呼吸音

①肺泡呼吸音减弱或消失　因肺泡通气量减少，进入肺内的空气流速减慢及呼吸音传导障碍有关。原因有：①支气管阻塞，如 COPD、支气管狭窄等；②压迫性肺膨胀不全，如气胸或胸腔积液等；③胸廓活动受限，如胸痛、肋软骨骨化等；④呼吸肌疾病，如重症肌无力、膈瘫痪和膈痉挛等；⑤腹部疾病，如大量腹腔积液、腹部巨大肿瘤等。

②肺泡呼吸音增强　与进入肺泡的空气流量增多或进入肺内的空气流速加快有关。双侧增强多见于呼吸系统之外的疾病：①机体需氧量增加，如运动、发热、甲状腺功能亢进等；②缺氧兴奋呼吸中枢，如贫血、高原反应等；③血液酸度增高，刺激呼吸中枢，使呼吸深长，如酸中毒等。一侧增强多见于呼吸系统疾病，如肺炎、肺结核、气胸、胸腔积液等一侧病变，健侧代偿所致。

③粗糙性呼吸音　因支气管黏膜轻度水肿或炎症浸润造成管壁不光滑和狭窄，气流进出不畅所致，见于支气管炎或肺炎的早期。

④呼气音延长　是由于下呼吸道部分阻塞、痉挛，如支气管哮喘；或由于肺组织弹性减退，使呼出气流阻力增加、排出的驱动力减弱所致，如慢性阻塞性肺气肿。

（2）异常支气管呼吸音　如在正常肺泡呼吸音听诊范围内听到支气管呼吸音，则为异常的支气管呼吸音，亦称管样呼吸音（表4－9）。

表4－9　异常支气管呼吸音的原因及评价

原因	评价
肺组织实变	肺实变时，肺泡内含气量减少，支气管呼吸音通过较致密的肺组织实变部分传到体表而易于听到，如大叶性肺炎的实变期
肺内大空腔	当肺内大空腔与支气管相通，且周围肺组织有炎症时，声音在空腔内共鸣而增强，通过实变组织的良好传导，故可闻及支气管呼吸音，见于肺脓肿、空洞型肺结核
压迫性肺不张	胸腔积液上方组织因受压变得致密，有利于支气管音的传导，故于积液区上方可听到支气管呼吸音，但强度较弱而且遥远

（3）异常支气管肺泡呼吸音　在正常肺泡呼吸音的区域内听到支气管肺泡呼吸音。产生机制：

①肺部实变区域较深，且被正常含气肺组织所遮盖。

②肺部实变范围较小，且与正常肺组织掺杂存在。常见于支气管肺炎、大叶性肺炎初期、肺结核。

3. 啰音　啰音是呼吸音以外的附加音，正常情况下并不存在，如在肺部听诊区听到啰音，均提示有病理性改变。按性质的不同可分为干啰音和湿啰音。

（1）干啰音

①发生机制　由于气管、支气管、细支气管狭窄或部分阻塞，当气流通过狭窄的部位时发生湍流所产生的声音。呼吸道狭窄或部分阻塞的病理基础是：气管、支气管炎症使黏膜充血水肿、渗出；支气管平滑肌痉挛；管腔内肿瘤或异物阻塞；管壁外被

纵隔肿瘤或肿大的淋巴结压迫（图4-38）。

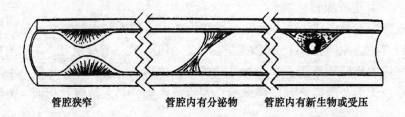

| 管腔狭窄 | 管腔内有分泌物 | 管腔内有新生物或受压 |

图4-38 干啰音的发生机制

②干啰音的特点 a. 吸气和呼气时均可闻及，但以呼气时尤为明显；b. 干啰音的强度和性质易改变；c. 具有部位、数量的易变性；d. 有时不用听诊器亦可听到，谓之喘鸣。

③干啰音的分类 干啰音根据音调的高低分为高调音和低调音两种。高调音又称哮鸣音，低调音又称鼾音。

a. 哨笛音 由较小支气管、细支气管部位的管腔部分狭窄或痉挛所致。音调高、似乐音，用力呼气时其声音增强。伴呼气性呼吸困难的哨笛音又称之为哮鸣音。

b. 鼾音 由于气管或主支气管部位的管腔部分狭窄或存在黏稠分泌物所致。响亮而低调，似酣睡时的呼噜声，称为鼾音。

④干啰音临床意义 双侧肺部的干啰音，见于支气管哮喘、心源性哮喘、慢性支气管炎等。局限性干啰音，见于肺癌、支气管内膜结核等。

（2）湿啰音

①发生机制 由于气管、支气管或细支气管腔内有稀薄的分泌物（如渗出液、痰液、血液等），呼吸时，气体通过分泌物时形成水泡，水泡破裂所产生的声音，故又称水泡音（图4-39）。

②湿啰音的特点 a. 呈断续、响亮、清脆的水泡音；b. 同一吸气过程中常连续多个出现；c. 吸气时或吸气终末较为明显；d. 部位较固定，咳嗽后可减轻或消失；e. 性质不易变；f. 中、小水泡音可同时存在。

③湿啰音的分类 按呼吸道管腔的大小和腔内渗出物的多少分粗、中、细湿啰音和捻发音（表4-10）。

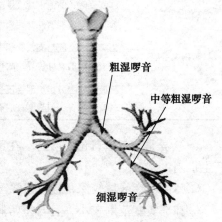

粗湿啰音
中等粗湿啰音
细湿啰音

图4-39 啰音的发生机制

④临床意义 两肺底闻及湿啰音，多见于心力衰竭所致的肺淤血、支气管肺炎等；肺部局限性湿啰音，提示该部位有局限性病变，如肺炎、支气管扩张或肺结核等；如两肺野满布湿啰音，则多见于急性肺水肿和严重支气管肺炎。

表 4 – 10 湿啰音的分类及特点

分类	特点
粗湿啰音	大水泡音，发生于气管、主支气管或空洞部位，多出现在吸气早期。昏迷或濒死的患者无力排出呼吸道分泌物，可闻及粗湿啰音，不用听诊器亦可听到，谓之痰鸣音
中湿啰音	中水泡音，发生于中等大小的支气管，常出现于吸气中期
细湿啰音	小水泡音，发生于小支气管，常出现于吸气后期
捻发音	一种极细而均匀一致的湿啰音，多在吸气末闻及，似在耳边用指捻搓一束头发时发出的声音。老年人或长期卧床患者的肺底亦可闻及，但经数次深呼吸或咳嗽后可消失

（四）语音共振

语音共振又称听觉语音，与语音震颤产生机制相同。

检查时嘱患者用一般的声音强度重复发"yi"的长音，喉部发音产生的振动经气管、支气管、肺泡传导至胸壁，用听诊器可闻及。听诊时注意胸部两侧上下对比。语音共振增强见于肺实变、肺空洞、中等量胸腔积液的上方压迫性肺不张的区域。语音共振减弱见于支气管阻塞、肺气肿、胸腔积液、胸膜增厚等。

（五）胸膜摩擦音

正常胸膜表面光滑，胸膜腔内有少量液体存在，当呼吸时胸膜脏层和壁层之间相互滑动并无音响发生。

1. 发生机制 当胸膜发生炎症时，由于纤维素渗出而变得粗糙，呼吸时胸膜脏、壁层相互摩擦出现胸膜摩擦音。

2. 听诊特点 ①听诊部位：前下侧胸壁，因呼吸时该区域肺脏移动度大；②呼吸两相均可听到，以吸气末或呼气初最为明显；③屏气时消失；④深呼吸或加压听诊器体件声音更清楚；⑤似用一手掩耳，另一手指在其手背上摩擦时发出的声音；⑥当胸腔积液增多时，两层胸膜被分开，摩擦音消失，而在积液被吸收的过程中，摩擦音可再出现。

3. 临床意义 胸膜摩擦音见于纤维素性胸膜炎、胸膜肿瘤、肺梗死及尿毒症等。

附 呼吸系统常见疾病的主要症状和体征

（一）呼吸系统常见疾病

1. 慢性支气管炎并发肺气肿 慢性支气管炎是气管、支气管黏膜及其周围组织的慢性非特异性炎症。起病隐匿，发展缓慢，病因较为复杂，与长期吸烟，反复呼吸道感染，长期接触有害烟雾粉尘，大气污染等有关。主要病变为支气管黏膜充血、水肿，腺体分泌增多，引起支气管管腔变小，后期引起终末细支气管远端气腔弹力减退，膨胀充气，发展为慢性阻塞性肺气肿、慢性肺源性心脏病。

2. 支气管哮喘 是由多种细胞（如嗜酸性粒细胞、肥大细胞、T淋巴细胞等）和细胞组分参与的气道慢性炎症。这种炎症使易感者对各种激发因子具有气道高反应性，并引起可逆性气道缩窄。发作时支气管平滑肌痉挛、黏膜充血水肿，腺体分泌增加。

3. 大叶性肺炎 是大叶性分布的肺脏炎性病变。其病原主要为肺炎链球菌。病理改变分为三期，即充血期、实变期及消散期。按病期的不同，其临床表现各异，但有时分期并不明显。

4. 气胸 是指空气进入胸膜腔。常见于慢性呼吸道疾病，如阻塞性肺气肿、肺结核等导致脏层胸膜破裂，使气体进入胸膜腔形成气胸，称为自发性气胸。用人工方法将过滤的空气注入胸膜腔诊治疾病，称为人工气胸。此外，胸部外伤所引起者，称为外伤性气胸。

5. 胸腔积液 胸膜腔内积聚的液体较正常为多。积液的性质按其病因的不同可分为渗出液和漏出液两种。渗出液常见于结核病、肿瘤、肺炎等；漏出液常见于心力衰竭、肝硬化，肾病综合征等。

（二）呼吸系统常见疾病的主要症状

如表 4–11 所示。

表 4–11　呼吸系统常见疾病的主要症状

疾病	症状
慢性支气管炎并发肺气肿	慢性咳嗽，冬季加剧，常持续 3 个月以上，咳白色黏液或浆液泡沫痰，合并感染时，呈脓性。活动后气短，随病情进展而逐渐加重
支气管哮喘	反复发作性的喘息、气急、胸闷、咳嗽等，常在夜间、清晨发作加剧，可自行缓解或经治疗后缓解
大叶性肺炎	常有明显诱因，如受凉、疲劳、酗酒。起病急，寒战，高热，体温可达 39～40℃，常呈稽留热，胸痛，呼吸增快，咳嗽，咳铁锈色痰
气胸	持重物、剧烈运动、屏气、咳嗽常为其诱因。患者突感一侧胸痛，进行性呼吸困难，不能平卧，或被迫健侧卧位，患侧朝上以减轻压迫症状。可有咳嗽，但无痰或少痰
胸腔积液	常有气短、胸闷、心悸、呼吸困难，甚至端坐呼吸并出现发绀，并有其他基础疾病的表现

（三）呼吸系统常见疾病的主要体征

如表 4–12 所示。

表 4–12　呼吸系统常见疾病的主要体征

疾病	视诊		触诊		叩诊	听诊		
	胸廓	呼吸运动度	气管位置	语音震颤	音响	呼吸音	啰音	语音共振
阻塞性肺气肿	桶状	两侧减弱	正中	两侧减弱	过清音	减弱	无	减弱
支气管哮喘	对称	两侧减弱	正中	两侧减弱	过清音	减弱	哮鸣音	减弱
大叶性肺炎	对称	患侧减弱	正中	患侧增强	浊音	支气管呼吸音	湿啰音	患侧增强
气胸	患侧饱满	患侧减弱或消失	移向健侧	减弱或消失	鼓音	减弱或消失	无	减弱或消失
胸腔积液	患侧饱满	患侧减弱	移向健侧	减弱或消失	浊音或实音	减弱或消失	无	减弱

（覃　涛　王立民）

四、心脏

心脏位于胸腔中纵隔内，经常会受到某些因素的影响而致病，多数情况下通过体格检查的基本方法可及时发现心脏问题，对判断患者的健康状况有很大的帮助。

（一）视诊

心脏视诊是检查者用视觉来观察心前区的一种方法，检查时护士站在患者右侧先进行一般视诊，查看前胸部，然后再平视心前区重点查看局部。检查内容如下：

1. 心前区外形 正常人心前区与右侧相应部位对称，无隆起、饱满与凹陷。心前区隆起可见于先天性心脏病、饱满可见于大量心包积液。

2. 心前区搏动 心脏收缩时心尖碰击心前壁使之相应部位震动，称之为心尖搏动。检查时注意心尖搏动的位置、范围、强弱。正常人心尖可见微弱的搏动，其位置在第五肋间左锁骨中线内 $0.5 \sim 1$cm，搏动范围 $2 \sim 2.5$cm。临床意义有如表4-13、表4-14所示。

表4-13 心尖位置变化与影响因素

影响因素	位置变化
生理因素	超力型者心尖向外上方移动，无力型者心尖向内下方移动，左侧卧位时心尖向左移位
心脏	左心室肥大时心尖搏动向左下移位；右心室肥大时心尖搏动向左移位；左、右心室肥大时心尖搏动向左下移位
胸部	一侧肺不张或胸膜粘连时心尖搏动向患侧移位；一侧气胸，心尖搏动向健侧移位
腹部	大量腹水或腹腔内有巨大肿瘤，心尖向上移位

表4-14 心尖搏动强弱、范围与影响因素

影响因素	心尖搏动强弱与范围
生理因素	体胖者心尖搏动弱，体瘦者则相反；剧烈运动或激动时使心尖搏动增强
心脏	心肌肥大代偿期，心尖搏动明显增强；心肌病变（如心肌梗死、心肌炎）时心尖搏动减弱；心包积液时心尖搏动减弱
胸部	肺气肿、胸腔积液使心尖搏动减弱
其他	高热、贫血、甲亢等使心尖搏动增强

（二）触诊

触诊是检查者用手触摸心前区，通过手的感觉来进行体格检查的方法。检查时一般患者仰卧，护士站在患者的右侧，通常用全手掌、手掌尺侧、小鱼际肌以及并拢的示、中、环指等进行触摸。一般用手掌尺侧触摸有无心脏震颤和心脏的搏动强弱，用并拢的示、中、环三指指腹触摸心尖搏动。触诊心尖搏动范围时用并拢的示指和中指放在心尖搏动最明显处，然后沿肋间水平方向将两指逐渐分开至心尖搏动的边沿，最后用直尺测量。检查内容如图4-40、图4-41所示。

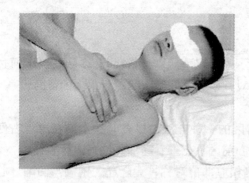
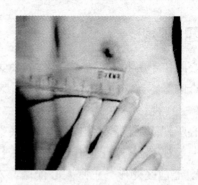

图 4 - 40 心脏震颤检查方法 　　　　　图 4 - 41 心尖搏动范围检查方法

1. 心尖搏动强弱 用触诊验证视诊所见，若视诊未见到心尖搏动有时触诊也可感觉到。

2. 异常搏动 正常人通常在心前区的心尖部和剑突下可触及到搏动，若其他部位出现明显搏动则考虑疾病存在的可能。

3. 心前区震颤 正常人心前区无震颤，若出现震颤是器质性心血管疾病的特征性体征之一。

4. 心包摩擦感 正常人心前区触诊无心包摩擦感，当心包炎时由于心包膜变得粗糙可出现一种连续性震动感。与胸膜摩擦感的区别在于心包摩擦感与呼吸无关，屏住呼吸时心包摩擦感仍存在。

（三）叩诊

叩诊是检查者通过叩击前胸部产生的声音变化来判断机体状况的一种方法，有间接叩诊法（指指叩诊法）和直接叩诊法。心脏的叩诊检查内容主要是确定心脏的左右心界。

1. 心界的叩诊方法 患者取平卧位，护士站在患者右侧；用间接叩诊法，板指与肋间平行；先叩左心界，从左第五肋间锁骨中线外侧开始由外向内由下向上逐个叩至第二肋间，然后叩右心界，从右第四肋间锁骨中线外侧由外向内由下向上逐个叩至第二肋间；在板指移动前每处叩击 2 ~ 3 次，每次叩击力量要均匀适中，每次叩下的叩指都要抬起不能停留在板指上；由外向内叩诊的叩诊音由清音变浊音时为心界，标记此处，最后用直尺量前正中线到标记点距离（图 4 - 42、图 4 - 43）。

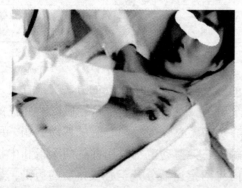
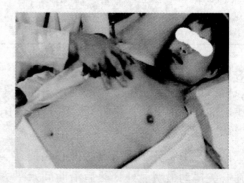

图 4 - 42 左心界叩诊 　　　　　　图 4 - 43 右心界叩诊

2. 正常心界与临床意义

（1）左右心界构成及正常值　如表4-15、表4-16所示。

表4-15　左右心界构成

	第二肋间	第三肋间	第四肋间	第五肋间
左心界	肺动脉段	左心耳	左心室心腰部	左心室
右心界	升主动脉上腔静脉	右心房	右心房	

表4-16　正常心界相对浊音界

右（cm）	肋间	左（cm）
2～3	II	2～3
2～3	III	3.5～4.5
3～4	IV	5～6
	V	7～9

（2）临床意义

①左心室增大　心尖向左下移位，心腰部由钝角变成近似直角，外形似靴型，故又称之为靴型心。典型靴型心见于主动脉瓣关闭不全（图4-44）。

②右心室增大　明显增大时心界向两侧扩大，但向左更明显。常见于肺心病。

③双侧心室增大　心浊音界向两侧扩大，向左下更明显，呈普大型，见于扩张型心肌病。

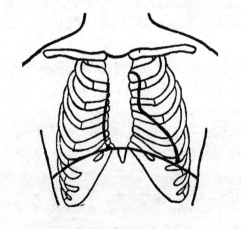

图4-44　靴型心示意图

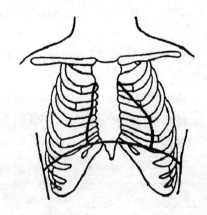

图4-45　梨形心示意图

④左心房与肺动脉段扩大　心腰部消失，在锁骨左缘3、4肋间叩诊时浊音界向外扩大，外形似梨，称之为梨形心。见于风湿性心脏病二尖瓣狭窄（图4-45）。

⑤心包积液　心界向两侧扩大，站立位呈烧瓶状，平卧位心底部变宽。

⑥其他　右侧胸腔积液心尖向左移，右侧心界叩不出；肺气肿心浊音界变小或叩不出。

（四）听诊

心脏在机械性收缩时由于房、室壁的振动和瓣膜活动而产生声音，护士可借助听诊器听声音的表现来判断心脏状态。听诊是心脏检查中最重要而又较难掌握的内容，只有通过反复听诊、认真辨析、把握要领、排除干扰，才能较好地学会。

1. 心脏瓣膜听诊区 心脏舒缩引起瓣膜开、关活动和室壁震动会产生声音，此音常沿血液流动方向传导至体表而使相应部位听到较清晰的声音，该部位称之为心脏瓣膜听诊区，通常有4个瓣膜5个区，即二尖瓣听诊区、主动脉瓣听诊区、主动脉瓣第二听诊区、三尖瓣听诊区、肺动脉瓣听诊区（图4-46）。

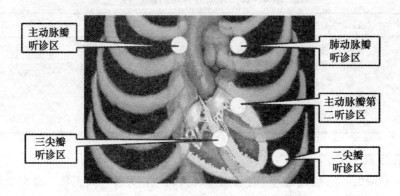

图4-46 心脏瓣膜听诊区示意图

2. 听诊顺序 有两种顺序：一种是从二尖瓣开始逆时针听（二尖瓣区→肺动脉瓣区→主动脉瓣区→主动脉瓣第二区→三尖瓣区）；另一种是按瓣膜好发部位听，先听左心瓣膜再听右心瓣膜（二尖瓣区→主动脉瓣区→主动脉瓣第二区→三尖瓣区→肺动脉瓣区）。

3. 听诊方法

（1）模型听诊器用于听高调音，稍加用力置于体表；钟型听诊器用于听低调音，轻置于体表。

（2）听诊器胶管通畅，耳件稍向前戴在耳部。

（3）胸件直接置于皮肤表面，不能隔衣听诊。

（4）根据听诊需要让患者采取相应的体位（表4-17）。

表4-17 心脏听诊体位与听诊内容

体位	听诊内容	用途
仰卧位/坐位	S_1、S_2、S_3、心脏的各种杂音	用于心脏各瓣膜区的听诊
左侧卧位	心尖部舒张期杂音	多用于二尖瓣病变杂音的听诊
前倾位	心底部舒张期杂音、心包摩擦音	多用于心底部杂音、心包炎时的听诊

4. 听诊内容与临床意义 心脏听诊的内容包括心率、心律、心音、额外心音、杂音及心包摩擦音等六个方面。

（1）**心率** 指每分钟心跳的次数，以第一心音为准，正常成人心率60~100次/分

钟。成人心率超过 100 次/分钟、婴幼儿超过 150 次/分钟，称之为窦性心动过速。生理
情况下可见于运动、激动、饮酒、喝咖啡等。病理情况下可见于发热、贫血、休克、
甲状腺功能亢进，心肌炎、心衰，洋地黄中毒、阿托品中毒等。心率低于 60 次/分，
称之为窦性心动过缓。生理情况下可见于运动员、从事体力劳动的健康人。病理情况
下可见于颅内高压、胆汁淤积性黄疸、甲状腺功能减退、房室传导阻滞、普萘洛尔的
作用等。

（2）心律 指心脏跳动的节律，正常成人节律是基本规则的，部分青年和儿童可
出现呼吸性节律不齐，表现为有规律出现的呼气时慢，吸气时快的节律，一般无临床
意义。病理情况下可见于期前收缩和房颤等。

①期前收缩 指在正常规律的心跳中突然提前出现一次心跳，导致原有的节律紊
乱。心脏听诊的特点有：a. 在正常的节律中突然提前出现一次心跳，其后有一比正常
间期长的间隙；b. 期前收缩的第一心音（S_1）增强、第二心音（S_2）减弱，其发生机
制是提前出现的心跳导致回到心室的血量减少，房室瓣的位置低，当心室收缩时瓣膜
关闭碰撞的力量加大导致第一心音增强。由于回到心室的血量减少，心室收缩射血到
主、肺动脉的量减少，大动脉弹性回缩的力量随之减弱，半月瓣关闭减轻，导致第二
心音减弱；c. 长间隙后的第一心音减弱；d. 期前收缩可以一次或呈联律形式，如每次
正常的搏动后出现一次期前收缩叫二联律、二次正常搏动后出现一次期前收缩叫三联
律。偶发期前收缩多见正常人，但频繁期前收缩（≥5 次/分）和呈联律的期前收缩常
见于病理性。

②心房颤动 是心房内异位起搏点快速极不规则发出激动引起的心房乱颤，由于
房室交界区的作用，高频极不规则的房内激动只能部分下传到心室，因此房颤时心室
律不规则、心率可快也可在正常范围。听诊的特点有：a. 心室律绝对不规则；b. 第一
心音强弱不等；c. 有脉搏短绌，即脉率少于心率；d. 心室率通常较快，有的也可低于
100 次/分。心房颤动最常见于风湿性心脏病二尖瓣狭窄的患者。

（3）心音 根据心动周期，正常心音顺序出现的是第一心音（S_1）、第二心音
（S_2）、第三心音（S_3）、第四心音（S_4），人耳通常听到 S_1、S_2，有时也可听到 S_3，S_4
绝对听不到。S_1、S_2 是心脏听诊的最基本内容，只有正确地区别 S_1、S_2，才能确定心脏
的收缩期和舒张期，从而判断额外音、杂音出现在心脏的什么时期。$S_1 \rightarrow S_2$ 是心脏的收
缩期，$S_2 \rightarrow S_1$ 是心脏的舒张期。心音的产生机制及听诊特点见表 4-18、表 4-19 所示。

表 4-18 心音的产生机制及意义

心音	产生机制		意义
	主要因素	次要因素	
第一心音（S_1）	二尖瓣、三尖瓣的关闭震动	主动脉瓣、肺动脉瓣的开放震动	心室收缩开始
第二心音（S_2）	主动脉瓣、肺动脉瓣的关闭震动	二尖瓣、三尖瓣的开放震动	心室舒张开始
第三心音（S_3）	心室舒张早期，流入心室的血液冲击室壁、索腱、乳头肌震动所致	了解室壁张力	
第四心音（S_4）	心室舒张末期心房收缩，使房室瓣及相关结构震动所致	了解室壁张力	

表 4 – 19　S_1、S_2 的听诊特点

	音调	性质	音响	时长	最响部位	与心跳
S_1	低，$55 \sim 58Hz$	低钝	响	较长 0.1s	心尖部	同步，收缩开始
S_2	高，$62Hz$	清脆	弱	较短 0.08s	心底部	之后，舒张开始

正常儿童和青少年肺动脉瓣区第二心音（P_2）大于主动脉瓣区（A_2），中年人 P_2 ≈ A_2，老年人 $A_2 > P_2$。常见的心音改变内容如下。

①心音强度改变

a. S_1 改变　S_1 的增强、减弱与心室肌的收缩力、心室回心血量以及瓣膜的位置、弹性等因素有关。高热、甲状腺功能亢进等由于心室肌收缩力加强导致 S_1 增强；期前收缩、二尖瓣狭窄时左心室回心血量减少导致二尖瓣的位置较低、心室收缩时间缩短心腔内压力上升较快，使二尖瓣的关闭有力震动增强致 S_1 增强。心肌炎、心肌梗死、心力衰竭等因素使心肌收缩力减弱致 S_1 减弱；主动脉关闭不全、二尖瓣关闭不全，使回到左心室的血量明显增加，此时瓣膜位置较高甚至接近关闭状态，导致瓣膜关闭碰撞无力致使 S_1 减弱。

b. S_2 改变　S_2 的增强与减弱与主动脉和肺动脉的弹性回缩力，主动脉瓣、肺动脉瓣的状况有关。当动脉弹性好射到动脉的血量多，动脉的回缩就更有力，半月瓣的关闭震动就更明显。如高血压 A_2 亢进、肺心病 P_2 亢进；主动脉瓣关闭不全或狭窄 A_2 减弱，肺动脉瓣关闭不全或狭窄 P_2 减弱。

c. S_1、S_2 同时改变　同时增强可见于体力劳动、情绪激动、贫血；同时减弱可见于心包积液、心肌炎、COPD 等疾病。

②心音性质改变　正常心音的 S_1 与 S_2 相比是 S_1 音响强、音调低、时间长，S_2 音响弱、音调高、时间短。当某些疾病使 S_1 失去原有的特性与 S_2 相似、收缩期与舒张期几乎相等。若出现在心率快时，听诊音犹如钟摆的"滴答"声音，叫"钟摆律"或"胎心律"，提示病情严重，如大面积急性心肌梗死、重症心肌炎。

③心音分裂　正常心脏收缩时二尖瓣与三尖瓣的关闭不同步，二尖瓣稍先于三尖瓣，但由于先后关闭时差很短（$0.02 \sim 0.03s$），人耳几乎听不出，故听诊时只能听到一个 S_1，当某些疾病使形成 S_1 的二尖瓣与三尖瓣成分的关闭时差明显，就可听到二尖瓣与三尖瓣分别关闭产生的音，称之为第一心音分裂。主动脉瓣与肺动脉瓣关闭也因时差很短，人耳只能听到一个 S_2，当某些疾病使主动脉瓣与肺动脉瓣关闭时差明显，此时就能听到主动脉瓣与肺动脉瓣先后关闭产生的声音，称之为第二心音分裂。如果分裂的两个瓣膜主动脉瓣先于肺动脉，称为第二心音通常分裂，反之称为反常分裂又称逆分裂。临床上第二心音分裂较多见，如表 4 – 20 所示。

表 4 - 20　心音分裂的类型及临床意义

	表现特点	临床意义
第一心音分裂	低钝的 S_1 闻及有两个音,心尖部最清楚	见于完全性右束支阻滞
第二心音分裂	通常分裂:肺动脉瓣区明显,深吸气末更清楚	见于完全右束支阻滞、二尖瓣狭窄、肺动脉瓣狭窄
	反常分裂:肺动脉瓣区明显分裂在吸气时变窄或消失	见于完全性左束支传导阻滞、主动脉瓣狭窄
	固定分裂:不受呼吸影响	见于房间隔缺损

④额外心音　在 S_1、S_2 之外出现的病理性附加音,收缩期和舒张期均可出现,但以舒张早期额外心音最多见,临床意义也较大。心室舒张早期血液从心房流入心室冲击室壁会使室壁震动而产生 S_3,但正常情况下由于心室壁的舒张正常顺应性好,减轻了血液对心室壁的冲击力,从而减轻了室壁震动,因此正常情况下不易听到 S_3。当心室扩张,心室壁张力下降致使顺应性差,此时血液冲击室壁就会使室壁震动明显而闻及较清楚的病理性 S_3,若病理性 S_3 出现在心动过速的情况下,此时的 S_1、S_2 与病理性 S_3 组成时间间隔相等和声音强弱一致犹如马蹄跑的声音,故称之为舒张早期奔马律。额外心音的分类如图 4 - 47 所示。

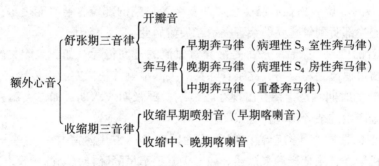

图 4 - 47　额外心音的分类

(4) 杂音　指心音和额外音之外的具有不同频率、不同强度、持续时间较长的异常声音。分收缩期、舒张期和双期杂音,舒张期均为病理性,一般不分级,收缩期杂音采用 Levine 6 级分级法,数字越大杂音越响,如强度为 2 级的记录方式是"2/6 级"。正常人可出现性质柔和、强度 2 级的收缩期杂音。

①杂音产生机制　凡能引起血液湍流形成,导致心肌壁、瓣膜、腱索、大血管震动都可产生杂音。引起血液湍流的原因有;a. 血流加速;b. 器质性关闭不全;c. 器质性狭窄;d. 相对性关闭不全;e. 相对性狭窄;f. 心腔内有漂浮物;g. 异常通道。杂音产生机制如图 4 - 48 所示。

②杂音听诊要点　杂音听诊有一定的难度,只有把握杂音的部位、传导、时期、性质、强度以及与体位的关系,才能更好地区别杂音,真正理解杂音的临床意义。

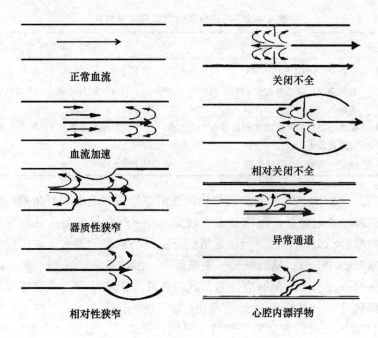

正常血流　　　　　　　关闭不全

血流加速　　　　　　　相对关闭不全

器质性狭窄　　　　　　异常通道

相对性狭窄　　　　　　心腔内漂浮物

图4-48　心脏杂音产生机制示意图

a. 杂音的部位　指在心脏听诊区闻及杂音最响的部位，通常能提示相应瓣膜有病变。如在心尖部听到较响亮的杂音提示二尖瓣病变。

b. 杂音的传导　杂音一般都是沿异常血流的方向传导，如二尖瓣关闭不全时血液通过二尖瓣口返流到左心房，此杂音除在心尖部最响外还向左腋下传导。

c. 杂音的时期　是指杂音出现在收缩期、舒张期或双期，如二尖瓣狭窄和主动脉瓣关闭不全产生的杂音出现在舒张期。

d. 杂音的性质　是指杂音的感觉特性即音色。常用隆隆样（雷鸣样）、吹风样、叹气样、机器样、乐音样等来描述。如二尖瓣狭窄呈隆隆样，动脉导管未闭呈机器样。

e. 杂音的强度　指杂音的响亮程度，一般采用 Levine 6 级分级法（表4-21）。

表4-21　心脏收缩期杂音强度分级及听诊特点

级别	记录	听诊特点	震颤
1	1/6	微弱，安静环境下需仔细听诊才能听到	无
2	2/6	较易听到，不太响亮	无
3	3/6	明显杂音，较响亮	有/无
4	4/6	杂音响亮	常有
5	5/6	很响亮的杂音，但听诊器离开胸壁即听不到	明显
6	6/6	杂音震耳，即使听诊器离开胸壁一定距离也能听到	最明显

f. 杂音的影响因素　杂音常受体位、呼吸、运动的影响，不同的杂音受影响的因素不同，因此听诊杂音时分析其影响因素对判断杂音的性质十分重要。

体位　左侧卧位可使二尖瓣狭窄的杂音明显，坐位前倾可使主动脉瓣关闭不全的杂音明显，仰卧位可使二尖瓣、三尖瓣、肺动脉瓣关闭不全的杂音明显。

呼吸 深吸气回心血量增加可使三尖瓣关闭不全、肺动脉瓣关闭不全的杂音明显。深呼气使肺循环的血量更多地回流到左心室可使二尖瓣关闭不全、主动脉瓣关闭不全的杂音明显。

运动 运动使心率加快、心肌收缩力增强、回心血量增加，引起异常血流形成的湍流增强，使杂音更明显。

常见几种异常杂音的听诊特点如表4-22所示。

表4-22 常见几种异常杂音的听诊特点

	部位	时期	性质	传导	强度特点
二尖瓣狭窄	心尖部	DM	雷鸣样	局限于心尖部	递增型
二尖瓣关闭不全	心尖部	SM	吹风样	向左腋下传导	一贯型
主动脉瓣关闭不全	主A瓣第二听诊区	DM	叹息样	向胸骨下端传导	递减型
主动脉瓣狭窄	主A瓣第一听诊区	SM	喷射样	向颈部传导	递增递减型

③临床意义 心脏杂音分器质性和功能性，舒张期杂音为器质性，收缩期杂音按杂音响度和震颤有无分为六级，≤2级性质柔和的多为功能性，≥3级的见于器质性。

（5）心包摩擦音 正常心包膜的脏、壁两层光滑，并且两层间有少量的液体起润滑作用，故正常情况下心脏收缩引起的两层摩擦听不到任何声音，当心包炎时两层光滑面变得粗糙致使摩擦力增加而产生较明显的声音，称之为心包摩擦音。听诊特点为：发生与心脏活动一致，闭气暂停呼吸不消失；SM和DM期均听到；胸骨左缘3、4肋间清楚，坐位上身前倾更明显。

五、血管检查

血管检查是指用观察、触摸、听诊等方法检查机体某些部位的动脉和静脉的方法，如颈静脉、颈动脉、腹壁静脉、甲状腺动脉、耳前动脉、肱动脉、桡动脉、股动脉、足背动脉等。很多血管检查在相应的章节有介绍，本节不再赘述，只是重点介绍如下内容。

1. 毛细血管搏动征 用手指轻压患者指甲甲床末端，或以玻片轻压口唇，如见红白交替的节律性微血管搏动现象，称之为毛细血管搏动征。

2. 水冲脉 可用脉搏波仪描记，也可用手触摸估计。表现为骤起骤落急促有力。

3. 枪击音 听诊器胸件放置于股动脉处可听到与心跳一致的短促"Ta-Ta"声，称之为枪击音。

上述三个表现统称为周围血管征，都是因脉压差增大所致，见于主动脉瓣关闭不全、甲状腺功能亢进、严重贫血等。

4. 脉率 指脉搏在单位时间内跳动的次数。正常为60~100次/分。

5. 脉律 指脉搏跳动的节律，正常脉搏跳动有规律。

6. 交替脉 节律正常而强弱交替，因左心室强弱收缩所致，见于左心衰、高血压性心脏病等。

7. 奇脉 吸气时脉搏减弱或消失，故又称之为吸停脉。因吸气时肺血管容量增大，而回心血量不能相应增多，导致心排血量减少。见于心包积液、缩窄性心包炎。

8. 血压 指循环在血管内的血液对血管壁的侧压力。一般血压是指右上肢肱动脉血压，正常为 120 ~ 139/80 ~ 89mmHg，当收缩压 ≥ 140mmHg 和（或）舒张压 ≥ 90mmHg 时称之为高血压。具体测量方法见《护理学基础》。

六、循环系统常见疾病的主要症状和体征

表 4 - 23　循环系统常见疾病主要症状和体征

	病因	症状	体征
左心衰竭	心肌梗死、心肌炎、左心瓣膜狭窄或/和关闭不全、高血压等	心源性呼吸困难、咳嗽、咳痰与咳血	发绀、端坐呼吸、左心扩大、心尖闻及舒张期奔马律、双肺底湿啰音
右心衰竭	右心瓣膜狭窄或/和关闭不全、心包炎、肺心病等	厌食、恶心、呕吐、腹胀、腹泻等	发绀、颈静脉怒张、肝肿大、低位性水肿
心包炎	病毒、细菌感染；自身免疫性疾病、肿瘤等	心前区疼痛、呼吸困难、发热、出汗等	胸痛，前倾坐位更显、心尖搏动减弱或消失、心音低钝遥远、频率快、颈静脉怒张、肝肿大、低位性水肿
二尖瓣狭窄	多见于风湿热	早期无症状，随心功能下降而出现呼吸困难、咳嗽、咳痰、乏力、心悸等表现	二尖瓣面容、心尖部舒张期震颤、心腰部膨出、心尖部闻及舒张期隆隆样杂音
二尖瓣关闭不全	多见于风湿热	代偿期可无症状，随心功能下降可有心悸、乏力等表现	心尖搏动向左下移位，呈抬举样搏动，心尖部闻及收缩期吹风样杂音
主动脉瓣狭窄	多见于风湿热	症状出现较晚，呼吸困难、心绞痛、晕厥是典型的三联征表现	心尖搏动向左左下移位，呈抬举样搏动明显，主动脉瓣区可触及收缩期震颤并闻及收缩期喷射样杂音
主动脉瓣关闭不全	多见于风湿热	早期无症状，仅有心悸，患者有头部波动感	颜面较苍白，心尖向左下移位，呈抬举样搏动，主动脉第二听诊区闻及舒张期叹息样杂音，出现周围血管征

（王立民　覃　涛）

第五节　腹部评估

腹部的范围为上起横膈，下至骨盆。腹部体表上可以两侧肋弓下缘和胸骨剑突与胸部分界，下至耻骨联合及两侧腹股沟韧带，前面和侧面均由腹壁组成，后面是脊柱

和腰肌。腹腔内有很多重要脏器，主要有消化、泌尿、生殖、内分泌、血液等系统，因此腹部检查是体格检查的重要组成部分。腹部检查采用视诊、触诊、叩诊、听诊四种方法，其中触诊最重要。检查时一般按视诊、听诊、触诊、叩诊顺序进行，以免叩诊及触诊刺激肠蠕动影响听诊准确性。

一、腹部的体表标志及分区

（一）腹部的体表标志

为了准确描述脏器病变和体征的部位和范围，常借助腹部的天然体表标志，可人为地将腹部划分为几个区，以便熟悉脏器的位置和其在体表的投影。常用腹部体表标志如图 4 - 49 所示。

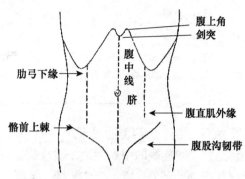

图 4 - 49　腹部前面体表标志的部位示意图

1. 肋弓下缘　由第 8 ~ 11 肋软骨连接形成。其下缘是腹部体表的上界，常用于腹部分区、胆囊点定位及肝、脾的测量。

2. 剑突　胸骨下端的软骨，亦是腹部体表的上界，肝脏测量需以此标记。

3. 腹上角　两侧肋弓至剑突根部的夹角，常用于判断体型及肝测量定位。

4. 脐　腹部中心，是腹部四区分法的标志。

5. 髂前上棘　髂嵴前方突出点，是腹部九区分法的标志、阑尾压痛点的定位标志及骨髓穿刺的部位。

6. 腹直肌外缘　相当于锁骨中线的延续，常用于胆囊点定位和腹部手术切口。

7. 腹中线　腹部前正中线，是腹部四分区法垂直线。

8. 腹股沟韧带　腹部体表的下界，是腹股沟疝的通过部位，是寻找股动、静脉的标志。

9. 耻骨联合　两耻骨间的纤维软骨连接，即腹中线最下部的骨性标志，腹部体表下界。

10. 肋脊角　背部两侧第 12 肋骨与脊柱的交角，为检查肾叩痛的部位。

（二）腹部分区

目前常用的腹部分区有四区分法及九区分法。

1. 四区分法　通过脐划一垂直线与一水平线，两线相交将腹部分为四区，即左、右上腹部和左、右下腹部（图 4 - 50）。各区所包含主要脏器如表 4 - 24 所示。

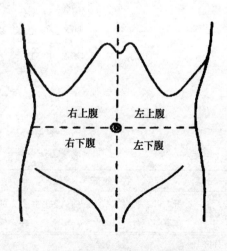

图 4 - 50　腹部四分示意图

表 4 - 24　腹部四分区及其所包含主要脏器

分区	右上腹部	左上腹部
脏器	肝、胆囊、幽门、十二指肠、小肠、胰头、右肾上腺，右肾，结肠肝曲、部分横结肠、腹主动脉、大网膜	肝左叶、脾、胃、小肠、胰体、胰尾、左肾上腺、左肾、结肠脾曲、部分横结肠、腹主动脉、大网膜
分区	右下腹部	左下腹部
脏器	盲肠、阑尾、部分升结肠、小肠、右输尿管、胀大的膀胱、淋巴结、女性右侧卵巢和输卵管、增大的子宫、男性右侧精索	乙状结肠、部分降结肠、小肠、左输尿管、胀大的膀胱、淋巴结、女性左侧卵巢和输卵管、增大的子宫、男性左侧精索

2. 九区分法　由两侧肋弓下缘连线和两侧髂前上棘连线为两条水平线，左、右髂前上棘至腹中线连线的中点为两条垂直线，四线相交将腹部划分为井字形九区。即左、右上腹部（季肋部），左、右侧腹部（腰部），左、右下腹部（髂窝部）及上腹部、中腹部（脐部）和下腹部（耻骨上部）（图 4 - 51）。各区脏器分布情况如表 4 - 25 所示。

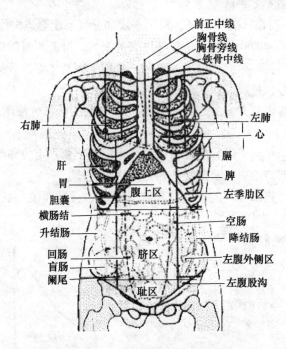

图 4 - 51　腹部九分法示意图

表 4 - 25　腹部九分区及其所含的脏器

分区	右上腹部	上腹部	左上腹部（左季肋部）
脏器	肝右叶、胆囊、结肠肝曲、右肾上腺、右肾	胃、肝左叶、十二指肠、胰头、胰体、横结肠、腹主动脉、大网膜	脾、胃、结肠脾曲、胰尾、左肾上腺、左肾
分区	右侧腹部	中腹部（脐部）	左侧腹部（左腰部）
脏器	升结肠、空肠、右肾	十二指肠、空肠、回肠、下垂的胃或横结肠、肠系膜及淋巴结、输尿管、腹主动脉、大网膜	降结肠、空肠、回肠、左肾

续表

分区	右上腹部	上腹部	左上腹部（左季肋部）
	右下腹部	下腹部（耻骨上部）	左下腹部（左髂部）
脏器	盲肠、阑尾、回肠下端、淋巴结、女性右侧卵巢和输卵管、男性右侧精索	回肠、乙状结肠、输尿管、胀大的膀胱、女性增大的子宫	乙状结肠、淋巴结、女性左侧卵巢和输卵管、男性左侧精索

二、视诊

（一）视诊方法

1. 腹部体格检查准备工作　光线宜充足而柔和，检查床高低适宜。嘱患者排尿以排空膀胱，取低枕仰卧位，两手自然放于身体两侧。检查者应洗净手，剪短指甲。

2. 腹部检查注意事项　充分暴露全腹，即自剑突以下，耻骨联合以上，躯体其他部分应遮盖，暴露时间不宜过长，以免腹部受凉。检查时动作要缓慢轻柔，避免用力过猛。检查者应站立于患者右侧，按自上而下观察腹部，有时为了查出细小隆起或蠕动波，诊视者应平视腹部，从侧面切线方向进行观察。

3. 腹部视诊的主要内容　有腹部外形、呼吸运动、腹壁皮肤、腹壁静脉、胃肠型和蠕动波等。

视诊时应注意腹部外形是否对称，有无全腹或局部的膨隆或凹陷，有腹水或腹部肿块时，还应测量腹围。正常腹部外形分类及其表现形式如表4-26所示。

表4-26　正常腹部外形分类及其表现形式

外形及种类	被检查者	表现形式
腹部平坦	健康正常成年人	平卧时，前腹壁大致处于肋缘至耻骨联合同一平面或略为低凹，坐起时脐以下部分稍前凸
腹部饱满	肥胖者或小儿（尤其餐后）	腹部外形较饱满，前腹壁稍高于肋缘与耻骨联合的平面
腹部低平	消瘦者及老年人	前腹壁稍低于肋缘与耻骨联合的平面

（1）腹部膨隆　仰卧时前腹壁明显高于肋缘与耻骨联合的平面，外观呈凸起状，称腹部膨隆。

①全腹膨隆　为腹部弥漫性膨隆，球形或椭圆形。除因生理原因如肥胖、妊娠，亦可见于病理性原因如：a. 腹内积气，各种原因引起的肠梗阻或肠麻痹可造成胃肠道内大量积气，引起全腹膨隆，两侧腰部膨出不明显，变动体位时其腹部外形无明显改变。积气在腹腔内，称为气腹，见于胃肠穿孔或治疗性人工气腹。b. 腹腔积液，腹腔内有大量积液称腹水。仰卧位时腹壁松弛，液体流至腹腔两侧，致侧腹部两侧明显膨出，腹部扁而宽，称为蛙腹。侧卧或坐位时，因液体向下流动而使腹下部膨出，常见于肝硬化门静脉高压症，亦可见于腹膜癌转移（肝癌、卵巢癌多见）、胰源性腹水或结核性腹膜炎等。腹膜有炎症或肿瘤浸润时，腹部常呈尖凸型，称为尖腹。c. 腹内巨大肿块，如足月妊娠、巨大卵巢囊肿等，亦可引起全腹膨隆。

当全腹膨隆时，为观察其程度和变化，需定期测量腹围。测量时让患者排尿后平卧，用软尺经脐绕腹一周，测得的周长即为腹围，单位用厘米。

②局部膨隆　腹部的局限性膨隆。常见原因为腹腔内脏器肿大、腹内肿瘤或炎性肿块、胃或肠胀气，以及腹壁上的肿物和疝等。视诊时应注意膨隆的部位、外形，是否随呼吸而移位或随体位而改变，有无搏动等。脏器肿大一般都在该脏器所在部位，并保持该脏器的外形特征。腹部九分区局部膨隆的原因如表4-27所示。

表4-27　腹部九分区局部膨隆的原因

右侧腹部	腹部中部	左侧腹部
右上腹膨隆： 肝大（肿瘤、脓肿、淤血等）、胆囊肿大及结肠肝曲肿瘤等	**上腹中部膨隆：** 肝左叶肿大、胃癌、胃扩张（如幽门梗阻、胃扭转）、胰腺肿瘤或囊肿等。	**左上腹膨隆：** 脾肿大、结肠脾曲肿瘤或巨结肠
右腰部膨隆： 多囊肾、巨大肾上腺肿瘤、肾盂大量积水或积脓	**脐部膨隆：** 脐疝、腹部炎症性肿块（如结核性腹膜炎致肠粘连）	**左腰部膨隆：** 常见原因同右腰部
右下腹膨隆： 回盲部结核或肿瘤、Crohn病及阑尾周围脓肿等	**下腹膨隆：** 子宫增大（妊娠、子宫肌瘤等）、胀大的膀胱（排尿后可消失）	**左下腹膨隆：** 降结肠及乙状结肠肿瘤、便秘干结粪块、游走下垂的肾脏或女性患者的卵巢癌或囊肿

（2）腹部凹陷　仰卧时前腹壁明显低于肋缘与耻骨联合的平面，称腹部凹陷，凹陷分全腹和局部，但以前者意义更为重要。

①全腹凹陷　消瘦和脱水患者，仰卧时前腹壁明显凹陷。严重时，恶病质患者，如结核病、恶性肿瘤等慢性消耗性疾病患者，前腹壁凹陷几乎贴近脊柱，肋弓、髂嵴和耻骨联合显露，使腹外形如舟状，称舟状腹。

②局部凹陷　不多见，多因手术后腹壁瘢痕收缩所致，患者立位或加大腹压时，凹陷可更明显。

（二）呼吸运动

腹式呼吸运动：呼吸时腹壁上下起伏，吸气时上抬，呼气时下陷。

1. 正常呼吸运动　男性及小儿以腹式呼吸为主，女性多呈胸式呼吸。

2. 异常呼吸运动　腹式呼吸减弱见于腹膜炎症、腹水、急性腹痛、腹腔内巨大肿物或妊娠等。腹式呼吸消失常见于胃肠穿孔所致急性腹膜炎或膈肌麻痹等。腹式呼吸增强较少见，常为癔症性呼吸或胸腔疾病（大量积液等）。

（三）腹壁静脉曲张

正常人一般不显露腹壁下静脉。腹壁静脉曲张（或扩张）常见于门静脉高压致循环障碍或上、下腔静脉回流受阻而有侧支循环形成时，此时腹壁静脉可显而易见或变粗，称为腹壁静脉曲张。不同部位静脉阻塞表现及血流方向见表4-28、图4-52所示。检查血流方向时选择一段没有分支的腹壁静脉，检查方法见图4-53，即可看出血流方向。

表4-28 不同部位静脉阻塞表现及血流方向

阻塞静脉	血流方向	表现
腹壁静脉曲张 （常见于门静脉高压）	血液经脐静脉而流入腹壁浅静脉 流向四方	腹壁曲张静脉常以脐为中心向四周伸展
上腔静脉	向下	上腹壁或胸壁的浅静脉曲张
下腔静脉	向上	曲张的静脉大都分布在腹壁两侧，有时在臀部及股部外侧

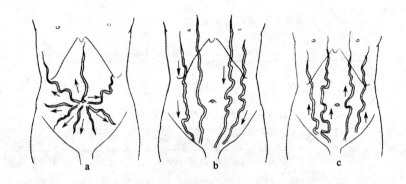

图4-52 腹壁静脉曲张血流方向示意图

a：门静脉高压时，静脉血流分布和方向；b：上腔静脉梗阻时静脉血流方向；

c：下腔静脉梗阻时静脉血流方向

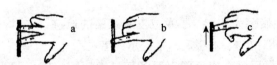

图4-53 检查静脉血流方向手法示意图

（四）胃肠型及蠕动波

正常人腹部一般见不到胃及肠的轮廓及蠕动波形，除腹壁菲薄、松弛的老年人或极度消瘦者可能见到。

胃肠道发生梗阻时，梗阻近端的胃或肠段饱满而隆起，可显出各自的轮廓，称为胃型或肠型，同时伴有该部位的蠕动加强，可见蠕动波。胃蠕动波可为自左向右推进的正蠕动波，亦可见到自右向左的逆蠕动波。小肠梗阻所致的蠕动波多见于脐部。结肠远端梗阻时，其宽大的肠型多位于腹部周边。如发生了肠麻痹，则蠕动波消失等。

（五）腹壁其他情况

1. 皮疹 不同种类的皮疹提示不同的疾病。紫癜或荨麻疹可能发生于过敏性疾病。

充血性或出血性皮疹可能提示发疹性高热疾病或麻疹、斑疹伤寒等传染病或药物过敏等。一侧腰部或腹部沿脊神经走行分布的疱疹可见于带状疱疹。

2. 色素　腹部色素沉着的原因及临床表现见于表4-29。

表4-29　腹部色素沉着的原因及临床表现

原因	临床表现
正常	腹部肤色较暴露部位稍浅
血色病	腹部散在点状深褐色色素沉着
急性出血坏死型胰腺炎	左腰部皮肤发蓝，为血液自腹膜后间隙渗到侧腹壁的皮下所致，又称Grey—Tuner征
肾上腺皮质功能减退	皮肤皱褶处（如腹股沟及系腰带部位）有褐色素沉着
宫外孕破裂或急性出血坏征死型胰腺炎致腹腔内大出血	脐周围或下腹壁皮肤呈蓝色
妇女妊娠	在脐与耻骨之间的中线上有褐色素沉着，常持续至分娩后消退

3. 腹纹　多分布于下腹部和左、右下腹部。腹纹类型及临床表现见于表4-30。

表4-30　腹纹类型及临床表现

腹纹类型	部位	发生机制	原因
白纹	下腹部和髂部	腹壁真皮结缔组织因张力增高断裂	肥胖者或经产妇女
妊娠纹		腹壁真皮结缔组织因张力增高断裂，条纹处皮肤较薄	妊娠妇女
紫纹	下腹部、臀部、股外侧和肩背部	因糖皮质激素增高，蛋白分解增强和皮下脂肪迅速沉积膨胀，真皮层中结缔组织胀裂，以致紫纹处的真皮萎缩变薄，上面覆盖一层薄表皮，而此时因皮下毛细血管网丰富，红细胞偏多，因此条纹呈紫色	皮质醇增多症

4. 瘢痕　腹部瘢痕多为外伤、手术或皮肤感染的遗迹，有时对诊断和鉴别很有帮助，特别是某些特定部位的手术瘢痕，常提示患者的手术史。如右下腹McBurney点处切口瘢痕标志曾行阑尾手术；右上腹直肌旁切口瘢痕标志曾行胆囊手术；左上腹弧形切口瘢痕标志曾行脾切除术等。

5. 疝　腹部疝分为腹内疝和腹外疝两大类。为腹腔内容物经腹壁或骨盆壁的间隙或薄弱部分向体表突出而形成。疝的种类及出现情况见表4-31所示。

表4-31　疝的种类及出现情况

疝	出现情况或部位
脐疝	多见于婴幼儿，成人则可见于经产妇或有大量腹水的患者
白线疝	先天性腹直肌两侧闭合不良
切口疝	手术瘢痕愈合不良
股疝	位于腹股沟韧带中部，多见于女性
腹股沟斜疝	男性患者多见，可下降至阴囊，该疝在直立位或咳嗽用力时明显，至卧位时可缩小或消失

6. 上腹部搏动 上腹部搏动大多为腹主动脉搏动传导而来，可见于较瘦的正常人。病理情况下可见于腹主动脉瘤、肝血管瘤、二尖瓣狭窄或三尖瓣关闭不全引起的右心室增大。

三、听诊

腹部听诊，应全面听诊各区，尤其注意上腹部、中腹部、腹部两侧及肝、脾各区。听诊内容主要有：肠鸣音、血管杂音和振水音等。

1. 肠鸣音 肠蠕动时，肠管内气体和液体随之而流动，产生一种断断续续的咕噜声（或气过水声）称为肠鸣音。为准确评估肠鸣音的次数和性质，应在固定部位至少听诊1min。几种肠鸣音的特点及临床意义见表4－32所示。

表4－32 几种肠鸣音的特点及临床意义

肠鸣音	临床表现	临床意义
正常	每分钟4～5次，其频率声响和音调变异较大，餐后频繁而明显，休息时稀疏而微弱	正常
肠鸣音活跃	每分钟10次以上，但音调不特别高亢	急性胃肠炎、服泻药后或胃肠道大出血
肠鸣音亢进	次数多且肠鸣音响亮、高亢，甚至呈叮当声或金属音	机械性肠梗阻
肠鸣音减弱	肠鸣音减弱，或数分钟才听到一次	肠梗阻持续存在，肠壁肌肉劳损，肠壁蠕动减弱
肠鸣音消失	持续听诊3～5min未听到肠鸣音，用手指轻叩或搔弹腹部仍未听到肠鸣音	急性腹膜炎或麻痹性肠梗阻

2. 血管杂音 血管杂音有动脉性和静脉性杂音之分。动脉性杂音常在腹中部或腹部两侧。腹中部的收缩期喷射性血管杂音常提示腹主动脉瘤或腹主动脉狭窄。如在左、右上腹闻及收缩期血管杂音，常提示肾动脉狭窄，可见于年轻的高血压患者。静脉性杂音为连续性嗡鸣声，常出现于脐周或上腹部，尤其是腹壁静脉曲张严重时，此音提示门静脉高压（常为肝硬化引起）时的侧支循环形成。

3. 振水音 检查时患者仰卧，检查者以一耳凑近上腹部，或将听诊器膜式体件置于上腹部，同时以冲击触诊法连续冲击患者上腹部，听到气、液冲撞的声音，称为振水音。胃内如有多量液体及气体存留，听诊可出现振水音。

正常人餐后或者饮大量液体可有上腹部振水音。若在清晨空腹或者餐后6～8h以上仍出现振水音，提示幽门梗阻、胃扩张或胃液分泌过多。

四、叩诊

腹部叩诊的主要作用在于了解某些脏器的大小，有无叩痛，胃肠道的充气情况以及腹腔内有无积液、积气和肿块等。直接叩诊法和间接叩诊法均可应用，但一般因间接叩诊法较为准确，可靠，腹部常用间接叩诊法。

（一）腹部叩诊音

正常情况下，腹部叩诊除肝、脾、增大的膀胱和子宫占据的部位，以及两侧腹部近腰肌处叩诊为浊音外，大部分区域为鼓音。异常情况见于：

（1）鼓音范围缩小，见于当肝、脾或其他脏器极度肿大，腹腔内肿瘤或大量腹水。病变部位可出现浊音或实音。

（2）鼓音范围增大，见于胃肠高度胀气和胃肠穿孔致气腹。

（二）肝脏及胆囊叩诊

1. 肝脏叩诊

（1）肝界叩诊 ①肝上界叩诊：沿右锁骨中线、右腋中线和右肩胛线，由肺区自上而下叩向腹部。叩指用力要适当，勿过轻或过重。当由清音转为浊音时，即为肝上界。此处相当于被肺遮盖的肝顶部，故又称肝相对浊音界。再向下叩 1~2 肋间，则浊音变为实音，此处的肝脏不再被肺所遮盖而直接贴近胸壁，称肝绝对浊音界（亦为肺下界）。②确定肝下界时，最好由腹部鼓音区沿右锁骨中线或正中线向上叩，由鼓音转为浊音处即为肝下界。因肝下界与胃、结肠等重叠，很难叩准，故多用触诊或叩听法确定。一般叩得的肝下界比触得的肝下缘高 1~2cm，但若肝缘明显增厚，则两项结果较为接近。在确定肝的上下界时要注意体型。③肝上下径：叩到的肝上界与肝下界两者之间的距离为肝上下径，为 9~11cm。正常肝界叩诊见表 4-33 所示。

表 4-33 肝界叩诊表

	右锁骨中线	右腋中线	右肩胛线
匀称体型者	上界在第 5 肋间下界位于右季肋下缘	上界为第 7 肋间下界相当于第 10 肋骨水平	上界为第 10 肋间
矮胖体型者	肝上下界均可高一个肋间	肝上下界均可高一个肋间	肝上下界均可高一个肋间
瘦长体型者	肝上下界均可低一个肋间	肝上下界均可低一个肋间	肝上下界均可低一个肋间

（2）异常发现 ①肝浊音界扩大见于肝癌、肝脓肿、肝炎、肝淤血和多囊肝等。②肝浊音界缩小见于急性重型肝炎、肝硬化和胃肠胀气等。③肝浊音界消失代之以鼓音者，多由于肝表面覆有气体所致，是急性胃肠穿孔的一个重要征象，但也可见于腹部大手术后数日内，间位结肠（结肠位于肝与横膈之间）。④肝浊音界向上移位见于右肺纤维化、右下肺不张及气腹鼓肠等。⑤肝浊音界向下移位见于肺气肿、右侧张力性气胸等。膈下脓肿时，由于肝下移且膈升高，肝浊音区也扩大，但肝脏本身并未增大。

2. 肝区叩击痛 检查者左手掌平放在被检者的肝区位置，右手握拳，以轻至中等力量叩击左手背。正常肝区叩击无疼痛，肝炎、肝脓肿或肝癌患者可出现肝区叩击痛。

3. 胆囊叩诊 胆囊区叩击痛为胆囊炎患者的重要体征。胆囊被肝脏遮盖，位于深部，叩诊无法检查其大小，只能检查胆囊区有无叩击痛。

（三）移动性浊音

移动性浊音叩诊为发现有无腹腔积液的重要检查方法，腹腔内游离腹水在 1000ml 以上时移动性浊音阳性。叩诊机制为：因重力作用，液体多潴积于腹腔的低处，故腹腔内有较多的液体存留时，在此处叩诊呈浊音。检查时先让患者仰卧，腹中部由于含气的肠管在液面浮起，叩诊呈鼓音，两侧腹部因腹水积聚叩诊为浊音。检查者自腹中部脐水平面开始向患者左侧叩诊，鼓音转为浊音时，板指固定不动，让患者改右侧卧，再次叩诊在刚才的浊音位置，如变回鼓音，提示腹水向下流走，浊音移动。同样方法向右侧叩诊，叩得浊音后嘱患者左侧卧，以核实浊音是否移动。如图 4-54 所示，这种因体位不同而出现浊音区变动的现象，称移动性浊音。

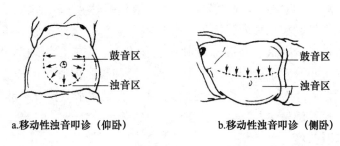

a.移动性浊音叩诊（仰卧）　　　　　b.移动性浊音叩诊（侧卧）

图 4-54　移动性浊音叩诊示意图

（四）肾脏叩诊

主要用于检查肾脏病变。检查时，患者采取坐位或侧卧位，检查者以左手掌平放在其肋脊角处（肾区），右手握拳用由轻到中等的力量叩击左手背。正常时肋脊角处无叩击痛。肾区有不同程度的叩击痛可见于：肾结石、肾炎、肾盂肾炎、肾结核及肾周围炎等。

（五）膀胱叩诊

膀胱叩诊在耻骨联合上方进行，主要判断膀胱膨胀的程度。膀胱空虚时，因耻骨上方有肠管存在，叩诊呈鼓音，膀胱的轮廓叩不出。当膀胱内有较多尿液充盈时，耻骨上方叩诊呈圆形浊音区。排尿或导尿后复叩，浊音区转为鼓音，即为尿潴留所致膀胱增大，此可与女性在妊娠时增大子宫、子宫肌瘤或卵巢囊肿时叩诊持续为浊音相鉴别。腹水时，耻骨上方叩诊也可有浊音区，但浊音区的弧形上缘向下凹，而膀胱增大时浊音区的弧形上缘向上凸。

五、触诊

触诊是腹部检查的主要方法，对腹部体征的认知和疾病的诊断具有重要意义。

（一）触诊方法及注意事项

在腹部触诊时，各种触诊手法都能用到。为使腹部触诊达到满意的效果，患者应排尿后取低枕仰卧位，两手自然置于身体两侧，两腿屈起并稍分开，以使腹肌尽量松弛，作张口缓慢腹式呼吸，吸气时横膈向下而腹部上抬隆起，呼气时腹部自然下陷，可使膈下脏器随呼吸上下移动。检查肝脏、脾脏时，还可分别取左、右侧卧位。检查肾脏时可用坐位或立位，检查腹部肿瘤时还可用肘膝位。

检查者应站立于患者右侧，面对患者，前臂应与腹部表面在同一水平，检查时手要温暖，指甲剪短，先以全手掌放于腹壁上部，使患者适应片刻，并感受腹肌紧张度，然后以轻柔动作按顺序触诊。

一般自左下腹开始逆时针方向至右下腹，再至脐部，依次检查腹部各区。原则是先触诊健康部位，逐渐移向病变区域，以免造成患者感受的错觉。边触诊边观察患者的反应与表情，对精神紧张或有痛苦者予以安慰和解释。亦可在触诊同时与患者交谈，转移其注意力从而减少腹肌紧张，以保证检查顺利完成。

腹部触诊应用基本检查方法中所列各种触诊手法，浅部触诊使腹壁压陷约1cm，用于发现腹壁的紧张度、表浅的压痛、肿块、搏动和腹壁上的肿物等（如皮下脂肪瘤、结节等）。深部触诊使腹壁压陷至少2cm以上，有时可达4~5cm，以了解腹腔内脏器情况，检查压痛、反跳痛和腹内肿物等，包括深压触诊，以探测腹腔深在病变的压痛点和反跳痛。滑动触诊在被触及脏器或肿块上作上下、左右的滑动触摸，以探知脏器或肿块的形态和大小。双手触诊常用于肝、脾、肾和腹腔内肿块的检查，检查盆腔的双合诊亦属此手法。浮沉触诊又称冲击触诊，用于大量腹水时检查深部的脏器或肿块；钩指触诊多用于肝、脾触诊。

（二）腹壁紧张度

正常人腹壁有一定张力，但触之柔软，较易压陷，称腹壁柔软。有些人（尤其儿童），因怕痒或不习惯触摸而发笑导致腹肌自主性痉挛，称肌卫增强。在适当诱导或转移注意力后可消失，不属异常。某些病理情况可使全腹或局部腹肌紧张度增加或减弱。

1. 腹壁紧张度增加　全腹壁紧张可分为几种情况。全腹壁紧张度增加原因见表4-34所示。

表4-34　全腹壁紧张度增加原因

原因	机制	表现
肠胀气、气腹、大量腹水	腹腔内容物增加	触诊腹部张力可增加，但无肌痉挛，也无压痛
急性胃肠穿孔或脏器破裂	急性弥漫性腹膜炎，腹膜受刺激而引起腹肌痉挛	急性弥漫性腹膜炎，腹膜受刺激而引起腹肌痉挛，腹壁常有明显紧张，甚至强直硬如木板，称板状腹
结核性或癌性腹膜炎	慢性病变由于发展较慢，对腹膜刺激缓和，且有腹膜增厚和肠管粘连	腹壁柔韧而具抵抗力，不易压陷，称揉面感或柔韧感

局部腹壁紧张常见于脏器炎症波及腹膜，如上腹或左上腹肌紧张常见于急性胰腺炎，右上腹肌紧张常见于急性胆囊炎，右下腹肌紧张常见于急性阑尾炎，但也可见于胃穿孔，此系胃穿孔时胃内容物顺肠系膜右侧流至右下腹，引起该部位的肌紧张和压痛。

2. 腹壁紧张度减低　检查时腹壁松软无力，慢性消耗性疾病、大量放腹水后患者、经产妇、年老体弱、脱水患者的全腹紧张度减低。腹壁张力消失见于脊髓损伤所致腹肌瘫痪和重症肌无力。局部紧张度降低较少见。

（三）压痛及反跳痛

1. 压痛　正常腹部触摸时不引起疼痛，重按时仅有一种压迫感。真正的压痛多来自腹壁或腹腔内的病变。腹壁病变比较表浅，可借抓捏腹壁或仰卧位作屈颈抬肩动作使腹壁肌肉紧张时触痛更明显，而有别于腹腔内病变引起者。腹腔内的病变，如脏器的炎症、淤血、肿瘤、破裂、扭转以及腹膜的刺激（炎症、出血等）等均可引起压痛，压痛的部位常提示存在相关脏器的病变。一些位置较固定的压痛点常反映特定的疾病。腹部常见疾病的压痛点位置如图 4-55 所示，其及临床意义见表 4-35 所示。

　　阑尾炎早期局部可无压痛，以后才有右下腹压痛，即转移性右下腹压痛。此外胸部病变如下叶肺炎、胸膜炎、心肌梗死等也常在上腹部或季肋部出现压痛，盆腔疾病如膀胱、子宫及附件的疾病可在下腹部出现压痛。

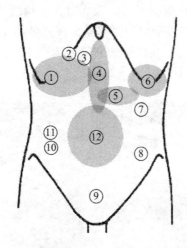

图 4-55　腹部常见疾病的压痛点位置及范围

1. 肝、结肠肝曲病变；2. 胆囊炎；3. 十二指肠溃疡；4. 胃炎或溃疡；5. 胰腺炎或肿瘤；

6. 脾或结肠脾曲病变；7. 胰腺炎的腰部压痛点；8. 乙状结肠病变；

9. 膀胱及子宫病变；10. 阑尾炎；11. 回盲部炎症；12. 小肠疾病

表 4-35　腹部常见压痛点及临床意义

压痛点	部位	临床意义
胆囊点	右锁骨中线与肋缘交界处	胆囊病变
McBurney 点 （麦氏点）	脐与右髂前上 棘连线中、外 1/3 交界	阑尾病变
季肋点	第 10 肋前端	肾盂病变
肋脊点	第 12 肋骨与脊柱的夹角（肋脊角）顶点	肾脏炎症、结石、结核
肋腰点	第 12 肋骨与腰肌外缘的夹角（肋脊角）顶点	肾脏炎症、结石、结核输 尿管炎症、结石、结核
上输尿管点	肚脐水平的腹直肌外缘	
中输尿管点	髂前上棘的腹直肌外缘	输尿管炎症、结石、结核

2. 反跳痛　当检查者用并拢的 2~3 个手指（示、中、无名指）触诊腹部出现压痛后，压于原处稍停片刻，使压痛感趋于稳定，然后将手迅速抬起，如此时患者感觉腹痛骤然加重，并常伴有痛苦表情或呻吟，称为反跳痛。反跳痛是腹膜壁层受炎症累及

的征象，当突然抬手时腹膜被激惹，是腹内脏器病变累及邻近腹膜的标志。当腹内脏器炎症尚未累及壁层腹膜时，仅有压痛而无反跳痛。腹膜炎患者常有腹肌紧张、压痛与反跳痛，称腹膜刺激征，亦称腹膜炎三联征。

（四）肝脏触诊

1. 触诊方法 主要用于了解肝脏下缘的位置和肝脏的质地、表面、边缘及搏动等。触诊时，患者处于仰卧位，两膝关节屈曲，使腹壁放松，并做较深腹式呼吸动作以使肝脏在膈下上下移动。检查者立于患者右侧用单手触诊法（图4-56）、或双手触诊法或钩指触诊法检查。

随患者呼气时，手指压向腹壁深部，吸气时，手指缓慢抬起朝肋缘向上迎触下移的肝缘，如此反复进行，手指逐渐向肋缘移动，直到触到肝缘或肋缘为止（图4-57）。需在右锁骨中线及前正中线上，分别触诊肝缘并测量其与肋缘或剑突根部的距离，以厘米表示。

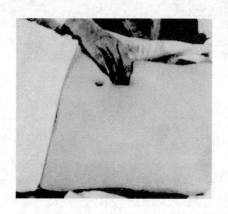
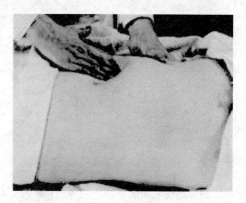

图4-56 肝脏单手触诊法　　　　　　图4-57 肝脏双手触诊法

2. 注意事项

（1）应以示指前外侧指腹进行肝脏触诊。因为最敏感的触诊部位是示指前端的桡侧，并非指尖端。

（2）右手宜置于腹直肌外缘稍外处向上触诊，否则肝缘易被掩盖或将腹直肌腱划误认为肝缘。

（3）需密切配合呼吸动作，吸气时手指上抬速度一定要慢于腹壁的抬起，而呼气时手指应在腹壁下陷前提前下压。

（4）应从髂前上棘或更低的平面开始触诊。当右手示指上移到肋缘仍未触到肝脏时，如右腹部较饱满，应考虑是否肝脏太过巨大，手指可能自始即在肝脏上面，因而触不到肝缘。

（5）大量腹水患者，可应用浮沉触诊法，即用三个手指并拢垂直在肝缘附近连续冲击按压数次，待排开腹水后脏器浮起时才能触及肝脏。

3. 触诊内容 肝脏触诊必须检查的内容包括：

（1）大小 正常成人的肝脏，一般在于肋弓下触及肝下缘，在1cm以内。在剑突下可触及肝下缘，多在3cm以内。如超出上述标准，应鉴别是肝大还是肝下移。肝下移患者，肝上界降低，肝上下径正常，且肝脏表面光滑、柔软，无压痛。而肝大者肝上界正常或升高。

肝脏下移常见于肺气肿、右侧胸腔大量积液或内脏下垂所致膈肌下降。肝大可分为弥漫性及局限性。弥漫性肝肿大见于病毒性肝炎、肝淤血、脂肪肝、早期肝硬化、白血病等。局限性肝大可见于肝肿瘤、肝脓肿及肝囊肿等。肝脏缩小见于急性和亚急性肝坏死、门脉性肝硬化晚期，病情极为严重。

（2）质地　一般将肝脏质地分为三级：质软、质韧（中等硬度）和质硬。正常肝脏质地柔软，触之如口唇；急性肝炎及脂肪肝质地稍韧，如触鼻尖；肝硬化质硬，肝癌质地最坚硬，触之如前额。

（3）表面及边缘状态　触及肝脏时应注意肝脏表面是否光滑、有无结节、边缘的厚薄及边缘是否整齐。正常肝脏表面光滑、边缘整齐。脂肪肝或肝淤血患者肝边缘圆钝。肝边缘锐利，表面扪及细小结节，多见于肝硬化。肝癌、多囊肝和肝包虫患者往往肝边缘不规则，表面不光滑，呈不均匀的结节状。肝表面呈大块状隆起者，见于巨块型肝癌或肝脓肿。

（4）压痛　正常肝脏无压痛，压痛可见于肝包膜有炎性反应或因肝大受到牵拉，轻度弥漫性压痛见于肝炎、肝淤血等，局限性剧烈压痛见于肝脓肿。同时可有肝区叩痛。当肝淤血肿大（常因右心衰竭引起）时，用手压迫肝脏可使回心血量增加，已充血右心房不能接受回心血液，导致颈静脉更明显怒张，称为肝－颈静脉回流征阳性，此为右心衰竭最典型的体征。

（五）脾脏触诊

脾脏触诊手法包括单手或双手触诊。脾肿大且位置表浅时可采用单手触诊法。位置较深的脾脏需用双手触诊法。患者仰卧，双腿屈曲，检查者位于患者右侧，左手绕过患者腹前方，手掌置于其左胸下部第 9～11 肋处，从后向前托起，右手掌平放于脐部，与左肋弓大致成垂直方向，自脐平面开始配合呼吸，迎触脾尖，直至触到脾缘或左肋缘为止。在脾脏轻度肿大而仰卧位不易触到时，可嘱患者取右侧卧位，双下肢屈曲，此时用双手触诊则容易触到（图 4－58）。

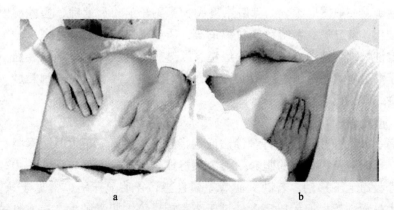

a　　　　　　　　　　b

图 4－58　脾脏双手触诊示意图

a. 仰卧位　　b. 右侧卧位

正常脾脏位于左季肋区，相当于第 9 ~ 11 肋的深部，肋下无法触及。左侧胸腔积液积气或内脏下垂时膈肌下降，可使脾脏向下移位。除此以外，能触到脾脏则提示脾脏肿大至正常 2 倍以上。脾脏触诊比较困难，初学者常不能掌握要领容易漏诊。需注意按压不能太重，否则可能将脾脏挤开。脾肿大形态不一，有的很薄很软，触到后常不易察觉。临床上常用第 1 线（甲乙线）、第 2 线（甲丙线）、第 3 线（丁戊线）表示脾脏的大小（图 4 - 59），这些线的测量见表 4 - 36 所示。

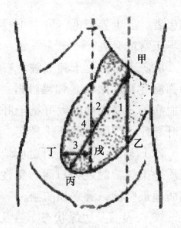

图 4 - 59　脾脏肿大的测量法

临床记录中，常将脾肿大分为轻、中、高三度。深吸气时脾缘不超过肋下 2cm 为轻度肿大；超过肋下 2cm，但在脐水平线以上为中度肿大；超过脐水平线或前正中线则为高度脾肿大，又称巨脾。脾脏高度肿大时，应加测第 2、第 3 线，并应作图表示。

触到脾脏后除注意大小外，还要注意它的质地、表面情况、边缘、有无压痛等。脾脏切迹为其形态特征，有助于鉴别诊断。

表 4 - 36　脾大的测量线及评价

测量线	评价
第 1 线（甲乙线）	左锁骨中线与左肋缘交点至脾下缘的距离，以厘米表示（下同）。脾脏轻度肿大时只作第 1 线测量
第 2 线（甲丙线）	左锁骨中线与左肋缘交点至脾脏最远点的距离
第 3 线（丁戊线）	脾右缘与前正中线的距离（脾右缘超过前正中线以" + "表示，未超过以" - "表示）

脾脏轻度肿大常见于伤寒、急慢性肝炎、感染性心内膜炎、急性疟疾、粟粒型结核及败血症等，一般质地柔软。脾脏中度肿大常见于疟疾后遗症、慢性淋巴细胞性白血病、肝硬化、淋巴瘤、系统性红斑狼疮等，质地一般较硬。脾脏高度肿大，表面光滑者见于慢性粒细胞性白血病、慢性疟疾、黑热病和骨髓纤维化等，表面不平滑而有结节者见于淋巴瘤和恶性组织细胞病。脾脏表面有囊性肿物者见于脾囊肿。脾脏压痛见于脾脓肿、脾梗死等。

（六）胆囊触诊

1. 胆囊大小　可用单手滑行触诊法或钩指触诊法进行。正常时胆囊隐存在肝后的胆囊窝内，不能触及。肿大的胆囊一般为梨形或卵圆形，表面光滑，张力较高，常有触痛，随呼吸而上下移动。若肿大胆囊呈囊性感，伴明显压痛，常见于急性胆囊炎。如胆囊肿大呈囊性感，但无压痛者，见于壶腹周围癌。胆囊肿大，有实性感者，见于胆囊结石或胆囊癌。

2. 胆囊触痛　胆囊疾患时，其肿大情况亦有不同，有时胆囊有炎症，胆囊尚未肿大到肋缘以下，触诊无法触及胆囊，此时可探及胆囊触痛。检查时检查者以左手掌平放于患者右季肋肋缘下部，以拇指指腹勾压于右肋下胆囊点处然后嘱患者缓慢深吸气，在吸气过程中，发炎的胆囊下移时碰到拇指用力按压的腹膜壁，即可引起疼痛，此为胆囊触痛，如因剧烈疼痛而中止吸气称 Murphy 征阳性。Murphy 征检查法如图 4 - 60 所示。

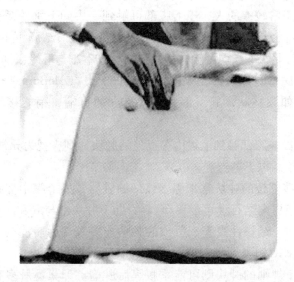

图 4 - 60　Murphy 征检查法

3. Courvoisier 征　在胆总管结石胆道阻塞时，可发生明显黄疸，但胆囊常不肿大。胰头癌患者，胰头癌压迫胆总管造成胆道阻塞、黄疸进行性加深，胆囊也显著肿大，但无压痛，称为 Courvoisier 征阳性。

（七）膀胱触诊

正常膀胱空虚时隐存于盆腔内，不易触到。只有当膀胱积尿，充盈胀大时，才越出耻骨上缘而在下腹中部触到。膀胱触诊一般采用单手滑行法。在仰卧屈膝情况下，检查者以右手自脐开始向耻骨方向触摸，触及肿块后应详察其性质，以便鉴别其为膀胱、子宫或其他肿物。膀胱充盈胀大多由积尿所致，呈扁圆形或圆形，触之囊性感，不能用手推移，按压时憋胀有尿意，排尿后缩小或消失，借此可与妊娠子宫、卵巢囊肿及直肠肿物等鉴别。

膀胱胀大多因尿潴留，最多见于尿道梗阻（如前列腺肥大或癌）、脊髓病（如截瘫），也见于昏迷患者、腰椎或骶椎麻醉后、手术后局部疼痛患者。

（八）腹部肿块

除以上脏器外，腹部还可能触及一些如肿大淋巴结以及良、恶性肿瘤等肿块。触诊常需要区分正常脏器与病理性肿块。

1. 正常腹部　可触到的肿块包括肿大或异位的脏器、粪块等，因此应注意鉴别。

（1）腹直肌肌腹及腱划　在腹肌发达者或运动员的腹壁中上部，可触及腹直肌肌腹，较硬，其间有横行凹沟，为腱划，易误为腹壁肿物或肝缘。

（2）腰椎椎体及骶骨岬　形体消瘦及腹壁薄软者，在脐附近中线位常可触到骨样硬度的肿块，此即腰椎椎体或骶骨岬向前突出处。初学者易将其误为后腹壁肿瘤。

（3）粪块　正常乙状结肠用滑行触诊法常可触到，内存粪便时明显，为光滑索条状，无压痛，可被手指推动。当有干结粪块潴留于肠腔时，可触到较粗条索状肿块，轻压痛，易误为肿瘤。如为粪块，则于排便或洗肠后肿块移位或消失。

（4）横结肠　正常较瘦的人，于上腹部可触到一中间下垂的横行索条，腊肠样粗细，光滑柔软，滑行触诊时可推动，即为横结肠。有时横结肠可下垂达脐部或以下，呈"U"字形，因其上、下缘均可触知，故仔细检查不难与肝缘区别。

（5）盲肠　除腹壁过厚者外，大多数人在右下腹点 McBurney 稍上内部位可触到盲肠。正常时触之如圆柱状，其下部为梨状扩大的盲端，稍能移动，表面光滑，无压痛。

2. 异常肿块　如在腹部触到上述内容以外的肿块，则应视为异常，多有病理意义。触到这些肿块时需注意以下各点。

（1）部位　某些部位的肿块常来源于该部的脏器，如上腹中部触到肿块常为胃或胰腺的肿瘤、囊肿或胃内结石（可以移动）。右肋下肿块常与肝和胆有关。两侧腹部的肿块常为结肠的肿瘤。结核性腹膜炎所致的肠粘连多表现为脐周或右下腹不规则，有压痛的肿块。下腹部两侧类圆形、可活动，具有压痛的肿块可能系腹腔淋巴结肿大，如位于较深、坚硬不规则的肿块则可能系腹膜后肿瘤。卵巢囊肿多有蒂，故可在腹腔内游走。腹股沟韧带上方的肿块可能来自卵巢及其他盆腔器官。

（2）大小　凡触及的肿块均应测量其上下（纵长）、左右（横宽）和前后径（深厚）。难以测出时，可大概估计，明确大小以便动态观察。为了形象化，也可以用公认大小的实物作比喻描述，如拳头、鸡蛋、核桃等。巨大肿块多发生于卵巢、肾、肝、胰和子宫等实质性脏器，且以囊肿居多。腹膜后淋巴结结核和肿瘤也可达到很大的程度。胃、肠道肿物很少超过其内腔横径，因为未达横径长度就已出现梗阻。如肿块大小变异不定，甚至自行消失，则可能是痉挛、充气的肠袢所引起。

（3）形态　触到肿块应注意其形状、轮廓、边缘和表面情况。圆形、光滑的肿块多为良性，以囊肿或淋巴结居多。形态不规则，表面凸凹不平且质硬者，应多考虑恶性肿瘤、炎性肿物或结核性肿块。索条状或管状肿物，短时间内形态多变者，多为蛔虫团或肠套叠。如在右上腹触到边缘光滑的卵圆形肿物，应疑为胆囊积液。左上腹肿块有明显切迹多为脾脏。

（4）质地　肿块若为实质性的，其质地可能柔韧、中等硬或坚硬，见于炎性、结核浸润块或肿瘤，如胃癌、肝癌、回盲部结核等。肿块若为囊性，柔软，见于囊肿、脓肿，如卵巢囊肿、多囊肾等。

（5）压痛　炎性肿块有明显压痛。如位于右下腹的肿块压痛明显，常为阑尾脓肿、肠结核等。与脏器有关的肿瘤压痛可轻重不等。

（6）搏动　消瘦者可以在腹部见到或触到动脉的搏动。如在腹中线附近触到明显的膨胀性搏动，则应考虑腹主动脉或其分支的动脉瘤。有时尚可触及震颤。

（7）移动度　如果肿块随呼吸而上下移动，多为肝、脾、胃、肾、胆囊、横结肠或其肿物。肝脏和胆囊的移动度大，不易用手固定。如果肿块能用手推动者，可能来自胃、肠或肠系膜。移动度大的多为带蒂的肿物或游走的脏器。局部炎性肿块或脓肿及腹腔后壁的肿瘤，一般不能移动。

（九）液波震颤

腹腔内有大量游离液体时，如用手指叩击腹部，可感到液波震颤，或称波动感。检查时患者平卧，检查者以一手掌面贴于患者一侧腹壁，另一手四指并拢屈曲，用指端叩击对侧腹壁（或以指端冲击式触诊），如有大量液体存在，则贴于腹壁的手掌有被液体波动冲击的感觉即波动感。为防止腹壁本身的震动传至对侧，可让另一人将手掌尺侧缘压于脐部腹中线上，即可阻止之（图4-61）。此法检查腹水，需有3000～4000ml以上液量才能查出，不如移动性浊音敏感。

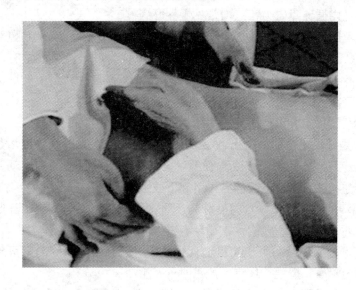

图4-61 液波震颤检查法

附 腹部常见病变的主要表现及体征

（一）消化性溃疡

消化性溃疡主要指发生在胃、十二指肠的深达黏膜肌层慢性溃疡，是一种常见病和多发病。其形成与胃肠道黏膜在某种情况下被胃酸和胃蛋白酶的消化作用有关。

消化性溃疡缺乏特异性体征，在溃疡活动期多数患者有上腹部局限性轻压痛，十二指肠溃疡压痛点常偏右，少数患者可有贫血及营养不良的体征。溃疡穿孔时可有明显压痛、反跳痛等腹膜刺激征。出血造成贫血的患者可见全身皮肤黏膜苍白。

（二）急性腹膜炎

急性腹膜炎是指腹膜受到细菌感染或化学物质如胃酸、胰液等的刺激引起的急性炎症性疾病。

急性弥漫性腹膜炎患者多呈急性危重病容，表情痛苦，强迫体位呈屈曲仰卧位，呼吸浅而快。腹部检查可发现典型的腹膜炎三联征即腹肌紧张、压痛和反跳痛。弥漫性腹膜炎患者，视诊时可见腹式呼吸明显减弱或消失，当腹腔内炎性渗出液增多或肠管麻痹明显扩张时，可见腹部膨隆。听诊时肠鸣音减弱或消失。叩诊时可出现肝浊音界缩小或消失，提示胃肠穿孔游离气体积聚于膈下。腹腔大量渗出液时，叩诊可有移动性浊音。触诊时全腹弥漫均可触及腹肌紧张、压痛和反跳痛，胃溃疡穿孔时由于腹膜受胃酸强烈刺激，腹肌强烈收缩可呈板状腹。

局限性腹膜炎时，病变局部腹肌紧张、压痛、反跳痛。如局限性腹膜炎粘连成团时，触诊时可在局部扪及有明显压痛的肿块。

（三）肝硬化

肝硬化是一种肝细胞弥漫损害引起弥漫性纤维组织增生和结节形成，导致正常肝小叶结构破坏肝内循环障碍为特点的常见慢性肝病。

肝硬化患者面色灰暗，缺少光泽，皮肤、巩膜黄染，面、颈和上胸部可见毛细血管扩张或蜘蛛痣，手掌的大、小鱼际和指端有红斑称为肝掌，男性常有乳房发育并伴压痛。肝脏由肿大而变小，质地变硬，表面不光滑。脾脏轻度至中度肿大，下肢常有水肿，皮肤可有淤点、淤斑、苍白等肝功能减退表现。

失代偿期肝硬化均可出现门静脉高压的表现。

1. 腹水 是肝硬化晚期最突出的临床表现。腹水患者腹壁紧张度增加，蛙腹。叩诊有移动性浊音，大量腹水可有液波震颤。大量腹水使横膈抬高和运动受限，可发生呼吸困难和心悸。腹水压迫下腔静脉可引起下肢水肿。

2. 侧支循环的建立与开放 门静脉高压时，静脉回流受阻，使门静脉与腔静脉之间形成侧支循环，临床上重要的侧支循环有三条。

（1）食管和胃底静脉曲张　如粗糙食物、腹内压突然升高等因素可致曲张静脉破裂出血，表现为呕血、黑便、休克，严重时危及生命。

（2）腹壁静脉曲张　脐以上腹壁静脉血流经胸壁静脉和腋静脉回流入上腔静脉，脐以下腹壁静脉经大隐静脉，髂外静脉回流入下腔静脉。高度腹壁静脉曲张外观可呈水母头状。

（3）痔静脉曲张　常引起排便时便表面带鲜血。

3. 脾肿大 门静脉高压时，脾脏由于慢性淤血，脾轻、中度肿大，脾肿大时可伴脾功能亢进，全血细胞减少。

（四）急性阑尾炎

急性阑尾炎是指阑尾的急性炎症性病变，是外科最常见的急腹症。病程的早期在上腹或脐周有模糊不清的轻压痛，起病数小时后右下腹 McBurney 点（阑尾点）有显著而固定的压痛和反跳痛，这是诊断阑尾炎的重要根据。患者可有低热，无寒战。当阑尾坏死穿孔后，体温随病情发展而升高为高热，右下腹腹肌紧张，压痛和反跳痛更明显。形成阑尾周围脓肿时，可右下腹触及有明显压痛的肿块。

（五）肠梗阻

肠梗阻是肠内容物在肠道通过受阻所产生的一种常见的急腹症。肠梗阻根据产生原因可分以下几种：

1. 机械性肠梗阻 最常见，肠粘连、肠扭转、肠套叠、蛔虫团或粪块堵塞肠腔等原因均可引起肠腔狭小，影响肠内容物顺利通过。

2. 动力性肠梗阻 分为麻痹性肠梗阻和痉挛性肠梗阻，肠腔无狭窄，由于肠壁肌肉运动功能紊乱，使肠内容物不能通过。

3. 血运性肠梗阻 较少见，由于肠管缺血导致。

此外，根据肠腔梗阻的程度，分为完全性和不完全性肠梗阻。肠壁有无血液循环障碍，分为单纯性和绞窄性肠梗阻。根据肠梗阻发展的快慢，分为急性和慢性肠梗阻。

腹部体格检查见腹部膨胀，小肠梗阻可见脐周肠型和蠕动波，结肠梗阻可见腹部周边明显膨胀，腹肌紧张且伴压痛。麻痹性肠梗阻患者肠鸣音减弱或消失。绞窄性肠梗阻患者可出现反跳痛。机械性肠梗阻患者可听到肠鸣音明显亢进，呈金属音调。当腹腔有渗液时，出现移动性浊音。

（六）腹部肿块

腹部肿块是一种常见的腹部体征。可由很多病因引起，如炎症、肿瘤、梗阻、脏器肿大等。肿块可位于腹壁，腹腔内，应认真检查，结合各方面有关的临床资料进行分析，加以鉴别诊断。

（1）全身检查 应注意一般情况，营养状况，有无贫血、黄疸及身体其他部位有无类似肿块，如有无淋巴结肿大或恶性肿瘤转移征象等。

（2）腹部肿块的位置 肿块的位置与腹部各区分布的相应脏器的病变有一定关系。

（3）肿块的大小、形态、质地、压痛、活动度、搏动、震颤和数目 肿块边缘清楚，表面光滑无明显压痛、质软，可活动的多为良性肿瘤、脏器肿大或囊肿。肿块不规则，表面呈结节状，质硬，位置较固定者，多为恶性肿瘤。边缘不清的有轻度压痛的肿块，可能为炎性肿块。多个结节，互相粘连则多见于腹腔结核。炎性肿块常伴发热，腹肌紧张、压痛。

（黄　臻　吴林秀）

第六节　脊柱与四肢评估

一、脊柱

脊柱是支撑体重、维持躯体各种姿势的重要支柱，同时也是躯体活动的枢纽，并起着保护脊髓的重要作用。脊柱由 7 个颈椎、12 个胸椎、5 个腰椎、5 个骶椎、4 个尾椎组成，其病变时主要表现为局部疼痛、姿势或形态异常以及活动度受限等。脊柱检查时患者站立位和坐位，检查方法以视诊为主，结合触诊和叩诊。

（一）脊柱静态检查

1. 脊柱弯外观 正常人直立时，脊柱的正面观是直线，侧面观则有四个弯曲生理性弯曲，即颈段稍向前凸，胸段稍向后凸，腰椎明显向前凸，骶椎明显向后凸，类似"S"形（图 4 - 62）。

2. 评估方法 ①患者双足并拢站立，双臂自然下垂，评估者从后面观察脊柱有无侧弯。轻度侧弯时需借助触诊确定，检查方法为评估者用示、中指或拇指沿脊椎的棘突以适当的压力往下划压，划压后皮肤出现一条红色充血痕，以此痕为标准，观察脊柱有无侧弯。②患者取站立位或坐位，侧面观察脊柱各部形态，了解有无前后突出畸形。

3. 临床意义

（1）颈椎变形 颈部检查应观察自然姿势有无异常，如患者立位时有无侧偏、前屈、过度后伸和僵硬感。颈侧偏见于先天性斜颈，患者头向一侧倾斜，患侧胸锁乳突肌隆起。

（2）脊柱后凸 脊柱过度后弯称为脊柱后凸（kyphosis），也称驼背（gibbus），多发生于胸段脊柱（图4-63）。脊柱后凸时前胸凹陷，头颈部前倾。脊柱胸段后凸的原因较多，表现也不完全相同，常见病因见表4-37。

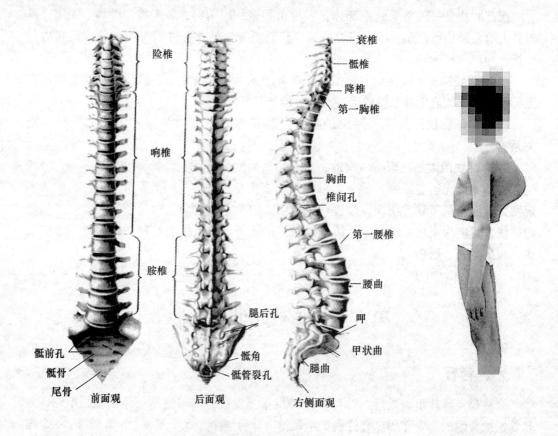

图4-62 脊柱外观示意图   图4-63 脊柱后突示意图

（3）脊柱前凸 脊柱过度向前凸出性弯曲称为脊柱前凸（lordosis）。多发生于腰椎部位，患者腹部明显向前突出，臀部明显向后突出，多见于晚期妊娠、腹腔巨大肿瘤、大量腹水、第五腰椎向前滑脱、水平骶椎（腰骶角＞34°）、患者髋关节结核及先天性髋关节后脱位等。

表4-37 脊柱后凸的原因和特点

原因	发病年龄	特点
佝偻病	儿童	坐位时胸段呈明显均匀性向后弯曲,仰卧位时弯曲可消失
脊柱结核	青少年	病变常在胸椎下段及腰段。由于椎体被破坏、压缩,棘突明显向后凸出,形成特征性的成角畸形。常伴有全身其他脏器的结核病变如肺结核等
强直性脊柱炎	成年人	脊柱胸段成弧形(或弓形)后凸,常有脊柱强直性固定,仰卧位时也不能伸直
脊椎退行性变	老年人	椎间盘退行性萎缩,骨质退行性变,胸腰椎后凸曲线增大,造成胸椎明显后凸,形成驼背
脊椎压缩性骨折	任何年龄	外伤所致脊椎压缩性骨折,造成脊柱后凸
脊椎骨软骨炎	青少年	胸段下部均匀性后凸

(4) 脊柱侧凸 脊柱离开后正中线向左或右偏曲称为脊柱侧凸(scoliosis)。侧凸严重时可出现肩部及骨盆畸形(图4-64)。根据侧凸发生部位不同,分为胸段侧凸、腰段侧凸及胸腰段联合侧凸;并根据侧凸的性状分为姿势性和器质性两种,其特点和原因见表4-38所示。

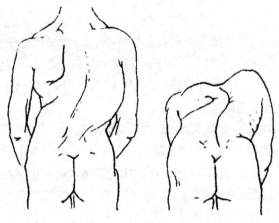

图4-64 脊柱侧凸示意图

表4-38 姿势性侧凸及器质性侧凸的特点和原因

类型	特点	原因
姿势性侧凸	无脊柱结构的异常,早期脊柱的弯曲度多不固定,改变体位可使侧凸得以纠正	①儿童发育期坐、立姿势不良;②代偿性侧凸:因一侧下肢明显短于另一侧所致;③坐骨神经性侧凸:因椎间盘突出,患者改变体位,放松对神经根压迫的一种保护性措施,突出的椎间盘位于神经根外侧,腰椎突向患侧;位于神经根内侧,腰椎突向健侧;④脊髓灰质炎后遗症
器质性侧凸	改变体位不能使侧凸得到纠正	病因有先天性脊柱发育不全,肌肉麻痹,营养不良,慢性胸膜肥厚、胸膜粘连及肩部或胸廓的畸形等

（二）脊柱动态检查

1. 正常活动度 正常人脊柱有一定活动度，但各部位活动范围明显不同。颈椎段和腰椎段的活动范围最大；胸椎段活动范围最小；骶椎和尾椎已融合成骨块状，几乎无活动性。检查脊柱的活动度时，评估者嘱患者作前屈、后伸、侧弯、旋转等动作，以观察脊柱的活动情况及有无变形。已有脊柱外伤可疑骨折或关节脱位时，应避免脊柱活动，以防止损伤脊髓。正常人直立、骨盆固定的条件下，颈段、胸段、腰段的活动范围参考值如表4-39所示。

表4-39 颈、胸、腰椎及全脊椎活动范围

	前屈	后伸	左右侧弯	旋转度（一侧）
颈椎	35°~45°	35°~45°	45°	60°~80°
胸椎	30°	20°	20°	35°
腰椎	75°~90°	30°	20°~35°	30°
全脊柱	128°	125°	73.5°	115°

注：由于年龄、运动训练以及脊柱结构差异等因素，脊柱运动范围存在较大的个体差异

2. 活动受限 检查脊柱颈段活动度时，评估者固定患者肩部，嘱患者做前屈后仰、侧弯及左右旋转，颈及软组织有病变时，活动常不能达以上范围。颈椎段活动受限常见于：①颈部肌纤维组织炎及韧带受损；②颈椎病；③结核或肿瘤浸润；④颈椎外伤、骨折或关节脱位。腰椎段活动受限常见于：①腰部肌纤维组织炎及韧带受损；②腰椎椎管狭窄；③椎间盘突出；④腰椎结核或肿瘤；⑤腰椎骨折或脱位。

（三）脊柱压痛与叩击痛

（1）**压痛** 评估者嘱患者取端坐位，身体稍向前倾，以右手拇指从枕骨粗隆开始自上而下逐个按压脊椎棘突及椎旁肌肉，正常时每个棘突及椎旁肌肉均无压痛。如有压痛，提示压痛部位可能有病变，并以第七颈椎棘突为标志计数病变椎体的位置。除颈椎外，颈旁组织的压痛也提示相应病变，如落枕时斜方肌中点处有压痛；颈部肌纤维组织炎时压痛点在颈肩部，范围比较广泛。胸腰椎病变如结核、椎间盘突出、外伤或骨折，均在相应脊椎棘突有压痛，若椎旁肌肉有压痛，常为腰背肌纤维炎或劳损。

（2）**叩击痛** 常用的脊柱叩击方法有两种。①直接叩击法：即评估者用中指或叩诊锤垂直叩击各椎体的棘突，多用于检查胸椎与腰椎。因颈椎位置深，故颈椎疾病特别是颈椎骨关节损伤时，一般不用此法检查。②间接叩击法：嘱患者取坐位，评估者将左手掌置于其头部，右手半握拳以小鱼际肌部位叩击左手背，了解患者脊柱各部位有无疼痛。脊柱叩击疼痛阳性见于脊柱结核、脊椎骨折及椎间盘突出等，叩击痛的部位多为病变部位。如有颈椎病或颈椎间盘脱出症，间接叩诊时还可出现上肢的放射性疼痛。

（四）脊柱检查的几种特殊试验

1. 颈椎特殊试验 包括Jackson压头试验、前屈旋颈试验（Fenz征）、颈静脉加压试验（压颈试验，Naffziger试验）及旋颈试验等，具体意义及评估方法见表4-40。

表4-40　各种颈椎特殊试验的评估方法及意义

试验类型	评估方法及意义
Jackson 压头试验	患者取端坐位，评估者双手重叠放于其头顶部，向下加压，如出现颈痛或上肢放射痛即为阳性。多见于颈椎病及颈椎间盘突出症
前屈旋颈试验	嘱患者头颈部前屈，并左右旋转，如颈椎处感觉疼痛，即为阳性。多见于颈椎小关节的退行改变
颈静脉加压试验	患者仰卧，评估者以双手指按压患者两侧颈静脉，如其颈部及上肢疼痛加重，为根性颈椎病；对下肢坐骨神经痛患者颈部加压时若下肢症状加重，则提示其坐骨神经痛症状源于腰椎管内病变，即根性疼痛
旋颈试验	患者取坐位，头略后仰，并自动向左、右作旋颈动作。如患者出现头昏、头痛、视力模糊症状，头部停止转动，症状随即消失，提示椎动脉型颈椎病。

2. 腰骶椎的特殊试验　包括摇摆试验、拾物试验、直腿抬高试验（Lasegue 征）、屈颈试验（Linder 征）及股神经牵拉试验等，具体评估方法及意义见表4-41所示。

表4-41　各种腰骶椎的特殊试验的评估方法及意义

试验名称	评估方法及意义
摇摆试验	患者平卧，屈膝、髋，双手抱于膝前。评估者手扶患者双膝，左右摇摆。如腰部疼痛为阳性，多见于腰骶部病变
拾物试验	将一物品放在地上，嘱患者拾起。如患者先以一手扶膝蹲下，腰部挺直地用手接近物品，此即为拾物试验阳性。多见于腰椎病变如腰椎间盘脱出，腰肌外伤及炎症。腰椎正常者可两膝伸直，腰部自然弯曲，俯身将物品拾起
直腿抬高试验	患者仰卧，双下肢平伸，评估者一手握患者踝部，另一手置于大腿伸侧，分别做双侧直腿抬高动作，腰与大腿正常可达80°~90°，若抬高不足70°，且伴有下肢后侧的放射性疼痛，则为阳性。见于腰椎间盘突出症或单纯性坐骨神经痛
屈颈试验	患者仰卧或端坐或直立位，评估者一手置于患者胸前，另一手置于枕后，缓慢、用力的上抬其头部，使颈前屈，若出现下肢放射痛，则为阳性。见于腰椎间盘突出症的"根肩型"患者
股神经牵拉试验	患者俯卧，髋、膝关节完全伸直。检查者将一侧下肢抬起，使髋关节过伸，如大腿前方出现放射痛为阳性。可见于高位腰椎间盘突出症（腰$_{2~3}$或腰$_{3~4}$）

二、四肢与关节

四肢（four limbs）及其关节（arthrosis）的评估主要运用视诊与触诊，特殊情况下采用叩诊和听诊。四肢检查除大体形态和长度外，应以关节检查为主。

（一）上肢

1. 长度　双上肢长度可用目测，嘱被检者双上肢向前手掌并拢比较其长度，也可用带尺测量肩峰至桡骨茎突或中指指尖的距离为全上肢长度，双上肢长度正常情况下等长，长度不一见于先天性短肢畸形，骨折重叠和关节脱位等。上臂长度指从肩峰至尺骨鹰嘴的距离，肩关节脱位时，患侧上臂长于健侧，肱骨颈骨折患侧短于健侧。

2. 肩关节

（1）外形　评估者观察患者双肩姿势外形有无倾斜。正常双肩对称，双肩呈弧形。①方肩（图4-65）：即肩关节弧形轮廓消失肩峰突出。见于肩关节脱位或三角肌萎缩。②耸肩：即两侧肩关节一高一低，颈短耸肩。见于先天性肩胛高耸症及脊柱侧弯。③肩章状肩：锁骨骨折时，其远端下垂，使该侧肩下垂，肩部突出畸形如戴肩章状，见于外伤性肩锁关节脱位。

（2）运动　评估者固定肩胛骨，另一手持前臂进行多个方向的活动，或嘱患者做自主运动，观察有无活动受限。正常肩关节运动范围见表4-42所示。①冻结肩：即关节各方向的活动均受限，见于肩关节周围炎。②冈上肌腱炎：肩关节外展达60°时感疼痛，超过120°时则疼痛消失。

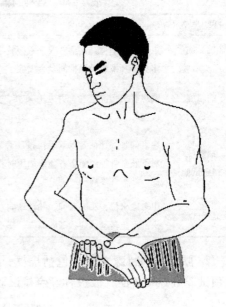

图4-65　方肩示意图

③肩关节炎：肩关节外展开始即痛，但仍可外展；④肱骨或锁骨骨折：轻微外展即感疼痛。⑤肩肱关节或肩锁骨关节脱位：搭肩试验常为阳性，即嘱患者用患侧手掌平放于对侧肩关节前方，如前臂不能自然贴紧胸壁搭上为阳性，提示肩关节脱位。

表4-42　各关节正常运动范围

关节	背伸	掌屈	内收（桡侧）	外展（尺侧）
肩关节	35（后伸）	90（前屈）	内收45	90
肘关节	10（伸）	135~150（屈）	80~90（旋后）	80~90（旋前）
腕关节	30~60	50~60	25~30	30~40
掌指关节	伸0	屈60~90		
髋关节	15~30（后伸）	130~140（屈曲）	25~30	30~45
膝关节	5~10（伸）	120~150（屈曲）	10（内旋）	20（外旋）
踝关节	20~30	40~50（跖屈）		
跖趾关节	45	30~40（跖屈）		

注：表内数字后的单位均为"度"

3. 肘关节　正常肘关节双侧对称，伸直时肘关节轻度外翻，称携物角，评估此角时嘱患者伸直两上肢，手掌向前，左右对比，正常人约5°~15°，若此角>15°为肘外翻；<15°为肘内翻。肘部骨折或脱位可引起肘关节外形改变，如髁上骨折可见肘窝上方突出，桡骨头脱位可见肘窝外下方向桡侧突出。正常人肘关节伸直时，肱骨内上髁、外上髁及尺骨鹰嘴在同一条直线上，屈肘时，此三点的连线为一等腰三角形，当肘关

节后脱位时，鹰嘴向肘后方突出此解剖关系改变。检查肘关节时还应注意双侧及肘窝部是否饱满、肿胀，若出现肿胀常提示肘关节积液和滑膜增生。正常肘关节运动范围见表4-42所示。

4. 腕关节及手

（1）局部肿胀与隆起 ①腕关节：腕关节肿胀可因外伤、关节炎、关节结核而起；背侧或旁侧局部隆起见于腱鞘囊肿；腕背侧肿胀见于腕肌腱腱鞘炎或软组织损伤；下尺桡关节半脱位可使尺骨小头向腕背侧隆起。②指关节：手指关节出现梭形肿胀见于类风湿性关节炎。如单个指关节出现梭形肿胀，可能为指骨结核或内生软骨瘤。

（2）畸形 常见腕和手的畸形（图4-66）有：①腕垂症，见于桡神经损伤。②猿掌，见于正中神经损伤。③爪形手，手指呈鸟爪样，见于尺神经损伤，进行性肌萎缩。④餐叉样畸形，见于Colles骨折。⑤杵状指（趾），手指或足趾末端增生、肥厚、增宽、增厚，指甲从根部到末端拱形隆起呈杵状。常见于慢性肺脓肿、支气管扩张和支气管肺癌、发绀型先天性心脏病、亚急性感染性心内膜炎、肝硬化等。其发生机制可能与肢体末端慢性缺氧、代谢障碍及中毒性损害有关，缺氧时末端肢体毛细血管增生扩张，因血流丰富软组织增生，末端膨大。⑥匙状甲又称反甲，特点为指甲中央凹陷，边缘翘起，指甲变薄，表面粗糙有条纹，常见于缺铁性贫血和高原疾病。

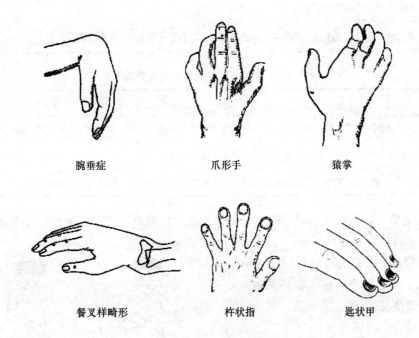

图4-66 各种畸形手示意图

（3）运动 正常腕关节及指关节运动范围见表4-42所示。

（二）下肢

1. 髋关节 髋关节评估要注意：①视诊，步态是否正常（表4-43）；关节有无畸形，评估方法为患者取仰卧位，双下肢伸直，使病侧髂前上棘连线与躯干正中线保持垂直，腰部放松，腰椎放平贴于床面观察关节有无畸形，如有多为髋关节脱位，股骨干及股骨头骨折错位（表4-44）；肿胀及皮肤皱褶，如腹股沟异常饱满，示髋关节肿胀；臀肌是否丰满，如髋关节病变时臀肌萎缩；臀部皱褶不对称，示一侧髋关节脱位；注意髋关节周围皮肤有无肿块，窦道及瘢痕，髋关节结核时常有以上改变。②触诊，髋关节位置深，只能触诊其体表位置。腹股沟韧带中点后下1cm，再向外1cm，触及此处有无压痛及波动感，髋关节有积液时有波动感，如此处硬韧饱满，可能为髋关节前脱位，若该处空虚，可能为后脱位。正常髋关节的活动范围见表4-42。③叩诊，患者下肢伸直，评估者以拳叩击足跟，如髋部疼痛，则示髋关节炎或骨折。④听诊，评估者令患者做屈髋和伸髋动作，可闻及大粗隆上方有明显的"咯噔"声，系紧张肥厚的阔筋膜张肌与股骨大粗隆摩擦声。

表4-43　不同异常步态的特点及临床意义

类型	特点及临床意义
跛行	①疼痛性跛行：髋关节疼痛不敢负重行走，患肢膝部微屈，轻轻落下足尖着地，然后迅速改换健肢负重，步态短促不稳，见于髋关节结核，暂时性滑膜炎，股骨头无菌性坏死等。②短肢跛行：以足尖落地或健侧下肢屈膝跳跃状行走，一侧下肢缩短3cm以上则可出现跛行，见于小儿麻痹症后遗症
鸭步	走路时两腿分开的距离宽，左右摇摆，如鸭子行走，见于先天性双侧髋关节脱位，髋内翻及小儿麻痹症所致的双侧臀中、小肌麻痹
呆步	步行时下肢向前甩出，并转动躯干，步态呆板，见于髋关节强直、化脓性髋关节炎

表4-44　膝关节畸形的特点及临床意义

类型	定义
内收畸形	正常时双下肢可伸直并拢，如一侧下肢超越躯干中线向对侧偏移，而且不能外展为内收畸形
外展畸形	下肢离开中线，向外侧偏移，不能内收，称外展畸形
旋转畸形	仰卧位时，正常髌骨及足拇趾指向上方，若向内外侧偏斜，为髋关节内外旋畸形

2. 膝关节　评估膝关节时应脱去长裤，两侧对比观察。正常膝关节活动范围较大，屈膝时足跟可以接解臀部。

（1）视诊　①是否有畸形（图4-67，表4-45）。②是否有肿胀，如膝关节匀称性胀大，双侧膝眼消失并突出，见于膝关节积液。髌骨上方明显隆起见于髌上囊内积液。髌骨前面明显隆起见于髌前滑囊炎。膝关节呈梭形膨大，见于膝关节结核。关节间隙附近有突出物常为半月板囊肿。③注意关节周围皮肤有无发红、灼热及窦道形成；④是否有肌萎缩，膝关节病变时，因疼痛影响步行，常导致相关肌肉

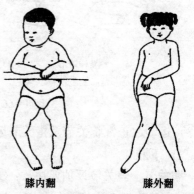

膝内翻　　　　膝外翻

图4-67　膝关节畸形示意图

的失用性萎缩，常见为股四头肌及内侧肌萎缩。

表4-45　膝关节畸形的特点及临床意义

畸形	临床意义	特点
膝外翻	佝偻病	暴露双膝关节，处站立位及平卧位，直立时双腿并拢，二股骨内髁及二胫骨内踝可同时接触，如两踝距离增宽，一小腿向外偏斜，双下肢呈"X"状
膝内翻	小儿佝偻病	直立时，患者双股骨内髁间距增大，小腿向内偏斜，膝关节向内形成角度，双下肢形成"O"状
膝反张	小儿麻痹后遗症、膝关节结核	膝关节过度后伸形成向前的反屈状

（2）触诊　膝关节触诊应注意：①是否有压痛，膝关节发炎时，双膝眼处压痛；髌骨软骨炎时髌骨两侧有压痛；膝关节间隙压痛提示半月板损伤；侧副韧带损伤，压痛点多在韧带上下两端的附着处，胫骨结节骨骺炎时，压痛点位于髌韧带在胫骨的止点处。②是否有肿块，如膝关节周围有肿块，应注意大小、硬度、活动度，有无压痛及波动感。髌骨前方肿块，并可触及囊性感，见于髌前滑囊炎，膝关节间隙处可触及肿块，且伸膝时明显，屈膝后消失，见于半月板囊肿；胫前上端或股骨下端有局限性隆起，无压痛，多为骨软骨瘤；腘窝处出现肿块，有囊状感，多为腘窝囊肿，如伴有与动脉同步的搏动，见于动脉瘤。③是否有摩擦感，医师一手置于患膝前方，另一手握住患者小腿做膝关节的伸屈动作，如膝部有摩擦感，提示膝关节面不光滑，见于炎症后遗症及创伤性关节炎。推动髌骨作上下左右活动，如有摩擦感，提示髌骨表面不光滑，见于炎症及创伤后遗留的病变。④活动度。⑤特殊试验，包括浮髌试验、拇指指甲滑动试验、侧方加压试验等（表4-46）。

表4-46　特殊试验的评估方法及临床意义

类型	评估方法及临床意义
浮髌试验	患者取平卧位，下肢伸直放松，评估者一手虎口卡于患膝髌骨上极，并加压压迫髌上囊，使关节液集中于髌骨底面，另一手示指垂直按压髌骨并迅速抬起，按压时髌骨与关节面有碰触感，松手时髌骨浮起，即为浮髌试验阳性，提示有中等量以上关节积液（50ml）
拇指指甲滑动试验	评估者以拇指指甲背面沿髌骨表面自上而下滑动，如有明显疼痛，可能为髌骨骨折
侧方加压试验	患者取仰卧位，膝关节伸直，评估者一手握住踝关节向外侧推抬，另一手置于膝关节外上方向内侧推压，使内侧副韧带紧张度增加，如膝关节内侧疼痛为阳性，提示内侧副韧带损伤，如向相反方向加压，外侧膝关节疼痛，提示外侧副韧带损伤

（三）踝关节与足

1. 视诊　踝关节与足部检查一般让患者取站立或坐位时进行，有时需患者步行，从步态观察正常与否。评估踝关节应注意：①是否有肿胀，踝关节可有匀称型肿胀和局限性肿胀（表4-47）。②是否有局限性隆起，足背部骨性隆起可见于外伤，骨质增生或先天性异常，内外踝明显突出，见于胫腓关节分离，内外踝骨折；踝关节前方隆起，见于距骨头骨质增生。③是否有畸形，足部常见畸形见图4

-68，表4-48所示。

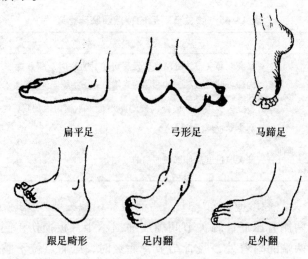

扁平足　　　　　弓形足　　　　　马蹄足

跟足畸形　　　　足内翻　　　　　足外翻

图4-68　各种足畸形示意图

表4-47　踝关节肿胀的类型、评估方法及临床意义

类型	评估方法及临床意义
匀称性肿胀	正常踝关节两侧可见内外踝轮廓，跟腱两侧各有一凹陷区，踝关节背伸时，可见伸肌腱在皮下走行，踝关节肿胀时以上结构消失，见于踝关节扭伤、结核、化脓性关节炎及类风湿关节炎
局限性肿胀	足背或内、外踝下方局限肿胀见于腱鞘炎或腱鞘囊肿；跟骨结节处肿胀见于跟腱周围炎，第二、三跖趾关节背侧或跖骨干局限性肿胀，可能为跖骨头无菌性坏死或骨折引起，足趾皮肤温度变冷、肿胀，皮肤呈乌黑色见于缺血性坏死

表4-48　足部常见畸形特点

类型	特　　点
扁平足	足纵弓塌陷，足跟外翻，前半足外展，形成足旋前畸形，横弓塌陷，前足增宽，足底前部形成胼胝
弓形足	足纵弓高起，横弓下陷，足背隆起，足趾分开
马蹄足	踝关节跖屈，前半足着地，常因跟腱挛缩或腓总神经麻痹引起
跟足畸形	小腿三头肌麻痹，足不能跖屈，伸肌牵拉使踝关节背伸，形成跟足畸形，行走和站立时足跟着地
足内翻	跟骨内旋，前足内收，足纵弓高度增加，站立时足不能踏平，外侧着地，常见于小儿麻痹后遗症
足外翻	跟骨外旋，前足外展，足纵弓塌陷，舟骨突出，扁平状，跟腱延长线落在跟骨内侧，见于胫前胫后肌麻痹

（2）触诊 ①有无压痛：内外踝骨折，跟骨骨折，韧带损伤局部均可出现压痛，第二、三跖骨头处压痛，见于跖骨头无菌性坏死；第二、三跖骨干压痛，见于疲劳骨折；跟腱压痛，见于跟腱腱鞘炎；足跟内侧压痛，见于跟骨骨棘或跖筋膜炎。②活动度：见表4－42。③其他：踝足部触诊应注意跟腱张力，足底内侧跖筋膜有无挛缩，足背动脉搏动有无减弱。方法是医师将示、中和无名指末节指腹并拢，放置于足背1～2趾长伸肌腱间触及有无搏动感。

（吴林秀 黄 臻）

第七节、肛门、直肠、生殖器检查

一、肛门与直肠

直肠全长为12～15cm，下连肛管。肛管下端在体表的开口为肛门，位于会阴中心体与尾骨尖之间。肛门与直肠的检查方法简便，以视诊及触诊为主，辅以内镜检查。

（一）患者体位

检查肛门与直肠时可根据病情需要，让患者采取适当的体位，以便达到所需的检查目的。常用的体位、检查方法及适用范围见图4－69、图4－70、表4－49所示。

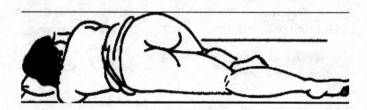

图4－69 左侧卧位

（二）记录及检查方法

1. 记录方法 肛门与直肠检查所发现的病变如肿块、溃疡等应注明检查时患者所取体位，按时针方向进行记录。肘膝位时前正中点为6点钟位，肛门后正中点为12点钟位，而仰卧位的时钟位则与此相反。

2. 视诊 检查者用手分开患者臀部，观察肛门及其周围皮肤颜色与皱褶。正常肛门周围皮肤颜色较深，皱褶自肛门

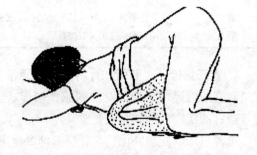

图4－70 肘膝位

向外周呈放射状。还应观察肛门周围有无肛裂、脓血、黏液、外痔、瘘管口或脓肿等。

肛门常见病变及临床表现见表4－50所示。

表 4 – 49　常用检查体位及适用情况

体位名称	检查方法	适用范围
左侧卧位	患者取左侧卧位，右腿向腹部屈曲，左腿伸直，臀部靠近检查台右边。检查者位于患者背后进行检查	适用于病重、年老体弱或女性患者
肘膝位	患者两肘关节屈曲，置于检查台上，胸部尽量靠近检查台，两膝关节屈曲成直角跪于检查台上，臀部抬高	最常用于前列腺、精囊及内镜检查
仰卧位或截石位	患者仰卧于检查台上，臀部垫高，两腿屈曲、抬高并外展	重症体弱患者或膀胱直肠窝的检查。亦可进行直肠双合诊，即右手示指在直肠内，左手在下腹部，双手配合，以检查盆腔脏器的病变情况
蹲位	患者下蹲呈排大便的姿势，屏气向下用力	检查直肠脱出、内痔及直肠息肉等

表 4 – 50　肛门常见病变及临床表现

肛门病变	原因	临床表现
肛门闭锁与狭窄	新生儿先天性畸形，或感染、外伤、手术导致	肛门闭锁或狭窄
肛周脓肿	肛门周围炎症或脓肿	肛门周围炎症红、肿及压痛
肛裂	肛管下段（齿状线以下）深达皮肤全层的纵行及梭形裂口或感染性溃疡	排便时疼痛，排出的粪便常附有少许鲜血。肛门黏膜可见裂口，触痛明显
痔	直肠下端黏膜下或肛管边缘皮下的内痔静脉丛或外痔静脉丛扩大和曲张	大便带血、痔块脱出、疼痛或瘙痒感
肛门直肠瘘（肛瘘）	是直肠、肛管与肛门周围皮肤相通的瘘管，肛管或直肠周围脓肿或结核导致	肛门周围皮肤有瘘管开口，偶有脓性分泌物流出，此为瘘管外口。在直肠或肛管内可触及硬结，此为瘘管内口
直肠脱垂（脱肛）	肛管、直肠甚至乙状结肠下端肠壁，部分或全层向外翻而脱出于肛门外	排便动作时用力屏气，肛门外可见紫红色球状突出物，表面有环形皱襞

3. 直肠指诊　对肛门和直肠的触诊通常称为肛诊或直肠指诊。肛诊不仅可以检查肛门和直肠的局部病变，对前列腺、精囊、子宫颈、子宫、输卵管、阑尾炎、髂窝脓肿等器官的疾病诊断亦有重要意义。

患者可采取左侧卧位、肘膝位或仰卧位等。触诊时检查者右手示指戴指套或手套，并涂以液状石蜡之类的润滑剂，将示指先轻轻按摩肛门外口（图 4 – 71），待患者肛门括约肌放松后，再将示指徐徐插入肛门、直肠内（图 4 – 72）。先检查肛门括约肌的紧张度，再检查肛管及直肠的内壁。直肠触诊时注意有无压痛，黏膜是否光滑，有无肿块及波动感。

肛诊时应注意有无以下异常改变：①剧烈触痛见于肛裂或感染；②直肠内触及柔软、光滑而有弹性的包块常为直肠息肉；③触痛伴有波动感见于肛门、直肠周围脓肿；

④触及坚硬且凹凸不平的包块，应考虑直肠癌。如直肠病变病因不明，应进一步做肠镜检查，以助诊断。

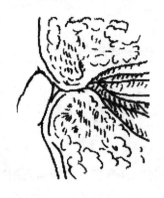

图4-71 直肠指检前按摩

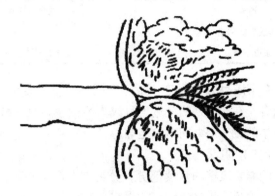

图4-72 直肠指检前按摩

二、男性生殖器检查

男性生殖器包括阴茎、阴囊、前列腺和精囊等。阴囊内有睾丸、附睾及精索等。评估时患者充分暴露下身。先视诊为主检查外生殖器阴茎及阴囊，后触诊检查内生殖器前列腺及精囊。

（一）阴茎

阴茎为前端膨大的圆柱体，分头、体、根三部分。正常成年人阴茎长7~10cm。其检查顺序如下：

1. 包皮 阴茎的皮肤在阴茎颈前向内翻转覆盖于阴茎表面称为包皮。成年人包皮不应掩盖尿道口。翻起包皮后应露出阴茎头，若翻起后仍不能露出尿道外口或阴茎头者称为包茎，见于先天性包皮口狭窄或炎症、外伤后粘连。若包皮长度超过阴茎头，但翻起后能露出尿道口或阴茎头，称包皮过长。包皮过长或包茎易引起嵌顿，污垢易于残留，常被视为阴茎癌的重要致病因素，提倡早期手术处理。

2. 阴茎头与阴茎颈 阴茎前端膨大部分称为阴茎头，俗称龟头。在阴茎头、颈交界部位有一环形浅沟，称为阴茎颈或阴茎头冠。检查时将包皮上翻暴露全部阴茎头及阴茎颈，观察其颜色，有无充血、水肿、结节及分泌物等（表4-51）。

表4-51 阴茎常见病变及其临床表现

阴茎病变	临床表现
阴茎癌	硬结伴暗红色溃疡、易出血或融合成菜花状
尖锐湿疣	淡红色小丘疹融合成蕈样，呈乳突状突起
梅毒	阴茎颈部单个椭圆形质硬溃疡称下疳

3. 尿道口 检查尿道口时，检查者轻轻挤压龟头观察尿道口黏膜有无红肿、溃疡及分泌物等。尿道常见疾病尿道口表现见表4-52所示。

表 4 – 52　尿道常见疾病尿道口表现

疾病	尿道口表现
尿道炎	尿道口红肿、分泌物及溃疡
畸形或炎症粘连	尿道口狭窄
尿道下裂	尿道口畸形，尿道口位于阴茎腹面

4. 阴茎大小与形态　成年人阴茎过小呈婴儿型，见于性腺功能不全或垂体功能不全患者；在儿童期阴茎过大呈成人型阴茎，见于性早熟，如促性腺激素过早分泌。假性性早熟见于睾丸间质细胞瘤患者。

（二）阴囊

阴囊是腹壁的延续部分，分为左右两个囊腔，每囊内含有睾丸、精索及附睾。检查时先视诊，再触诊。评估内容主要有：

1. 阴囊皮肤及外形　正常阴囊皮肤呈深暗色，多皱褶。视诊时注意观察阴囊有无皮疹、溃烂、肿胀。

阴囊常见病变有：

（1）阴囊湿疹　阴囊湿疹阴囊皮肤增厚呈苔藓样，并有小片鳞屑或皮肤糜烂，大量浆液渗出，伴顽固性奇痒。

（2）阴囊水肿　可为全身性水肿的一部分，如肾病综合征。也可为局部因素所致，如局部炎症或过敏反应、静脉血或淋巴液回流受阻等。

（3）阴囊疝　阴囊疝是肠管或肠系膜等腹腔内器官，经腹股沟管下降至阴囊内所形成。表现为一侧或双侧阴囊肿大，触之有囊样感。有时可缩回腹腔，但患者用力咳嗽等腹腔内压增高动作时可再降入阴囊造成阴囊肿大。

（4）鞘膜积液　正常情况下鞘膜囊内有少量液体，当鞘膜液体分泌增多，形成积液，此时阴囊肿大触之有水囊样感。透光试验有助于鉴别鞘膜积液与阴囊疝或睾丸肿瘤。鞘膜积液时，阴囊呈橙红色均质的半透明状，而阴囊疝和睾丸肿瘤则不透光。

2. 精索　精索在左、右阴囊腔内各一条，位于附睾上方。精索由输精管、提睾肌、动脉、静脉、神经等组成。正常呈柔软的索条状，质韧无压痛。若红肿及压痛多为精索急性炎症；若串珠样肿胀，见于输精管结核；精索有蚯蚓样感为精索静脉曲张的特征。

3. 睾丸　左、右各一，椭圆形，表面光滑，柔韧。检查时检查者用拇指和示、中指触及睾丸注意其大小、外形、硬度及有无触痛等，并两侧对比。睾丸疾病表现及原因见表 4 – 53 所示。

表 4 – 53　睾丸疾病表现及原因

睾丸病变	常见原因	临床表现
急性睾丸炎	常继发于流行性腮腺炎、淋病等	睾丸急性肿痛，明显压痛
睾丸肿瘤或白血病细胞浸润	肿瘤细胞浸润	一侧睾丸肿大、质硬并有结节
睾丸结核	结核杆菌感染	睾丸慢性肿痛

续表

睾丸病变	常见原因	临床表现
睾丸萎缩	流行性腮腺炎或外伤后遗症及精索静脉曲张	睾丸萎缩
睾丸过小	先天性或内分泌异常，如肥胖性生殖无能症	睾丸过小
隐睾症或无睾症	性染色体数目异常所致的先天性无睾症，暂时性者可出现于正常小儿受冷或提睾肌强烈收缩	阴囊触诊无法触及睾丸，而触诊或做超声检查发现睾丸隐藏在腹股沟管内、阴茎根部或会阴部等处。一侧多见，也可双侧

4. 附睾　附睾是贮存精子和促进精子成熟的器官，位于睾丸后外侧。触诊时应注意附睾大小，有无结节和压痛；附睾炎时附睾肿痛。附睾结核则表现为附睾肿胀，质硬并有结节感，无压痛。

（三）前列腺

前列腺位于膀胱下方、耻骨联合后约 2cm 处，左右各一，紧密相连。检查时患者取肘膝卧位，评估前排空膀胱。检查者示指戴指套（或手套），指端涂以润滑剂，徐徐插入肛门，向腹侧触诊。正常前列腺质韧而有弹性，左、右两叶之间可触及正中沟。老年人前列腺肥大，检查前列腺正中沟变浅或消失，表面光滑、质地韧，无压痛及粘连。急性前列腺炎患者多前列腺肿大且有明显压痛。前列腺癌患者往往前列腺表面有结节、肿、硬、无压痛。

（四）精囊

精囊位于前列腺外上方，附属性腺，其排泄管与输精管末端汇合成射精管。正常时，直肠指诊一般不易触及精囊。如可触及考虑炎症、结核肿瘤等病理状态。

三、女性生殖器检查

女性生殖器包括内外两部分，一般情况下女性患者的生殖器不做常规检查，疑有妇产科疾病时应由妇产科检查者进行检查。检查时患者应先排空膀胱，暴露下身，仰卧于检查台上，两腿外展、屈膝，检查者戴无菌手套进行检查。评估内容包括外生殖器及内生殖器

（一）外生殖器

1. 阴阜　阴阜为柔软的脂肪垫，位于耻骨联合前面。成年女性阴毛，呈倒三角形。若阴毛以前浓密，后来脱落致明显稀少或缺如见于席汉病；阴毛过多，多见于肾上腺皮质功能亢进。

2. 大阴唇　未生育妇女两侧大阴唇自然合拢；经产妇两侧大阴唇常分开。

3. 小阴唇　小阴唇常合拢遮盖阴道外口。小阴唇红、肿、痛提示炎症。若有结节、溃烂应考虑癌变可能。如有乳突状或蕈样突起见于尖锐湿疣。

4. 阴蒂　阴蒂为两侧小阴唇前端会合处与大阴唇前连合之间的隆起部分。阴蒂过

小见于性发育不全；过大应考虑两性畸形；红肿见于外阴炎症。

5. 阴道前庭 阴道前庭是两侧小阴唇之间的菱形裂隙，前部有尿道口，后部有阴道口。前庭大腺炎症则局部红肿、硬痛并有脓液溢出。前庭大腺囊肿时肿大明显而压痛轻。

（二）内生殖器

1. 阴道 检查时，检查者用拇、示指分开两侧小阴唇，在前庭后部可见阴道外口，其周围有处女膜。未婚女性一般不做阴道检查，但已婚妇女有指征者必须进行检查。正常阴道黏膜呈浅红色，光滑、柔软。检查时应注意有无分泌物、出血、肿块等并观察宫颈有无糜烂及突起。

2. 子宫 触诊子宫应以双合诊法进行检查。正常宫颈表面光滑，检查时应注意宫颈有无充血、糜烂及息肉。环绕宫颈周围的阴道分前后，左右穹窿，后穹窿最深，为诊断性穿刺的部位。正常成年未孕子宫长约 7.5cm，宽 4cm，厚 2.5cm；产后妇女子宫增大，光滑无压痛。子宫体积匀称性增大见于妊娠；非匀称性增大见于各种肿瘤。

3. 卵巢 成年女性的卵巢，左右各一约 4cm×3cm×1cm 大小，质软，表面光滑。绝经后萎缩变小、变硬；卵巢触诊多用双合诊，炎症时卵巢肿大有压痛。

4. 输卵管 正常输卵管不能触及，表面光滑、质韧，无压痛。输卵管明显肿大可为输卵管积脓或积水。输卵管肿胀、增粗、结节，明显触压痛，且常与周围组织粘连、固定，多见于输卵管结核。

（黄　臻　吴林秀）

第八节　神经系统评估

神经系统评估包括脑神经、运动系统、感觉系统、神经反射及自主神经评估。此外，意识、精神状态、失语、失用等大脑皮层功能障碍，亦属于神经系统评估的范畴。评估时，护士要耐心仔细，使患者充分配合，并按一定的顺序进行评估，尽可能避免遗漏。通常先评估皮层功能，然后依次评估脑神经、上肢和下肢的运动系统和神经反射，最后评估感觉和自主神经系统。进行神经系统评估常需要准备一定的工具，如叩诊锤、大头针、手电筒等。本节主要介绍脑神经、运动系统、感觉系统、神经反射及自主神经系统的评估。

一、脑神经评估

脑神经是与脑相连的周围神经，共 12 对，其中第 I、II 对属于大脑和间脑的组成部分，第 III ~ XII 对则与脑干相连。脑神经评估对颅脑疾病的定位诊断有重要意义。评估时应按顺序进行，避免遗漏，同时注意双侧对比观察。

1. 嗅神经（I） 主司嗅觉。评估前需先确定患者无鼻黏膜病变、鼻腔阻塞及嗅幻觉等异常。然后闭目下用单侧鼻孔辨别气味。一侧嗅完后，测试另一侧，注意双侧比较。由于醋酸、酒精、福尔马林等刺激性物质可刺激三叉神经末梢，不宜用于嗅觉检查。一侧或双侧嗅觉丧失多由于鼻腔局部（嗅神经和鼻本身）病变所致。

2. 视神经（II） 主要评估视力、视野，详见五官科护理相关章节。

（1）视力　可应用远或近视力表。小于1.0即为视力减退。

（2）视野　系检查视网膜的边缘视力。被评估者眼球正视前方，眼球不动时所能看到的最大范围即为视野。一般用手试法，嘱被评估者背光，距评估者60～100cm相对而坐，各自遮盖相对的眼睛，对视片刻，保持眼球不动。评估者以手指置于两人中间，由视野为参照物，比较评估者与被评估者的视野，以评定被评估者视野是否正常。被检视野变小或异常时应作视野计检查。

3. 动眼、滑车和外展神经（Ⅲ、Ⅳ、Ⅵ）　共同支配眼球运动，可同时评估。

（1）外观　观察睑裂有无增宽或变窄、两侧是否对称。有无上睑下垂，眼球有无突出、内陷、斜视或同向偏斜。

（2）眼球运动　嘱患者头部不动，双眼注视评估者手指，并随之向左右、左上、左下、右上、右下方向移动，在每个方向的极点都停留片刻以观察有否眼震和眼球活动受限。并问患者有否复视，在哪个方向复视最明显。

（3）瞳孔及反射　受检者向前平视，评估者记录双侧瞳孔的形状和大小。用手电筒光从侧面照射一眼，可见瞳孔缩小。正常时感光一侧的瞳孔缩小，称直接光反射，未直接感光的另一侧瞳孔亦缩小，称间接光反射。嘱患者双眼看着评估者的手指，手指从1m远快速移动至距患者鼻前数厘米处，两眼瞳孔缩小（调节反射）及两眼球内聚（内聚或辐辏反应）。

4. 三叉神经（Ⅴ）　主要支配头面部感觉和咀嚼肌运动。评估时，分别评估面部痛温觉、触觉、角膜反射及运动功能。

评估运动功能时，先观察张口有无偏斜，再让患者做咀嚼动作，对比双侧颞肌和咀嚼肌肌力强弱。如面部感觉减退或消失，提示该侧三叉神经感觉支有病变；如张口时下颌偏向一侧，且该侧咀嚼肌肌力减弱，提示该侧运动支有病变。当三叉神经发生刺激性病损时，可出现该分支的放射痛，局部按压常可诱发疼痛。

5. 面神经（Ⅶ）　主要支配面部表情肌和舌前2/3味觉。评估运动功能时，运动观察双侧额纹、眼裂、鼻唇沟及口角是否对称。请患者做皱额、皱眉、闭目、露齿、鼓腮和吹口哨等动作。观察眼裂大小，嘱患者皱前额、闭眼观察其眼裂的宽度和对称性，请患者皱前额，扬眉和闭眼抵抗阻力。面神经损害分为中枢性和周围性，周围性面瘫表现为患侧额纹减少、眼裂增大、鼻唇沟变浅、口角下垂，皱额、皱眉、闭目不能，露齿时口角偏向健侧，鼓腮和吹口哨时病侧漏气。中枢性面瘫只造成病灶对侧眼裂以下的面肌瘫痪。

6. 位听神经（Ⅷ）　包括蜗神经及前庭神经。蜗神经传导听觉，前庭神经调节身体平衡，并反射性调节眼球位置及颈肌活动。听力评估粗测可以耳语、表声、音叉振动声分别检测双耳，由远至近移向一侧耳，患者刚一听到声音，即记录其距离，与另一侧比较，也要与检查者自身比较。听力评估详见五官科护理相关章节。评估前庭神经功能时，询问患者有无眩晕、呕吐、平衡障碍等，并评估有无自发性眼震。

7. 舌咽神经（Ⅸ）和迷走神经（Ⅹ）　此两对神经解剖和功能上关系密切，常同时受累，故同时评估。其共同支配腭、咽、喉部的肌肉运动，此外，舌咽神经还掌管舌后1/3味觉。评估时，注意观察患者有无声音嘶哑，饮水呛咳，并让患者张口说"啊"

音以观察软腭及悬雍垂的位置。用压舌板分别轻触两侧咽后壁，观察有无咽反射（恶心反射），一侧舌咽、迷走神经麻痹此反射消失。

8. 副神经（Ⅺ） 支配胸锁乳突肌和斜方肌。评估时，注意有无肌肉萎缩，有无斜颈、双肩，是否同一水平；让患者做耸肩及转颈运动，比较两侧肌力。一侧副神经损伤出现向对侧转颈及同侧耸肩无力或不能，同侧胸锁乳突肌及斜方肌萎缩、垂肩和斜颈。

9. 舌下神经（Ⅻ） 支配舌肌运动。评估时，请受检者伸舌，观察患者有无舌肌萎缩、震颤、伸舌有无偏斜，再让其以舌尖先后推抵左、右颊，评估者可以手指在颊外测试其肌力。

脑神经功能及损伤的临床表现见表4-54所示。

表4-54 脑神经功能及损伤的临床表现

脑神经	功能	损伤后临床表现
Ⅰ：嗅神经	嗅觉	嗅觉丧失
Ⅱ：视神经	视觉	全盲
Ⅲ：动眼神经	眼球运动、晶状体调节、瞳孔收缩	复视，上睑下垂，瞳孔散大，调节反射消失
Ⅳ：滑车神经	眼球运动	复视
Ⅴ：三叉神经	脸部，头皮，牙齿的感觉，咀嚼运动	面部麻木，咀嚼肌无力
Ⅵ：展神经	眼球运动	复视
Ⅶ：面神经	味觉、软腭、外耳感觉，泪腺、下颌下腺、舌下腺分泌，面部表情	舌前2/3味觉丧失，口干，泪腺丧失分泌功能，面肌瘫痪
Ⅷ：位听神经	听觉，平衡	耳聋、耳鸣、头晕，眼球震颤
Ⅸ：舌咽神经	味觉，咽部感觉，上抬腭，腮腺分泌	舌后1/3味觉丧失，咽麻痹、口部分发干
Ⅹ：迷走神经	味觉，咽、喉、耳感觉，吞咽、发声、内脏交感神经	吞咽困难，声音嘶哑，上腭麻痹
Ⅺ：副神经	发声，头、颈、肩的运动	声音嘶哑，头、颈、肩肌肉无力
Ⅻ：舌下神经	舌的运动	伸舌无力，舌肌萎缩

二、运动功能评估

运动常指骨骼肌的活动，包括随意运动、不随意运动和共济运动。随意运动受大脑皮层运动区支配，主要由锥体束司理；不随意运动（不自主运动）由锥体外系和小脑司理。运动系统评估一般包括肌张力、肌力、不自主运动和共济运动。

（一）肌张力

肌张力（muscular tension）是指静息状态下的肌肉紧张度和被动运动时遇到的阻力。评估时嘱患者肌肉放松，触摸患者肌肉的硬度，并被动屈伸及旋前旋后动作时由护士所感知的阻力来判断。

1. 肌张力增高 伸屈患者肢体时阻力较高，或触诊时肌肉硬实，见于锥体束或（和）锥体外系损害。前者表现为痉挛性肌张力增高，在被动伸屈其肢体时，起始阻力大，终末突然阻力减弱，也称折刀现象；后者表现为强直性肌张力增高，即伸肌和屈肌的肌张力均增高，做被动运动时各个方向的阻力增加是均匀一致的，也称为铅管样强直，如伴有震颤出现规律而断续的阻力增高，称齿轮样肌张力增高，见于帕金森病。

2. 肌张力减低　肌肉松软，伸屈其肢体时阻力低，关节运动范围扩大，见于下运动神经元病变（如周围神经炎、脊髓前角灰质炎等）、小脑病变和肌源性病变等。

（二）肌力

肌力（muscle force）是指肢体随意运动时的肌肉最大的收缩力。评估时令患者做肢体伸屈动作，评估者从相反方向给予阻力，测试患者对阻力的克服力量，并注意双侧对比，两侧力量显著不等时有重要意义。肌力的记录采用 0～5 级的六级分级法。即：

0 级　肌肉完全瘫痪，无任何肌肉收缩。

1 级　仅测到肌肉收缩，但不能产生动作。

2 级　肢体在床面上能水平移动，但不能抵抗自身重力，即不能抬离床面。

3 级　肢体能抬离床面，但不能抗阻力。

4 级　能做抗阻力动作，但较正常差。

5 级　正常肌力。

随意运动的丧失或减弱称瘫痪。完全不能做随意运动者称完全性瘫痪；肌力减弱者称不完全性瘫痪或轻瘫。瘫痪按病变部位又分为中枢性和周围性两种。根据瘫痪的部位又分为：①单瘫，为单一肢体瘫痪，见于脊髓灰质炎；②偏瘫，为一侧肢体瘫痪，伴有同侧脑神经损害，见于内囊出血等；③交叉瘫，为一侧肢体瘫痪和对侧脑神经损害，见于脑干病变；④截瘫，为双下肢或四肢瘫痪，见于脊髓外伤、炎症等所致的脊髓横贯性损害。

中枢性瘫痪与周围性瘫痪的鉴别见表 4 – 55。

表 4 – 55　中枢性瘫痪与周围性瘫痪鉴别

	中枢性瘫痪	周围性瘫痪
病损部位	皮质运动区至脊髓前角的锥体束	脊髓前角、前根、神经丛及周围神经
瘫痪范围	一个以上肢体受累	个别或几个肌群受累
肌萎缩	不明显	明显
肌张力	增高	减低
腱反射	亢进	减弱
病理反射	有	无
肌电图	神经传导正常，无失神经电位	神经传导异常，有失神经电位

（三）不自主运动

不自主运动（involuntary movements）指由锥体外系统病变引起的在患者意识清楚的情况下，出现不随意志控制的无规律、无目的的面、舌、肢体、躯干等骨骼肌的不自主活动。

1. 震颤 为两组拮抗肌交替收缩引起的不自主动作。有以下几种类型：

（1）静止性震颤 表现为震颤在静止时明显，而在运动时减轻，睡眠时消失。伴肌张力增高，见于帕金森病；不伴肌张力增高者多为老年性震颤。

（2）运动性震颤 又称动作性震颤。表现为震颤在休息时消失，动作时发生，愈近目的物愈明显，见于小脑病变。

（3）扑翼样震颤 表现为上肢前伸，手指及腕部伸直维持一定姿势时，腕关节突然屈曲，而后迅速伸直至原来位置，如此反复，状如扑翼。常见于肝性脑病。

2. 舞蹈样动作 舞蹈样动作（choreic movement）为面部肌肉及肢体的快速、不规则、无目的、不对称的不自主运动，表现为做鬼脸、伸舌、转颈、耸肩、手指间断性伸曲、摆手和伸臂等舞蹈样动作，睡眠时可减轻或消失，常伴有肌张力减低，多见于儿童期脑风湿脑性病变。

3. 其他 还有手足徐动（athetosis）为手指或足趾的一种缓慢持续的伸展扭曲动作，见于脑性瘫痪、肝豆状核变性和脑基底节变性等；手足搐搦见于低血钙症等。

（四）共济运动

机体任一动作的完成均依赖于某组肌群协调一致的运动，称共济运动（coordination movement）。小脑、前庭系统、深感觉、锥体外系共同调节运动的协调与平衡，这些部位的任何病变都可使运动缺乏准确性，称为共济失调（ataxia）。评估时，先观察患者日常活动，如吃饭、穿衣、系纽扣、站立及步态等是否协调，有无动作性震颤和语言顿挫等，然后再做以下试验。

1. 指鼻试验（finger – to – nose test） 嘱患者先以示指接触距其前方 50cm 检查者的示指，再以示指触自己的鼻尖，由慢到快，先睁眼、后闭眼，重复进行。小脑半球病变时同侧指鼻不准；如睁眼时指鼻准确，闭眼时出现障碍则为感觉性共济失调。

2. 跟 – 膝 – 胫试验（heel – knee – shin test） 嘱患者仰卧，上抬一侧下肢，将足跟置于另一下肢膝盖下端，再沿胫骨前缘向下移动，先睁眼、后闭眼重复进行。小脑损害时，动作不稳；感觉性共济失调者则闭眼时足跟难以寻到膝盖。

3. 快速轮替试验（rapid alternating test） 嘱患者伸直手掌并以前臂做快速旋前旋后动作，或一手用手掌、手背连续交替拍打对侧手掌，共济失调者动作缓慢、不协调。

4. 反跳试验 也称为 Holmes 试验。评估时，嘱患者用力屈肘，检查者握其腕部使其伸直，然后突然松手。正常人由于对抗肌的拮抗作用，可立即停止前臂屈曲，不会击中自己。小脑病变患者失去迅速调整能力，屈肘时力量使前臂或掌部碰击到自己的肩膀或面部。

5. 闭目难立试验（Romberg test） 嘱患者足跟并拢站立，闭目，双手向前平伸，若出现身体摇晃或倾斜则为阳性，提示小脑病变。如睁眼时能站稳而闭眼时站立不稳，则为感觉性共济失调。

三、感觉功能评估

感觉是作用于各个感受器的各种形式刺激在人脑中的直接反应。感觉功能评估主观性强，易产生误差，故评估时应注意：患者必须意识清晰，评估前让患者了解检查的目的与方法，以取得充分合作；检查时要注意左右侧和远近端部位的差别；检查时必须注意嘱患者闭目，以避免主观或暗示作用。

（一）浅感觉

浅感觉（superficial sensation）包括痛觉、触觉及温度觉。

1. 痛觉（pain sensation） 用大头针的针尖均匀地轻刺患者皮肤，询问患者是否疼痛。为避免患者将触觉与痛觉混淆，应交替使用别针的针尖和针帽进行检查比较。注意两侧对称比较，同时记录痛感障碍类型（正常、过敏、减退或消失）与范围。痛觉障碍见于脊髓丘脑侧束损害。

2. 触觉（touch sensation） 用棉签轻触患者的皮肤或黏膜，询问有无感觉。触觉障碍见于脊髓丘脑前束和后索病损。

3. 温度觉 用盛有热水（40～50℃）或冷水（5～10℃）的玻璃试管交替接触患者皮肤，嘱患者辨别冷、热感。温度觉障碍见于脊髓丘脑侧束损害。

（二）深感觉

深感觉（deep sensation）指来自肌肉、肌腱和关节等深部组织的感觉，即位置觉、运动觉和振动觉。

1. 位置觉 检查者将患者的肢体摆成某一姿势，请患者描述该姿势或用对侧肢体模仿，位置觉障碍见于后索病损。

2. 运动觉 检查者轻轻夹住患者的手指或足趾两侧，上或下移动，令患者根据感觉说出"向上"或"向下"。运动觉障碍见于后索病损。

3. 振动觉 用震动着的音叉（128Hz）柄置于骨突起处（如内、外踝，手指、桡尺骨茎突、胫骨、膝盖等），询问有无震动感觉，判断两侧有无差别，有障碍见于后索病损。

（三）复合感觉

复合感觉（synesthesia sensation），是经过大脑皮层的综合分析来完成的，又称为皮质感觉。评估时需要患者闭目配合。

1. 定位觉（point localization） 检查者以手指或棉签轻触患者皮肤某处，让患者指出被触部位。该功能障碍见于皮质病变。

2. 两点辨别觉（two - point discrimination） 以钝脚分规轻轻刺激皮肤上的两点（小心不要造成疼痛），检测患者辨别两点的能力，再逐渐缩小双脚间距，直到患者感觉为一点时，测其实际间距，两侧比较。正常情况下，手指的辨别间距是2mm，舌是1mm，脚趾是3～8mm，手掌是8～12mm，后背是40～60mm。检查时应注意个体差异，必须两侧对照。当触觉正常而两点辨别觉障碍时则为额叶病变。

3. 图形觉（graphesthesia） 在患者的皮肤上画图形（方、圆、三角形等）或写简单的字（一、二、十等），观察其能否识别，须双侧对照。如有障碍，常为丘脑水平以上病变。

4. 实体觉（stereognosis） 嘱患者用单手触摸熟悉的物体，如钢笔、钥匙、硬币等，并说出物体的名称。先测功能差的一侧，再测另一手。功能障碍见于皮质病变。

四、神经反射评估

神经反射反射是通过反射弧完成的，反射弧包括感受器、传入神经、反射中枢（即脊髓前角或脑干的运动神经元）、传出神经及效应器五部分，并受高级中枢控制。反射弧任何部分及高一级中枢的病变，均可导致反射异常，表现反射亢进、减弱或消失。因为每个反射弧是通过固定的脊髓节段及周围神经，故可通过反射的改变来判断损伤的部位。包括生理反射和病理反射。

（一）生理反射

正常人都具有的反射称为生理反射，根据刺激部位不同，分为浅反射和深反射。

1. 浅反射　刺激皮肤或黏膜引起的反射为浅反射，又称皮肤黏膜反射。

（1）角膜反射　检查时嘱受检者向内上方注视，护士用细棉签纤维轻触受检者的角膜外缘。正常时可见受检者眼睑迅速闭合，受试侧眼睑闭合称为直接角膜反射，对侧眼睑也出现闭合反应称为间接角膜反射。角膜反射完全消失，见于深昏迷患者。

（2）腹壁反射　检查时嘱受检者仰卧，双下肢稍屈，使腹壁放松，然后用火柴杆或钝头竹签按肋缘下、平脐、腹股沟上 3 个部位由外向内轻划腹壁皮肤，正常可见腹壁肌肉收缩。腹壁反射消失见于昏迷或急性腹膜炎患者；一侧腹壁反射消失见于同侧椎体束病损。此外，老年人、肥胖者及经产妇由于腹壁过松或膨隆，腹壁反射常难以引出（图 4 – 73）。

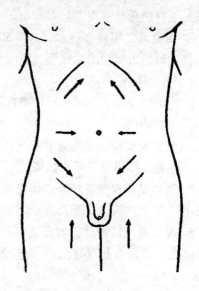

图 4 – 73　腹壁反射与提睾反射示意图

（3）提睾反射　用火柴杆或钝头竹签由下而上轻划股内侧上方的皮肤，可引起同侧提睾肌收缩，使睾丸上提。双侧反射消失见于腰髓 1~2 节病损；一侧反射减弱或消失见于椎体束损害（图 4 – 73）。

（4）跖反射　嘱患者仰卧，伸直下肢，护士手持患者踝部，用钝头竹签由后向前划足底外侧至小趾掌关节处再转向拇趾侧，正常表现为足跖向跖面屈曲（即 Babinski 征阴性），反射消失提示病变在骶髓 1~2 节（图 4 – 74）。

（5）肛门反射　用大头针轻划肛周皮肤，引起肛门外括约肌收缩。反射障碍为骶髓 4~5 节或肛尾神经病损。

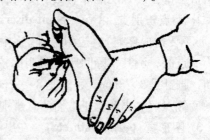

图 4 – 74　跖反射示意图

2. 深反射 刺激骨膜、肌腱引起的反射是由深部感觉器完成的，故称深反射，又称腱反射。

（1）肱二头肌反射 护士以左手托扶被检者屈曲的肘部，并将拇指置于肱二头肌肌腱上，然后用叩诊锤叩击左拇指，正常反应为肱二头肌收缩，前臂屈曲。反射中枢为颈髓 5~6 节（图 4-75）。

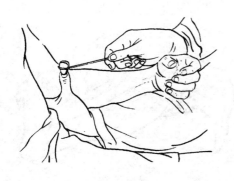

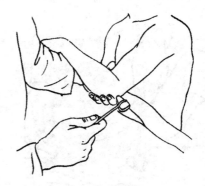

图 4-75　肱二头肌反射示意图　　　　图 4-76　肱三头肌反射示意图

（2）肱三头肌反射 护士左手托扶被检者的肘部，嘱其肘部屈曲，然后用叩诊锤直接叩击被检者尺骨鹰嘴突上方的肱三头肌肌腱，正常反应为肱三头肌收缩，前臂伸展。反射中枢为颈髓 6~7 节（图 4-76）。

（3）桡骨骨膜反射 护士以左手托住受检者前臂，使其腕关节自然下垂，然后用叩诊锤轻叩桡骨茎突，正常反应为前臂旋前、屈肘。反射中枢在颈髓 5~8 节。

（4）膝反射 坐位检查时，受检者小腿完全放松，自然下垂；卧位时，护士用左手在腘窝处托起两下肢，使髋、膝关节稍屈，然后用右手持叩诊锤叩击髌骨下方的股四头肌肌腱，正常反应为股四头肌收缩，小腿伸展（图 4-77）。反射中枢为腰髓 2~4 节。

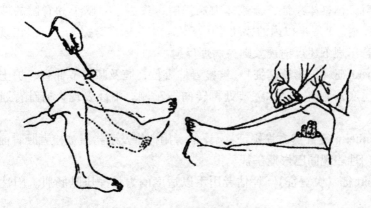

图 4-77　膝腱反射示意图

（5）跟腱反射 嘱患者仰卧，髋及膝关节屈曲，下肢取外旋、外展位，评估者用左手轻推其足跖，使足背曲成直角，然后用叩诊锤叩击跟腱，正常反应为腓肠肌收缩，足向跖面屈曲（图 4-78）。反射中枢为骶髓 1~2 节。

深反射减弱或消失多系使反射弧受损的器质性病变所致，是下运动神经元瘫痪的一个重要体征，见于：①如末梢神经炎、神经根炎、脊髓前角灰质炎等；②周期性麻痹、重症肌无力、深昏迷、脑或脊髓的急性损伤休克期等；③骨关节病和肌营养不良。深反射的亢进多因锥体束受损，如脑出血、脑部肿瘤等，使高级神经中枢对脊髓反射弧的抑制解除所致。

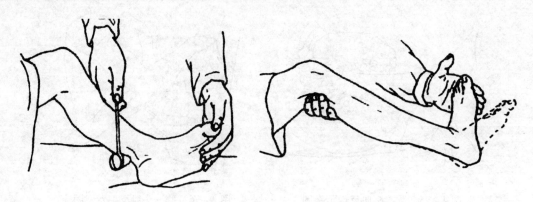

图 4-78　跟腱反射示意图　　　　　　　图 4-79　踝阵挛示意图

当深反射极度亢进时可以出现阵挛，即有一持续的压力使所评估的肌肉保持紧张时，该肌肉可以出现节律性的收缩。①踝阵挛：被评估者取仰卧位，髋和膝关节稍屈，评估者一手持其小腿，一手持其脚掌前端，突然用力使踝关节背屈并维持之。阳性表现为腓肠肌与比目鱼肌发生连续性节律收缩而导致足部呈现交替性屈伸动作（图 4-79）；②髌阵挛：被评估者下肢伸直，评估者以拇指和示指压于髌骨上端，用力向远端快速连续推动数次后维持推力。阳性表现为股四头肌发生节律性收缩，使髌骨上下移动。

（二）病理反射

病理反射又称锥体束征，指锥体束病损时，失去了对脑干和脊髓的抑制功能而呈现出的异常反射。1 岁半以内的婴幼儿由于锥体束尚未发育完善，可以出现这种反射现象，成年人若出现下述反射现象则为病理反射。

1. Babinski 征（巴彬斯基征）　被检者仰卧位，髋及膝关节伸直，护士用钝头竹签由后向前划足底外侧至小趾掌关节处再转向拇趾侧。阳性表现为拇趾背屈，其他四趾呈扇形展开。

2. Oppenheim 征（奥本海姆征）　评估者用拇指及示指沿被检者胫骨前缘用力由上向下滑压。阳性表现同巴彬斯基征。

3. Gordon 征（戈登征）　评估者用手以适度的力量捏压腓肠肌。阳性表现同巴彬斯基征。

4. Chaddock's Sign（查多克征）　以竹签由后向前上方向轻划外踝关节下方皮肤，有拇趾背屈，余四趾扇形展开者为阳性。

上述几种测试，方法虽然不同，但阳性结果表现和临床意义相同。一般来说，锥体束损害时，巴彬斯基征最早出现也最常见。（图 4-80）

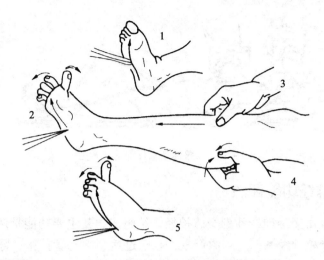

图 4-80 几种病理反射示意图

1~2 巴彬斯基征 3. 奥本海姆征 4. 戈登征 5. 查多克征

5. Hoffmann 征（霍夫曼征） 评估者用左手持患者腕关节上方，右手以中指及食指夹持患者中指，稍向上提，使腕部呈背伸位，然后用拇指迅速弹刮患者中指指甲，阳性反应为其余四指呈轻微掌屈反应，一般多见于颈髓 7~胸髓 1 节的病变。（图 4-81）

（三）脑膜刺激征检查

脑膜刺激征为脑膜受激惹的表现，见于各种脑膜感染、蛛网膜下隙出血等。

1. 颈强直 患者仰卧，两腿伸直，护士一手掌托其枕后，另一手置于胸前做被动屈颈动作，若有抵抗，称颈强直。除外颈部肌肉及颈椎病变，即可考虑有脑膜刺激征。

2. Kernig 征 嘱患者仰卧，先将一侧髋关节和膝关节屈曲为直角，然后抬高小腿，使膝关节伸直，若在 135° 内出现抵抗或沿坐骨神经发生疼痛，即为阳性（图 4-82）。

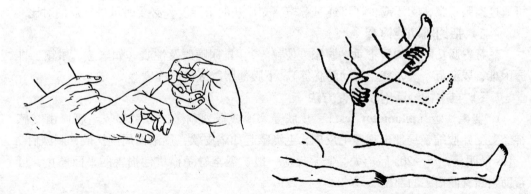

图 4-81 霍夫曼征示意图　　　　图 4-82 克尼格征评估示意图

3. Brudzinski 征 患者取仰卧位，下肢自然伸直，护士一手托其枕部，另一手置其胸前，然后使头部前屈，阳性表现为两侧膝关节和髋关节屈曲（图 4-83）。

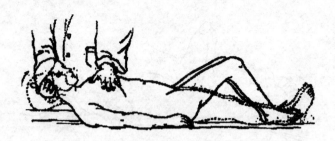

图4－83　布鲁津斯基征评估示意图

五、自主神经功能评估

自主神经系统由交感神经和副交感神经系统组成，其主要功能是调节内脏、血管与腺体等活动。交感神经系统受刺激产生：心动过速、支气管扩张、肾上腺素和去甲肾上腺素（维持血压）、胃肠道蠕动减弱、排尿抑制、排汗增加和瞳孔扩大。副交感神经受刺激产生：心动过缓、支气管收缩、唾液和泪液分泌增加、胃肠蠕动增加、排尿增加和瞳孔缩小。自主神经系统在大脑皮质的调节下，通过神经介质与受体，使全身各器官发挥正常生理功能，并协调整个机体内外环境的平衡。临床上自主神经评估包括：一般观察、括约肌功能、自主神经反射及相关的检查。

（一）一般观察

注意观察皮肤黏膜和毛发指甲的外观和营养状态、泌汗情况。

1. 皮肤黏膜　自主神经功能改变可出现多种皮肤黏膜变化，如苍白、潮红、发绀、红斑、色素沉着、色素脱失等。也可以发生皮肤质地的改变，如变硬、增厚、粗糙、脱屑、变薄、干燥、潮湿等。也可能出现温度的改变（发热、发凉）、水肿、溃疡及压疮等。

2. 毛发及指甲　观察有无多毛、毛发稀疏、局部脱毛、指和趾甲变厚、变形、松脆、脱落等。

3. 汗液分泌　观察有无全身或局部出汗过多、过少，或无汗等。汗腺分泌增多时，可通过肉眼观察，无汗或少汗可通过触摸感知皮肤的干湿度，必要时可进行双侧对比。

（二）括约肌功能检查

注意胃肠功能（如胃下垂、腹胀、便秘等），排尿障碍及性质（如尿急、尿频、排尿困难、尿潴留、尿失禁、自动膀胱等），下腹部膀胱区膨胀程度等。

（三）自主神经反射及检查方法

1. 竖毛试验（pilomotor test）　皮肤受寒冷或搔划刺激，可引起竖毛肌（由交感神经支配）收缩，局部出现竖毛反应，毛囊隆起如鸡皮状，逐渐向周围扩散，刺激后7～10s最明显，15～20s后消失。竖毛反应一般扩展至脊髓横贯性损害的平面停止，可帮助判断脊髓损害的部位。

2. 皮肤划痕试验（dermographism test）　用钝头竹签在两侧胸腹壁皮肤适度加压划一条线，数秒钟后出现白线条，稍后变为红条纹，为正常反应；如划线后白线条持续较久超过5min，为交感神经兴奋性增高；红条纹持续较久（数小时）且明显增宽隆起，为副交感神经兴奋性增高或交感神经麻痹。

3. 卧立试验（recumbent – upright test） 在受检者平卧时计数1min脉率，然后嘱受检者站直，再计数1min脉率。由平卧位到直立位脉率如增加超过10～12次/分钟为交感神经兴奋性增高；如由直立位变为卧位脉率减少超过10～12次/分钟，提示副交感神经兴奋性增高。

4. 眼心反射（oculo – cardiac reflex） 嘱受检者仰卧，眼睑自然闭合。评估者用右手的中指与示指置于其眼球的两侧，逐渐施加压力，但切勿使受检者感到疼痛。加压20～30s后计数一分钟脉搏数。正常人每分钟脉搏可减少10～20次以上，减少12次/分钟者，提示迷走神经功能增强；减少18～24次/分钟者，提示迷走神经功能明显亢进；如压迫眼球脉率不减甚至增加者，提示交感神经功能亢进。

（蒋莉萍　王立民）

思考题

1．一般状态检查的内容有哪些？

2．简述姿势与步态、面容与表情的含义与检查方法。

3．判断营养状态的方法有哪些？列表说明营养状态良好、中等、不良的表现。

4．简述甲状腺肿的检查方法与判断肿大的标准。

5．简述正常淋巴结的表现与检查方法。

6．怎样判断扁桃体的1、2、3度肿大。

7．叙述乳房检查的内容与方法。

8．用基本检查方法描述肺脏检查的内容及正常表现。

9．简述正常呼吸音的种类及表现特点。

10．解释哮鸣音的产生机制及表现特点。

11．解释啰音的产生机制、种类及表现特点。

12．用基本检查方法描述心脏检查的内容及正常表现。

13．为什么说心前区触及舒张期震颤提示是器质性心脏病的特征性体征之一？

14．叙述正常心音的产生机制，列表描述第一和第二心音的听诊特点。

15．分析影响心音强弱的因素，解释为什么主动脉瓣关闭不全时第一和第二心音会减弱。

16．叙述杂音的概念、产生机制及听诊杂音的要领。

17．用基本检查方法描述腹部检查的内容及正常表现。

18．简述肝脏触诊的方法与注意事项。

19．简述直肠指诊的方法与临床意义。

20．简述青少年时期脊柱后凸为"成角畸形"常见于哪种疾病？

21．简述杵状指常见于哪些疾病？

22．简述深反射的检查方法与临床意义。

23．列表鉴别中枢性瘫痪与周围性瘫痪。

第五章

心理与社会评估

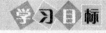

1. 掌握心理与社会评估的基本方法及内容。
2. 熟悉心理与社会评估的目的及意义。
3. 了解心理与社会评估的注意事项。

【引导案例】

王某，事业单位领导，退休年龄已到，正在办理交替工作，最近表现情绪不稳定、易激动、头痛、失眠、健忘、注意力不集中、不愿与老朋友交往。此时患者可能出现哪些心理问题？假如你是他的主管护士，你将如何对他进行心理社会评估？

随着社会经济的发展，人们对健康的自我要求由身体健康发展到心理健康，健康的内涵也从心理健康领域向社会健康领域扩充。人的生理健康与其心理、社会功能的完整性密切相关。本章主要介绍心理社会评估的目的、意义与方法及其内容。

第一节　心理与社会评估概述

人作为一个整体，是由生理、心理、社会、精神、文化等一系列要素组成的。人的生理健康与其心理、社会功能的完整性密切相关。护理人员要做到"以人的健康为工作中心"，为护理对象提供整体护理，不仅要从生理方面，还要从心理社会方面了解护理对象。

一、心理评估的目的、意义与方法

心理评估是依据心理学的理论和方法对人的各种心理活动作出客观量化的评价，以了解某一个体的心理健康水平，这一过程称为心理评估。

心理评估可以分为内在和外在的心理活动即心理现象的评估。内在的心理活动是指人脑自身对客观现实的反映过程，包括人的认知、情感、意志等；外在的心理活动指人在与社会及周围环境相互作用时所遇到的心理活动，如压力与应对等。对个体的心理评估应覆盖上述心理活动和心理特征，即心理评估的内容：人的自我概念评估、认知水平评估、情绪情感评估、个性评估等。

（一）心理评估的目的及意义

（1）评估护理对象的心理活动，特别是疾病发展过程中的心理活动，确定服务对象在自我概念、认知、情绪、情感等方面现存的或潜在的健康问题，了解护理对象的心理问题对机体疾病的影响程度，明确护理问题和制定相应的护理计划，采取有效地心理干预。

（2）评估护理对象的个性心理特征，特别是性格，作为心理护理和选择护患沟通方式的桥梁。

（3）评估护理对象对疾病的反应及其应对方式，指导护理干预计划的制定。

（二）心理评估的方法

1. 会谈法 是心理评估最基本最常用的一种方法。其基本形式是评估者与评估对象以面对面的谈话形式进行的评估，分为正式交谈和非正式交谈两种类型。正式交谈是指事先通知对方，按照预定的问题提纲有目的、有计划、有步骤的交谈。非正式交谈是指在日常生活或工作中的自然交谈。

2. 观察法 指评估者直接观察、记录评估对象的行为活动（表情、言语、服饰、身体姿势等），了解其内在的心理活动，注意其是否存在心理障碍。根据情景的不同，可分为自然观察法和控制观察法。

（1）自然观察法 指评估者在自然条件下对评估对象的言谈、举止行动和表情等进行有目的、有计划的观察，以了解其心理活动的方法。它的种类很多：从观察形式上，可分直接观察和间接观察；从观察时间上，可分长期观察和定期观察；从观察内容上，可分全面观察和重点观察。观察法较方便易行，所得结果较真实，但也存在一定局限性，需要更多的时间与评估对象接触，观察者要有较强的洞察力。

（2）控制观察法 指在特殊的实验环境下观察评估对象对特定刺激反应的方法。由于处于标准条件下，所观察的结果具有较强的可比性和科学性等优点，但由主试者控制实验条件、程序和实验情境可能会带有一定的人为因素，且评估对象又意识到正在接受试验，干扰实验结果的客观性，有时不易获得真实情况。

3. 心理测量学方法 是心理评估常用的标准化手段之一，所得到的结果比较客观、科学。包括心理测量法、量表测量法。

4. 医学检测法 包括身体评估和各种实验室等辅助检查，如测心率、体温、血糖、红细胞计数等，作为对会谈法和心理测量学方法收集到的主观资料得以补充，对资料真实性和准确性的验证。

二、社会评估的目的、意义和方法

社会是由环境、人、文化组成。环境是人赖以生存和发展的物质条件的总和，环境是社会的要素之一，社会又是环境的一部分，人组成家庭、承担各种社会角色、参加各种社会活动。文化是一个社会及其成员所特有的物质和精神财富的总和，包括语言、知识、信念、价值观等。对个体社会属性的评估应包括角色、文化、家庭及其所处的环境等方面。

（一）社会评估的目的及意义

（1）评估护理对象的角色功能，了解其有无角色功能紊乱、角色适应不良等问题，尤其是护理对象角色适应不良的情况，有利于护士制定相应的护理措施和配合医生的医疗工作。

（2）评估护理对象的文化背景，以便提供符合其文化需求的护理，避免在护理过程中发生护理强加。

（3）评估护理对象的家庭，找出其影响家庭的因素，制定有针对性的家庭计划。

（4）评估护理对象环境，明确现存的或潜在的影响患者康复的环境因素，为制定环境干预提供依据。

（二）社会评估的方法

心理评估方法中的会谈法、观察法、量表评定等均可用于社会评估。环境评估时，可采用实地考察和抽样检查的方法，以全面了解真实情况。

第二节　自我概念评估

自我概念是心理评估中最主要的评估内容之一，所涉及个体对自己个性特征、社会角色和身体特征的认识和评估，也受价值观、信念、人际关系、文化、他人等对个体评估的影响。

一、自我概念的定义

自我概念也称自我认知，是个体通过对自己的内外在特征以及别人对他（她）反应的感知与体验而形成的对自我的认识与评价，是个体在与其心理社会环境相互作用过程中形成的动态的、评价性的"自我肖像"。

二、自我概念的组成

护理专业中的自我概念包括身体意象、社会认同、自我认同、自尊四个部分。

1. 身体意像　即体像，是自我概念主要组成部分之一，指个体对自己身体外形及身体功能的认识和评价，如肥胖、丑陋、高矮、头晕、四肢无力、自觉胸闷等。体像又分两种，客观体像和主观体像。客观体像指自己直接从镜子或照片看到的自我形象；主观体像指人们通过分析和判断别人对自己的反应而感知的自我形象。身体自我是自我概念中最不稳定的部分，较易受疾病、手术或外伤的影响。

2. 社会认同　为个体在社会活动中，其他人对自己态度的评价判断，如年龄、性别、职业、社会团体成员，以及社会名誉、地位的认同与感受。

3. 自我认同　指个体对自己的智力、能力、性格、道德水平等方面的认识与判断。自我认同障碍者无法分辨自己与他人，或者无法从社会环境中将自己作为一个独立的个体区分出来，是高级的自我认知阶段。

4. 自尊　指个体尊重自己、维护自己的尊严和人格，不容他人任意歧视、侮辱的一种心理意识和情感体验。这些感受可以从个体有关自我肯定和否定的陈述中反映出来。自尊源于对身体意像、社会认同、自我认同的正确认识，任何负性的认识和评价都会影响个体的自尊，如人在患病时自我价值感受挫，自尊心不同程度的受到影响，表现出自我贬低、信心不足、犹豫不决、敏感多疑等。

三、自我概念的形成及影响因素

自我概念并非天生就具备，而是个体与他人在生活中与他人相互作用的"社会化产物"。婴儿出生时是没有自我与非自我的分化的，因而婴儿可能会自己抓伤自己。儿童自我概念形成和发展的核心机制，是他们在认知能力不断提高的同时，存在着与他人的相互作用。美国社会心理学家菲斯汀格的"社会比较理论"明确指出：个体对自己的价值判断是通过与他人的条件、能力和成就相比较而形成的。库利的"镜中我"认为，个体的自我概念是在与他人的交往中产生的，对自己的认识是他人关于自己看法的反应，即"他人对我是明镜，其中反映我自身"。其理论则是具体地阐明了自我概念形成的特点。

自我概念也并非一旦形成就不再改变，其形成与变化常会受到许多因素的影响：

1. 人格特征　Rotter 提出的有关社会学习理论的"控制观"指出：在长期社会化经历中形成的相当稳定的人格特征，影响个体对外界事物的感受。控制观一般分为内控型和外控型两大类。内控型是指事物的结果归因于个人的行动和选择，大多数与积极的自我概念相联系；当其面对疾病时，会寻求并重获控制感。外控型控制观者则多将事物的结果归因于命运、运气或者是外部的力量，多与消极的自我概念相联系，当其面对疾病时，易产生无助感。

2. 早期生活经历　个体在早期的生活经历中，如得到身心社会反馈是积极的、令人愉快的，建立的自我概念多半是良好的；反之，则是消极的。研究表明：和父母冲突、交流少的儿童自尊感低，易出现各种行为问题；得到父母关注和照料的儿童即使生活在单亲家庭仍有较高的自我概念。

3. 生长发育过程中正常的生理变化　如青春期第二性征的出现、妊娠、衰老过程中的皮肤弹性的丧失和脱发等，均可影响到个体的自我概念。

4. 健康状况　几乎每种疾病均可影响到个体的自我概念，尤其是身体自我的暂时性或永久性改变，此时需个体自我调节和适应，如截肢术、乳房切除术、子宫切除等使身体某一部分丧失；脑卒中、瘫痪造成生理功能障碍等均可引起个体的自我概念有所改变。

5. 其他　包括文化、环境、社会经济状况、人际关系、职业和个人角色等。

四、自我概念评估的方法

应用交谈、观察、投射、量表评定等方法对身体意像、社会认同、自我认同及自尊等方面的综合评估。

1. 交谈与观察法　体像、社会认同、自我认同及自尊的交谈内容见表 5 – 1。评定自我概念观察的具体内容见表 5 – 2。

表 5-1 体像、社会认同、自我认同及自尊的交谈内容

项目	主要问诊内容
体像	对你来说，身体哪部分较重要？为什么？ 目前体像改变对你有哪些威胁？
社会认同	你的家庭及工作情况如何？ 你从事什么职业？ 你是政治或学术团体的成员吗？ 你最引以为豪的个人成就有哪些？
自我认同及自尊	你觉得你是怎样的一个人？ 如何描述你自己？ 总体来说，你对自己满意吗？ 你的同事、朋友、领导如何评价你？

表 5-2 评定自我概念观察的内容

项目	主要观察内容
外表	外表是否整洁？ 穿着打扮是否得体？ 身体哪些部位有改变？
非语言行为	是否与评估者有目光交流？ 面部表情如何？ 是否与其主诉一致？
语言	是否有"我不如别人""我无能"等语言流露？
生理反应	有无哭泣、睡眠障碍、食欲下降、体重减轻、易疲劳等表现。

2. 投射法 适用于儿童等不能很好地理解和回答者，通过投射法反应他们对体像的认知，其方法是让被评估者画自画像并要求对其进行解释，进而分析判断他们的内心体验。

3. 量表评定法 常用的有 Pieer - Harries 的儿童自我概念量表、Sears 自我概念 48 项目量表、Rosenberg 自尊量表（表 5-3），在实际操作中可根据各种量表的适用范围仔细选择。

表 5-3 Rosenberg 自尊量表

自尊项目	应答反应			
1. 总的来说，我对自己满意	SA	A	D*	SD*
2. 有时，我真觉得自己没用	SA*	A*	D	SD
3. 我总以积极的态度看待自己	SA	A	D*	SD*
4. 我觉得没什么值得骄傲的	SA*	A*	D	SD
5. 有时，觉得自己一点都不好	SA*	A*	D	SD
6. 我觉得我有不少优点	SA	A	D*	SD*

续表

自尊项目	应答反应			
7. 我觉得我是个有价值的人	SA	A	D*	SD*
8. 我能多一点自尊就好了	SA*	A*	D	SD
9. 无论如何我觉得自己是个失败者	S	A*	D	SD
10. 我和绝大多数人一样能干	SA	A	D*	SD*

注：该量表含 10 个有关测评自尊的项目，回答方式为非常同意（SA）、同意（A）、不同意（D）、很不同意（SD）。凡选择标有＊的答案表示自尊低下

五、相关护理问题

相关护理问题包括：

（1）身体意象紊乱；

（2）自我认知紊乱；

（3）自尊紊乱；

（4）焦虑；

（5）恐惧；

（6）绝望；

（7）长期自尊低下；

（8）情境性自尊低下；

第三节 认知评估

一、认知的定义

认知是个体根据自身感觉到的外界刺激与信息推测和判断客观事物的心理过程，是在个人的经验以及通过对有关线索进行分析的基础上形成的对信息的理解、分类、演绎和计算。认知包括思维、语言和定向三个部分。

（一）思维

思维是人脑对客观现实事物的概括和间接的反应，是个体对事物本质特征及其内部规律的理性认知过程。在思维活动过程中，个体凭借已有的知识、经验或将其他事物作为媒介来理解和把握那些没有直接感知过的或根本不可能感知的事物，以其推测事物过去的进程，认识事物现实的本质，预测事物未来的发展。如经常见到刮风、下雨，仅仅是对直接作用于感官的一些事物表面现象的认识；但如果我们要研究为什么会刮风、下雨，并把这些现象跟吹气、扇扇子、玻璃窗上结水珠、水管子"冒汗"，发现它们都是"空气对流"的表现或"水蒸气遇冷液化"的结果，这就是深入到事物的内里与把握因果关系的思维了。思维过程具有连续性，当其连续性丧失时，即出现思维障碍，此时的思想就不再被他人理解。反应思维水平的主要指标包括抽象思维、洞

察力和判断力。

1. 抽象思维 即逻辑思维，是个体在认识活动中运用注意、记忆、概念、理解、判断、推理等思维形式，对客观现实进行间接地、概括地反映的过程，属于理性认识阶段。

（1）注意 注意是心理活动对一定对象的指向和集中。注意贯穿于一切心理活动的始终，是一切心理过程的共同特性。根据注意的产生有无预定目的，可将注意分为无意注意、有意注意。无意注意也叫不随意注意，是指事先没有预定的目的，也不需要意志努力的注意。如老师正在讲课，有个学生突然站起来要讲话，大家都不由自主地转过头去看他，这就是无意注意。有意注意也叫随意注意，是指有预定目的，需作一定意志努力的注意受意识的调节与支配，使人们生活、学习、工作不可缺少的认知能力之一。

（2）记忆 记忆是人类心智活动的一种，是个体将过去经历过的事物通过识记、保持、回忆或再认识的方式在人脑中反映的一种心理过程。记忆可分为短时记忆和长时记忆。短时记忆是信息保持在一分钟以内的记忆，即人们为了对某事物进行操作而保持的记忆，操作过后即遗忘。长时记忆的信息主要是对短时记忆内容加以复述而形成的。长时记忆的牢固与否主要取决于记忆信息的意义重大与否。

（3）概念 概念是人脑对客观事物的本质属性的反映，是在抽象概括的基础上形成的。通过抽象、概括，舍弃事物次要的、非本质的特征，把握事物的本质特征，并将同类事物联系起来，就形成了该类事物的概念。概念都有内涵和外延，即其涵义和适用范围。概念随着社会历史和人类认识的发展而变化。概念具有普遍性、抽象性、理论性、语言性等特点。

（4）理解 理解是对客观事物的本质认识，认识越深越全面对客观事物就有更准确地把握。就是通常所说的知其然，又知其所以然。是指被评估者能否对所收到的语言信息进行解码并接纳的过程。

（5）推理 推理是指由已知判断推出新判断的思维过程。推理主要有演绎推理和归纳推理。演绎推理是从一般规律出发，得出特殊事实应遵循的规律，即从一般到特殊。归纳推理就是从许多个别的事物中概括出一般性概念、原则或结论，即从特殊到一般。

2. 洞察力 洞察力是指深入事物或问题的能力。可以根据事物的表面现象，准确或者比较准确地认识到事物的本质及其内部结构或性质。如请某一个体解释他如何理解"每朵云彩都用金边勾勒"这句谚语的含义，洞察力弱的人会按字面解释"每朵云彩周围都有金边包围"，而洞察力较强的人会将此与生活体验联系起来解释，即"任何貌似普通的事物都存在不同凡响的方面"。

3. 判断力 判断力是肯定或否定某事物具有某种属性或某行动方案具备可行性的思维方式。判断是在实践的基础上反映现实的结果，也可以超离现实；可以以社会常模为根据，也可违背常模。个体的情绪、智力、教育水平、经济状况和文化背景等因素会影响到个体的判断力，并随年龄增长而变化。

（二）语言

语言是思维的物质外壳，即人们进行思维的工具；思维的抽象与概括总是借助语言得以实现；语言和思维不可分割，共同反映着人的认知水平。语言可分为接受性语言和表达性语言，前者指抽象思维的能力，后者为沟通能力。

（三）定向

个体对现实的感受，对过去、现在、将来的察觉以及对自我存在的认识，包括时间定向、地点定向、空间定向以及人物定向等。

人的认知能力会受到多因素影响，如年龄、教育水平、生活经历、文化背景、疾病、药物作用、酗酒、吸毒等。个体认知能力从出生到成人逐渐增强，随着机体的衰老而减退。

二、认知水平的评估

认知水平的评估包括对个体的思维能力、语言能力以及定向力的评估。

（一）思维能力的评估

我们一般通过抽象思维功能、洞察力和判断力三个方面进行评估。

1. 抽象思维功能 包括对理解、注意、记忆、概念和推理能力的评估。

（1）理解 可指示评估对象做一些从简单到复杂的动作，观察其能否理解和执行指令，如要求被评估者关门，坐在椅子上，将右手放在左手的手心里，按顺时针方向搓手心。

（2）注意 评估无意注意能力的方法可通过观察被评估者对周围环境的变化，如巨大的声响或常有的气味等进行观察。有意注意力的方法为指派一些任务让被评估者完成，如请被评估者叙述自己入院以前的治疗经过，同时观察其执行任务时的专注程度。

（3）记忆 评估短时记忆时，可让被评估者重复一句话或一组由 5~7 个数字组成的数字串。评估长时间记忆时可让被评估者叙述其孩童时代的事情，说出其家人的名字或当天进食哪些食品等。

（4）概念 被评估者概念化能力的评估可在日常护理过程中进行，如请经数次健康教育后的评估者总结概括其所患病的特征、所需的自理知识等，从中判断被评估者对这些知识进行概念化的能力。

（5）推理 评估推理能力要求评估者必须根据被评估者的年龄特征提出问题，如对 6~7 岁的儿童可问他"一切木头做的东西在水中都会浮起来，现在这个东西丢在水里浮不起来，这个东西是什么做的？"如果儿童能回答："是铁或石头"，表明他尚不具备演绎推理能力；如果儿童回答："不是木头做的"，表明他的演绎推理能力已初步具备。

2. 洞察力 可以让评估者描述所处情形，再与实际情形作比较看有无差异，更深一层洞察力的评估则可让评估者解释格言、谚语或比喻。如你如何判断你目前的这种情况？

3. 判断力 一般通过展示实物让被评估者说出其属性，也可通过评价被评估者对将来打算的现实性与可行性进行评估。如：你外出，钥匙锁在家里，你将怎么办？

（二）语言能力的评估

语言能力对判断人们的认知水平有重要价值。在对个体的语言能力进行评估时应注意其说话的多少、语速、音量、清晰度及流畅性。

1. 评估方法　让被评估者通过提问陈述病史、重述、阅读、书写、命题等检测被评估者的语言表达及对文字符号的理解。

（1）提问　评估者提出问题，观察被评估者的理解和回答能力。

（2）复述　让被评估者重复说出评估者说的一些简单词句。

（3）自发性语言　通过被评估者陈述病史，观察其陈述是否流利，用词是否恰当，或完全不能陈述。

（4）命题　对一些常用物品要求被评估者说出名称或用途。

（5）阅读　要求被评估者诵读单个或数个词、短句、故事或短文等说出其大意。评价其读音及阅读理解的速度。

（6）书写　要求被评估者随便写一些简单的句子、物品的名称或写出评估者的口述字句等。

2. 语言障碍类型及特点　凡影响造句表意或理解他人言语含意等较高级过程的病态现象则为语言障碍。根据语言障碍的特点可以分为以下几类：

（1）失语　主要表现是对语言的理解和表达能力丧失，但发音是清楚的，是由于大脑皮层（优势半球）的语言中枢损伤可引起不同类型的失语。如：①运动性失语，患者虽然发音器官并没有问题，却失去了说话的能力。被评估者仍保留听懂别人说话，以及写字和阅读的能力。②感觉性失语，被评估者听理解障碍突出，表现为语量多，发音清晰，语调正确，短语长短正确，但缺乏实质词。被评估者常答非所问，虽滔滔不绝地说，却与评估者的提问毫无关系。③命名性失语又称健忘性失语，被评估者称呼物件及人名的能力丧失，但能叙述某物是如何使用的。别人告知该物的名称时，他能辨别对方讲的对或不对。

（2）构音障碍　是指由于神经病变，与言语有关的肌肉麻痹、收缩力减弱或运动不协调所致的言语障碍。构音困难者发音不清但用词正确，包括失写和失读两方面。

（三）定向力的评估

定向力包括时间、地点、空间及人物定向力。评估时间定向力时，可询问"你知道今天是星期几？请问现在是几点？"；评估地点定向力时，可询问"请告诉我你住在什么地方？"；评估空间定向力时，可让被评估者根据参照物来描述环境中某物品的位置；评估人物定向力时，可询问"你知道我是谁？"失去定向力的人不能将自己与时间、地点联系起来。

三、相关护理问题

相关护理问题包括：

（1）思维过程紊乱；

（2）知识缺乏；

（3）语言沟通障碍；

（4）记忆受损。

第四节 情绪与情感评估

一、情绪与情感的定义

情绪与情感是个体对客观事物的主观体验，是人的需求是否获得满足的反映。需求是情绪与情感产生的基础，当需求获得满足会引起积极的情感与情绪；反之则会产生消极的情绪与情感。

二、情绪与情感的区别与联系

情绪，是人各种的感觉、思想和行为的一种综合的心理和生理状态，是对外界刺激所产生的心理反应，以及附带的生理反应，如喜、怒、哀、乐等。情绪是个人的主观体验和感受，常跟心情、气质、性格和性情有关。情感是人对客观事物是否满足自己的需要而产生的态度体验。其实情绪和情感都是人对客观事物所持的态度体验，只是情绪更倾向于个体基本需求欲望上的态度体验，而情感则更倾向于社会需求欲望上的态度体验。情感是指对行为目标目的的生理评价反应，而情绪是指对行为过程的生理评价反应。如以爱情举例来说，当我们产生爱情时是有目标的，我们的爱情是相对应目标的一种生理上的评价和体验，同时当我们随着爱情的追求这一行为过程的起伏波折我们又会产生各种各样的情绪。情绪情感的区别如表5-4所示。

表 5-4 情绪情感的区别

	情绪	情感
从需要角度看	和有机体的生物需要相联系的体验形式，如喜、怒、哀、乐等	同人的高级的社会性需要相联系的，如与人交往相关的友谊感，与遵守行为准则规范相关的道德感，与精神文化需要相关的美感与理智感
从发生角度看	情绪发生较早，为人类和动物所共有	情感体验都发生得较晚，是人类所特有的，是个体发展到社会化进程的一定阶段才产生的
从稳定性程度看	情绪永远带有情境性	情感有可能既具有情境性，又具有稳固性和长期性

三、情绪与情感的分类

1. 基本情绪状态 是最基本、最原始的情绪，包括喜、怒、哀、惧——喜悦、愤怒、悲伤、恐惧。引起这些情绪的情境与追求目标的活动紧密联系着，具有高度的紧张性。

2. 高级情感体验 情感是人类所特有的、区别于动物的、与社会性需要相联系的态度体验。不同文化背景、民族的人对情感的体验，尤其是审美感有所不同。

四、常见不良情绪

1. 焦虑 焦虑是指一种缺乏明显客观原因的内心不安或无根据的恐惧，是人们遇到某些事情如挑战、困难或危险时出现的一种正常的情绪反应。焦虑是最常见的一种情绪状态，可表现为生理和心理两方面的变化。如快考试了，如果你觉得自己没复习好，就会紧张担心，这就是焦虑。这时，通常会抓紧时间复习应考，积极去做能减轻焦虑的事情。这种焦虑是一种保护性反应，也称为生理性焦虑。当焦虑的严重程度和客观事件或处境明显不符，或者持续时间过长时，如注意力不集中、易激惹等，称为心理性焦虑。

由于引起焦虑的原因和严重性不同以及个体承受能力的差异，人们表现出不同程度的焦虑，甚至发展为恐惧。

2. 抑郁 抑郁是指个体在失去某种其重视或追求的东西时产生的情感体验。具体表现可有情感、认知、动机以及生理等方面的改变。①情感方面，闷闷不乐，无愉快感，凡事缺乏兴趣，感到"心里有压抑感"、"高兴不起来"，"哭泣、无助"等。②认知方面，本人可能会反馈大脑反应迟钝，或者记忆力、注意力减退，学习或者工作能力下降或者犹豫不决，缺乏动力。③动机方面，悲观绝望，有度日如年、生不如死之感，患者常诉说"活着没有意思"、"心里难受"等甚至想自杀。④生理方面，食欲下降或者亢进、体重减轻或者增加，失眠或睡眠过多，性欲减退，月经紊乱等。

五、情绪与情感的评估

可运用会谈、观察与测量、量表评定法等多种方法对情绪情感进行综合评估。

1. 会谈 评估情绪、情感最常用的方法是会谈，用于收集情绪情感有关的主观资料。可以通过以下问题进行，如"您如何描述您此时和平时的情绪？""这样的情绪存在多久？"并应将问诊结果向被评估者的家人，如父母、配偶、同事、朋友等核实。

2. 观察与测量 个体的生理功能可随情绪、情感改变而变化。观察与测量被评估者的一般状态、皮肤颜色和食欲、体重及睡眠状态等观察与测量。

3. 量表评定法 是评估情绪、情感较为客观的方法。常用的有 Avillo 情绪、情感形容词量表（表 5 - 5）、Zung 焦虑状态自评量表（表 5 - 6）、Zung 抑郁状态自评量表（表 5 - 7）。

表 5 - 5 Avillo 情绪、情感形容词量表

1	2	3	4	5	6	7
变化的						稳定的
举棋不定的						自信的
沮丧的						高兴地
孤立的						合群的
混乱的						有条理的
漠不关心的						关切的
冷淡的						热情的

续表

	1	2	3	4	5	6	7	
被动的								主动地
冷漠的								有兴趣的
孤僻的								有好的
不适的								舒适的
神经质的								冷静的

注：该表共有12对意思相反的形容词，请被评估者从每一组中选出符合其目前情绪、情感的词，并给予相应得分。①总分>85分，提示情绪、情感积极；反之，提示情绪、情感消极。②该表不适合于不能语言表达自己情绪、情感或对自己情绪、情感定位不明者

表5-6 焦虑状态自评量表

项 目	偶尔1	有时2	经常3	持续4
1. 我觉得平时容易紧张和着急				
2. 我无缘无故地感到害怕				
3. 我容易心烦意乱或觉得惊恐				
4. 我觉得我可能要疯了				
5. 我觉得一切都很好，也不会发生什么不幸*				
6. 我手脚发抖、打颤				
7. 我因为头痛、颈椎痛而烦恼				
8. 我感觉容易衰弱和疲劳				
9. 我觉得心平气和，并且容易安静坐着*				
10. 我觉得心跳得很快				
11. 我因为一阵阵头昏而烦恼				
12. 我有晕倒发作或觉得要晕倒似的				
13. 我呼气、吸气都感觉到很容易*				
14. 我手脚麻木和刺痛				
15. 我因为胃痛和消化不良而烦恼				
16. 我常常要小便				
17. 我的手常常是干燥温暖的*				
18. 我脸红发热				
19. 我容易入睡并且一夜睡得很好*				
20. 我做噩梦				

注：以上20条文字，请根据您近一周的实际感觉，每一项目按1~4级评分。*为反向提问项目，按4~1级评分。评定完将20项评分相加的总分，然后乘以1.25，取其整数部分，即得到标准总分。①正常：<50分；②轻度焦虑：50~59分；③中度焦虑：60~69分；④重度焦虑：70~79分

表 5 - 7　Zung 抑郁状态自评量表

项　　目	偶尔1	有时2	经常3	持续4
1. 我觉得闷闷不乐、情绪低沉				
2. 我觉得一天中早晨最好*				
3. 我一阵阵哭出来或觉得想哭				
4. 我晚上睡眠不好				
5. 我吃得跟平时一样多*				
6. 我与异性密切接触时和以往一样感到愉快*				
7. 我发觉我的体重在下降				
8. 我有便秘的苦恼				
9. 我心跳比平常快				
10. 我无缘无故地感到疲劳				
11. 我的头脑和平时一样清楚*				
12. 我觉得经常做的事情并没有困难*				
13. 我觉得不安而平静不下来				
14. 我对将来抱有希望*				
15. 我比平时容易生气、激动				
16. 我觉得做出决定是容易的*				
17. 我觉得自己是个有用的人*				
18. 我的生活过得很有意思*				
19. 我认为如果我死了，别人会生活的很好				
20. 平常感兴趣的事我仍然照样感兴趣*				

注：以上20条文字，请根据您近一周的实际感觉，每一项目按1~4级评分。＊为反向提问项目，按4~1级评分。评定完后将20项评分相加的总分，然后乘以1.25，取其整数部分，即得到标准总分。①正常：<50分；②轻度抑郁：50~59分；③中度抑郁：60~69分；④重度抑郁：70~79分

六、相关护理问题

相关护理问题包括：

（1）焦虑；

（2）绝望；

（3）恐惧；

（4）预感性悲哀；

（5）功能障碍性悲哀。

第五节 个性评估

一、个性的定义

个性评估指个体—独特的、持久的心理或行为上的特征的综合。现代心理学家常把个性定义为一个人的整个心理面貌，即具有一定倾向的各种心理特征的总和。

二、个性的特征

个性的特征包括稳定性、整体性、独特性和倾向性。稳定性是指个体比较稳定的心理趋向和性格的总和；整体性强调个体是一个由能力、气质、性格构成的有机整体；独特性是指个体独有的个性倾向性和个性心理特征；倾向性是指个体在决策过程中将会表现出不同的决策倾向，它反映了意志行为价值的偏好性。每个人的个性都是相对稳定的，但它不是一成不变的，随着年龄的增长，或社会环境的改变等，个性可发生某些变化。

三、个性的内容

个性的内容是多层次、多侧面的，由复杂的心理特征的独特结合构成的整体。主要包括能力、气质和性格三个方面。

1. 能力 能力是指完成某种活动的潜在可能性的特征。能力有一般能力和特殊能力。一般能力是指观察、记忆、思维、想象等能力，通常也叫智力。它是人们完成任何活动所不可缺少的，是能力中最主要又最一般的部分。特殊能力是指人们从事特殊职业或专业需要的能力。如音乐中所需要的听觉表象能力。人们从事任何一项专业性活动既需要一般能力，也需要特殊能力；二者的发展也是相互促进的。

2. 气质 气质是指不以人的活动目的和内容为转移的心理活动的典型的稳定的动力特征。

3. 性格 性格是指人对现实的稳定态度和与之相应的习惯化了的行为方式中所表现出来的个性心理特征。它在个性中具有核心意义。从心理机能上划分，性格可分为：理智型、情感型和意志型；从心理活动倾向性上划分，性格可分为：内倾型和外倾型；从个体独立性上划分，性格分为：独立型、顺从型、反抗型。

四、个性的特性

一般而言，个性具有下列特性：

1. 个性的倾向性 个体在形成个性的过程中，时时处处都表现出每个个体对外界事物的特有的动机、愿望、定势和亲合力，从而发展为各自的态度体系和内心环境，形成了个体对人、对事、对自己的独特的行为方式和个性倾向。

2. 个性的复杂性 个性是由多种心理现象构成的，这些心理现象有些是显而易见的，别人看得清楚，自己也觉察得很明显，如热情、健谈、直爽、脾气急躁等；有些非但别人看不清楚，就连自己也感到模模糊糊。

3. 个性的独特性　每个人的个性都具有自己的独特性，即使是同卵双生子甚至连体婴儿长大成人，也同样具有自己个性的独特性。

4. 个性的积极性　个性是个体动力倾向系统的结构，不是被客观环境任意摆布的消极个体。个性具有积极性、能动性，并统帅全部心理活动去改造客观世界和主观世界。

5. 个性的稳定性　从表现上看，人的个性一旦形成，就具有相对的稳定性。

6. 个性的完整性　如前所说，个性是个完整的统一体。一个人的各种个性倾向、心理过程和个性心理特征都是在其标准比较一致的基础上有机地结合在一起的，绝不是偶然性的随机凑合。人是作为整体来认识世界并改造世界的。

7. 个性的发展性　婴儿出生后并没有形成自己的个性，随着其成长，其心理不断丰富、发展、完善，逐渐形成其个性。从形式上讲，个性不是预见的，而是心理发展的产物。

8. 个性的社会性　个性是有一定社会地位和一定社会作用的有意识的个体。个性是社会关系的客体，同时它又是一定社会关系的主体。个性是一个处于一定社会关系中的活生生的人和这个人所具有的意识。个性的社会性是个性的最本质特征。

五、个性的评估

评估内容有性格、习惯、学习能力、活动能力、记忆力、判断力、嗜好等。评估方法包括观察法、交谈法、作品分析法等。评估性格时，可观察评估对象的言行态度的外在表现；与评估对象交谈了解其内在的思想感情；与评估对象有重要意义的他人进行交谈，了解他们对评估对象性格的看法；收集评估对象的书信、日记等分析其性格特征。

第六节　压力与压力应对评估

一、压力

（一）压力的定义

压力是指人的内心冲突和与其相伴随的强烈情绪体验，即心理压力源和心理压力反应共同构成的一种认知和行为体验过程。对于人类来说，压力并非都是有害的，适当的压力有助于提高机体的适应能力，为生存和发展所必需。压力过大、过多会损害身体健康，导致身心疾病，如高血压、胃溃疡等。

（二）压力源

压力源又称应激源或紧张源，是指对个体的适应能力进行挑战，促进个体产生压力反应的因素。主要包括以下几方面：

1. 生理因素　任何机体生理功能失调或组织结构残缺都可能成为压力源，如饥饿、疼痛、失眠、疲劳、疾病、外伤、手术、衰老等。

2. 心理因素 在每个人的心中都有满足基本需求，达成愿望的想法，如果这些需求的追寻遭受挫折，就会产生心理压力，如焦虑、恐惧、孤独、无助、缺乏自信等。

3. 环境因素 如炎热、寒冷、噪音、射线、空气污染、生活环境改变等。

4. 社会文化因素 这是指社会生活中所发生的变化或迁徙、移民或是跨国旅行时，因为生活方式、语言的不同而产生的适应压力。如缺乏家庭支持与照顾、经济困难、退休、角色改变、语言不同、文化差异等。

（三）压力反应

压力反应是指压力源引起的机体的非特异性适应反应，包括生理反应、认知改变、情绪改变、行为改变。

1. 生理反应 压力会激发交感神经兴奋，激活下丘脑－垂体－肾上腺轴，释放大量儿茶酚胺，造成心跳加快、呼吸急促、冒汗、坐立难安、胃肠不适等生理现象。这些对于身体紧急应变是有帮助的。如果压力源不能消除，这些症状将不可逆转，最终导致疾病，甚至死亡。

2. 认知改变 面对轻、中度压力时，个体对事物的敏感性增强，思维能力、判断能力、洞察力增强，因而解决问题的能力增强；面对重度以上压力时，可出现注意力分散、记忆力下降、判断失误、定向障碍、思维迟钝等。

3. 情绪改变 个体可产生紧张、焦虑、抑郁、恐惧、愤怒、过度依赖和无助感等多种情绪反应。

4. 行为反应 是个体心理活动的外在表现，常重复某一特殊动作，如逃避与回避、来回走动、咬指甲、吸烟、酗酒等；活动次数增加或减少；行为与时间、场合和人物不符等。

二、压力应对

（一）应对的定义

当个体的内、外部需求难以满足或远远超过其所能承受的范围时，个体采用持续性的认知和行为改变来处理这一特定情形的过程。

（二）应对的资源

个体在应对压力情形时可利用的资源有：①健康和精力；②积极的信仰；③解决问题的能力；④社会性技能；⑤家庭、社会支持；⑥物质资源等。

（三）应对的方式

人们常用的压力应对方式可归纳为情感式和问题式两类。其中情感式压力应对方式指向压力反应，常采用过度进食、用药、饮酒、远离压力源等行为回避或忽视压力源，以处理由压力所致的情感问题；问题式压力应对指向压力源，通过有计划地采取行动、寻求排除或改变压力源所致影响的方法处理导致压力的境界本身。

三、压力与压力应对的评估方法

（一）会谈

包括对压力源的评估、压力反应的评估、压力应对的评估三个方面。

1. 压力源的评估　通过以下问题与被评估者交谈了解其近来有否经历重大生活事件、日常生活困扰及过去有否经历重大事件来收集资料：近来你的生活有哪些改变？由于疾病、住院、生活改变，你经历了哪些压力？你与你的家人关系如何？有无不和？你是否感到工作压力很大，无法胜任？你的经济状况如何？是否感到入不敷出？

2. 压力反应的评估　观察并测量被评估者有无呼吸、心率加快等交感神经兴奋的症状和体征，判断其注意、记忆、判断、决策、感知等认知功能的变化等。

3. 压力应对的评估　通过询问下列问题与被评估者交谈收集资料：通常，你采用什么方式缓解压力或紧张？当你遇到困难时，你的家人、亲人和朋友中谁能帮你？在应对压力方面，你觉得你目前需要护士为你做些什么？过去遇到类似的情况（前面评估到的压力源）时，你是如何应对的？

（二）评定量表测评

1. 社会再适应量表评定　用于测评近 1 年来不同类型的生活事件对个体的影响，预测个体出现健康问题的可能性（表 5–8）。

表 5–8　社会再适应量表评定表

生活事件	生活事件单位	生活事件	生活事件单位
1. 配偶死亡	100	23. 子女离家	29
2. 离婚	73	24. 司法纠纷	29
3. 夫妻分居	65	25. 个人突出成就	28
4. 拘禁	63	26. 妻子开始工作或离职	26
5. 家庭成员死亡	63	27. 上学或转业	26
6. 外伤或生病	53	28. 生活条件变化	25
7. 结婚	50	29. 个人习惯改变	23
8. 解雇	47	30. 与上级矛盾	23
9. 复婚	45	31. 工作时间或条件改变	20
10. 退休	45	32. 搬家	20
11. 家庭成员患病	44	33. 转学	20
12. 怀孕	40	34. 娱乐改变	19
13. 性生活问题	39	35. 宗教活动改变	19
14. 家庭增员	39	36. 社交活动改变	18
15. 调换工作	39	37. 小量借贷	17
16. 经济状况改变	38	38. 睡眠习惯改变	16
17. 好友死亡	37	39. 家庭成员数量改变	15
18. 工作性质改变	36	40. 饮食习惯改变	15

续表

生活事件	生活事件单位	生活事件	生活事件单位
19. 夫妻不和	35	41. 休假	13
20. 中量贷款	31	42. 过节	12
21. 归还借贷	30	43. 轻微的违法行为	11
22. 职别改变	29		

注：生活事件单位总和：①>300 者，80% 可能患病；②150～300 者，50% 可能患病；③<150 者，30% 可能患病

2. 医院压力评定量表　用于测评住院患者所经历的压力，累积分越高，压力越大（表 5－9）。

表 5－9　医院压力评定量表

生活事件	权重	生活事件	权重
1. 和陌生人同住一室	13.9	26. 担心给医护人员增添负担	24.5
2. 不得不改变饮食习惯	15.4	27. 想到住院后收入会减少	25.9
3. 不得不睡在陌生人的床上	15.9	28. 对药物不能耐受	26.0
4. 不得不穿换着衣服	16.0	29. 听不懂医护人员的话	26.4
5. 四周有陌生机器	16.0	30. 想到将长期用药	26.4
6. 夜里被护士叫醒	16.9	31. 家人没来探视	26.5
7. 生活上不得不依赖他人帮助	17.0	32. 不得不手术	26.9
8. 不能随时读报看书听收音机	17.7	33. 因住院不得不离开家	27.1
9. 同室病友探访者太多	18.1	34. 毫无预测而突然住院	27.2
10. 四周气味难闻	9.1	35. 按呼叫器无人应答	27.3
11. 不得不整天睡在床上	19.4	36. 不能支付医疗费用	27.4
12. 同室病友病情严重	21.4	37. 有问题得不到解答	27.6
13. 排便排尿需他人帮助	21.5	38. 思念家人	28.4
14. 同室患者不友好	21.6	39. 靠鼻饲进食	29.2
15. 没有亲友探视	21.7	40. 用止痛药无效	31.2
16. 病房颜色太鲜艳、太刺眼	21.7	41. 不清楚治疗目的和效果	31.9
17. 想到外貌会改变	22.7	42. 疼痛时未用止痛药	32.4
18. 节日或家庭纪念日住院	22.3	43. 对疾病缺乏认识	34.0
19. 想到手术或其他治疗可能带来的痛苦	22.4	44. 不清楚自己的诊断	34.1

生活事件	权重	生活事件	权重
20. 担心配偶疏远	22.7	45. 想到自己可能再也不能说话	34.5
21. 只能吃不对胃口的食物	23.1	46. 想到可能失去听力	34.5
22. 不能与家人朋友联系	23.4	47. 想到自己患了严重疾病	34.6
23. 对医生护士不熟悉	23.4	48. 想到会失去肾脏或其他器官	39.2
24. 因事故住院	23.6	49. 想到自己可能得了癌症	39.2
25. 不知接受治疗护理的时间	24.2	50. 想到自己可能失去视力	40.6

3. 应对方式评定量表 用于评估个体采取的应对方式的类型。在现实生活中，不同的人群所面对的压力源和可能采取的应对措施不同，最好编制针对性的量表加以衡量和测评。

（三）观察与体格检查

1. 一般状态和行为 观察有无冒汗、坐立难安、胃肠不适、厌食、多食、疲劳胸痛、头痛等压力所致的生理反应；有无注意力分散、记忆力下降、判断失误、定向障碍、思维迟钝等压力所致的认知改变；有无紧张、焦虑、抑郁、恐惧、愤怒、过度依赖和无助感等压力所致的多种情绪反应；有无逃避与回避、来回走动、咬指甲、吸烟、酗酒等；活动次数增加或减少；行为与时间、场合和人物不符等压力所致的行为反应。

2. 全身各系统的变化 注意评估有无心率、呼吸、血压改变；消化功能变化，皮肤温度、湿度和完整性情况。

四、相关护理问题

相关护理问题包括：

（1）应对无效；

（2）家庭无能力应对；

（3）社区应对无效；

（4）调节障碍。

第七节 角色与角色适应性评估

一、角色的定义

角色是戏剧专用名词。自1934年米德首先运用角色的概念来说明个体在社会舞台上的身份及其行为以后，角色的概念被广泛应用于社会学与心理学的研究中。社会心理学家用"角色"表示与人们的某种社会地位及身份相一致的一整套权利和义务的规范与行为模式。具体说来，它包括以下两方面涵义：①角色是社会地位的外在表现，是人们的一整套权利、义务的规范和行为模式；如患者既有配合医疗护理的义务，又有获得健康状态的知情权和享受治疗护理、健康教育的权利。②角色是人们对于处在特定地位上的人们行为的期待；一提到护士，人们就会想到细心照料，充满爱心的白衣天使。

二、角色的分类

1. 第一角色 也称基本角色，是由每个人的年龄和性别所赋予的角色，决定个体的主体行为，如儿童角色、妇女角色、老人角色等。

2. 第二角色 又称一般角色，是生长发育特定阶段所必须承担的，或由所处社会情形和职业所确定的角色，如母亲角色、护士角色。

3. 第三角色 也成独立角色，是可自由选择的为完成某些暂时性任务而临时承担的角色，如患者角色、学习委员角色等。

角色的分类是相对的，可在不同的情况下相互转换。如患者角色，因为疾病是暂时的，可视为第三角色；然而当疾病变成慢性病时，患者的角色也随之成为第二角色。

三、角色的形成

角色的形成经历了角色模仿、角色认知和角色表现三个阶段。角色模仿是角色认知的基础，是个体对某一角色行为的效仿，对角色的行为模式或行为期待可能并不了解，如幼儿对幼儿教师的模仿。角色认知是个体认识自己和他人身份、地位以及各种社会角色的区别与联系的过程。角色表现即角色的成熟过程，是个体为达到自己所认识的角色而采取行动的过程。

四、角色适应不良的表现

当个体的角色表现与角色期望不协调或无法达到角色期望的要求时发生的身心行为反应即角色适应不良。角色适应不良会给个体带来生理和心理两方面的不良反应。生理反应可有头痛、头晕，睡眠障碍，心率异常，血肾上腺素、胆固醇、甘油三酯升高等。心理上可产生紧张、伤感、焦虑、易激惹、自责、抑郁，甚至绝望等不良情绪。

五、患者角色

患者角色的特点为脱离或部分脱离日常生活中的其他角色，免除平日所承担的社会责任与义务；患者对自己的病情没有直接责任，因此处于一种需要照顾的状态；有积极配合治疗护理和恢复健康的义务。由于患者角色的不可选择性，个体在进入或脱离患者角色过程中常发生角色适应不良。具体可表现在以下几种情况：

1. 患者角色冲突 指个体在适应患者角色过程中与其常态下的各种角色发生心理冲突和行为矛盾。如科研人员住院因担心科研不能完成而希望将工作带到病房进行，影响休息、睡眠等患者角色的发挥就是一种角色冲突。

2. 患者角色缺如 指个体患病后没有进入患者角色，不承认自己有病或对患者角色感到厌倦，也就是对患者角色的不接纳和否认。如年轻人、初诊为癌症患者等。

3. 患者角色强化 指个体已恢复健康，当需要患者角色向日常角色转化时，仍沉溺于患者角色，对自我能力怀疑、失望，对原承担的角色恐惧。表现为多疑、依赖、退缩，对恢复正常生活没有信心等。

4. 患者角色消退 某些原因使一个已适应了患者角色的人必须立即转入常态角色，在承担相应义务与责任时使已具有的患者角色行为退化，甚至消失。

六、角色功能的评估

可通过观察、会谈两种方法收集资料。

1. 观察 主要观察内容为被评估者有无角色适应不良的心理、生理反应。如疲乏、经常头痛、心悸、焦虑、抑郁、忽略自己和疾病、缺乏对治疗护理的依从性等。通过以上评估，可明确评估者对角色的感知、对承担的角色是否满意、有无角色适应不良。

2. 会谈 通过以下问题进行：你是否清楚自己的角色权利和义务？你从事什么职业及担任什么职务？你对自己的角色表现是否满意？是否感到期望的角色受挫？你是否感到压力很大、不能胜任？你感到太闲还是休息、娱乐的时间不够？患病入院后，你认为你的角色发生了哪些改变？作为患者，你是否安于养病，积极配合治疗、护理并努力使自己尽快康复等。

七、相关护理问题

相关护理问题包括：
（1）无效性角色行为；
（2）父母角色冲突。

第八节　文化评估

一、文化的定义

文化是一个社会及其成员所持有的物质和精神财富的总和，即特定人群为适应社会环境和物质环境而共有的行为模式和价值观念。文化是包括知识、艺术、价值观、信念与信仰、习俗、道德、法律与规范等范畴的复杂体系。

二、文化要素

价值观、信念与信仰、习俗为文化的核心要素，并与健康密切相关。护士只有了解患者的文化背景，才能给患者提供高质量的护理。

1. 价值观 价值观是指个体对生活方式与生活目标、价值的看法或思想体系，是个体在长期的社会化过程中，经过后天学习逐渐形成的。价值观中最有代表性和敏感性的是时间观、行为观、人际观、人与自然观和健康观。不同的人、集团、社会、民族有不同的价值观。价值观指导人的行为，它可影响人们对健康的认识，并左右人们对解决健康问题所作的决策。

2. 信念与信仰 信念是自己认为可以确信的看法；信仰则是人们对某种事物或思想的极度尊崇与信服，并把它作为自己的精神寄托和行为准则。所以，信念是信仰形成过程的终结和最高阶段，是认识的成熟阶段。

信念涵盖了对世界万物的感知与见解。健康领域中，对"健康"、"疾病"的定义就是一种信念。不同社会、文化的人，对健康和疾病的理解与观念大相径庭。当人们从主观上判断其有病还是无病时，很大程度上受到文化影响。受传统观念和世俗文化的影响，我国多数人把有无疾病作为健康与不健康的界限，将健康单纯理解为"无病、无残、无伤"，很少从心理、社会等方面综合、全面地衡量自己的健康水平。

3. 习俗 习俗是指一个民族的人们在生产、居住、饮食、沟通、婚姻与家庭、医药、丧葬、节日、庆典、礼仪等文化生活上的共同喜好、禁忌。在文化的各种要素中，习俗最容易被观察到。习俗很多，但和健康相关的主要是沟通方式（语言和非语言沟通）、饮食习惯（主食差别、烹饪方式、进餐时间）、家庭关系和生活方式，以及求医用药习俗（家庭疗法、民间疗法）等。

三、文化休克

1. 定义 文化休克是指一个人进入不熟悉的文化环境时产生的迷失、排斥甚至恐惧的感觉。文化休克是指一个人处于一种社会性隔离，而产生焦虑、抑郁的心理状态，而不是指临床上那种由于疾病引起的丧失意识的病理性休克。如对于住院患者，医院就是一个陌生的环境。与家人分离、缺乏沟通、日常活动改变、对疾病和治疗的恐惧等可导致住院患者发生文化休克。

2. 分期与表现 ①陌生期，患者刚入院，对医生、护士、环境、自己将要接受的检查或治疗都很陌生，还可能会接触许多新名词，如备皮、CT、胸部透视等，都会使患者感到迷茫。②觉醒期，患者开始意识到自己将住院一段时间，对疾病和治疗转为担忧，因思念家人而焦虑，因不得不改变自己的生活习惯而产生挫折感。可能会出现失眠、食欲下降、焦虑、恐惧、绝望等较为突出的文化休克表现。③适应期，经过调整，患者从生理、心理、精神上适应医院环境。

四、文化评估的方法和内容

1. 交谈法

（1）价值观的评估 可通过询问被评估者了解其价值观。通常情况下，什么对你最重要？遇到困难时你是如何看待的？一般从何处寻求力量和帮助？你参加什么组织吗？

（2）健康信念与信仰的评估 可通过询问被评估者了解其健康信念与信仰。通常你在什么情况下才认为自己有病并就医？对于你来说，健康指什么？不健康又指什么？你认为你该接受何种治疗？你希望通过治疗达到哪些效果？对这种病你最害怕什么？

（3）习俗的评估 可通过询问被评估者了解其习俗。你平常进食哪些食物？主食为哪些？喜欢的食物又有哪些？有何食物禁忌？每日进几餐？都在哪些时间？哪些情况会使你的食欲下降？哪些情况会使你的食欲增加？

2. 观察法 评估者可通过观察被评估者与他人交流时的表情、眼神、手势、坐姿等，对其进行非语言评估。

五、相关护理问题

相关护理问题为：

（1）精神困扰；

（2）有精神困扰的危险；

（3）有增强精神健康的愿望。

第九节　家庭评估

一、家庭的定义

家庭是以婚姻和血统关系为基础的社会单位，成员包括父母、子女和其他共同生活的亲属。其特点为一种初级社会群体，其成员间有较多面对面的交往，有直接的互动与合作；婚姻是家庭的基础；与其他关系比较，家庭关系最为密切、深刻。

二、家庭评估的内容

1. 家庭成员基本情况 包括姓名、性别、受教育程度、职业、健康状况等。

2. 家庭类型 即家庭的人口组成，也称家庭规模。按规模和人口特征可分为 7 类：①核心家庭，由夫妻及其未成年子女组成；②主干家庭，由夫妻、夫妻的父母、或者直系长辈以及未成年子女组成；③单亲家庭，由单身母亲或父亲养育未成年子女的家庭；④重组家庭，夫妻一方再婚或者双方再婚组成的家庭；⑤无子女家庭，仅夫妻两人；⑥同居家庭，无婚姻关系而长期居住在一起的夫妻和其婚生或领养的子女；⑦老年家庭，仅老年夫妻。

3. 家庭结构 包括权利结构、角色结构、沟通过程和价值观。

（1）权力结构 指家庭中夫妻间、父母与子女间在影响力、控制权和支配权方面的相互关系。其包括传统权威型、工具权威型、分项权威型和感情权威型四种常见类型。

（2）角色结构 指家庭对每个占有特定位置的家庭成员所期待的行为和规定的家庭权利和义务。每个角色都有固定的权利和义务，如父母抚养未成年子女，成年子女赡养父母等。家庭中每一个成员承担一个以上的角色，如丈夫角色，同时也可以承担父亲角色、儿子角色。

（3）沟通过程 沟通是情感、愿望、需要以及信息和意见的交换过程，通过语言和非语言的互动来完成。家庭内部沟通过程良好的家庭一般具有家庭成员对家庭沟通充满自信，能进行广泛的情感交流；沟通过程中尊重对方的感受与信念；能坦诚的讨论个人与社会问题；不易沟通的领域极少。

（4）价值观 指家庭成员对家庭活动的行为准则和生活目标的共同态度和基本信

念。他决定家庭成员的行为方式，并影响家庭的权力结构、角色结构和沟通方式。

4. 家庭的功能 家庭评估中最重要的是家庭功能的评估。家庭功能包括生育功能、经济功能、教育功能、赡养功能、情感功能。

（1）生育功能 即人口再生产的职能，指婚姻家庭在人类的繁衍发展过程中所起的作用。

（2）经济功能 家庭提供和分配物质资源来满足家庭成员衣食住行等各方面的需求。

（3）教育功能 家庭便承担起了教育家庭成员，培养下一代的重任。同时，家庭的这一教育影响，是任何教育组织都不可替代的。

（4）赡养功能 指在家庭中，无经济能力的家庭成员依靠有经济能力的家庭成员的扶养，能够正常地维持生活的职能。扶养职能是家庭的又一个基本职能。如养老育幼，扶助缺乏劳动能力、又无生活来源的家庭成员。

（5）情感功能 情感是家庭巩固的力量，情感的滋润和支持是家庭成员彼此亲近，温馨快乐，有幸福感。

5. 家庭评估的方法与内容 家庭评估的方法以交谈法、观察法为主，辅以必要的辅助检查。

（1）交谈法 通过询问"家里是由谁做主？家庭有麻烦事谁来解决？"了解家庭权力结构。通过询问家庭中各成员所承担的正式角色和非正式角色了解家庭角色结构。通过询问"你家庭和睦、快乐吗？大家有想法或要求是否直截了当地提出来？听者是否认真？"了解家庭沟通过程。通过询问"家庭最主要的日常生活规范有哪些？家庭成员的主要行为方式如何？如何看待吸烟、酗酒等生活行为？"了解家庭价值观。

（2）观察法 观察和检查家庭沟通过程、权力结构，家庭居住条件、成员衣着、饮食、家庭氛围，家庭成员间的亲密程度等。

6. 相关护理问题 包括以下几项内容：

（1）家庭运行中断；

（2）家庭运行功能不全；

（3）有亲子依赖受损的危险。

第十节 环境评估

一、环境的定义

环境是指周围所存在的条件，总是相对于某一中心事物而言的。广义的环境是指围绕着人类的外部世界，环境是人类赖以生存和发展的物质条件的综合体。狭义的环境环绕个体的区域，如病室、居室。在护理学中，将人的环境分为外环境和内环境。人体的外环境包括自然环境和社会环境。人体的内环境又称生理心理环境，包括人体所有的组织和系统，如呼吸系统、循环系统、消化系统、泌尿系统、神经系统、内分泌系统等，以及人的内心世界。本章着重介绍自然环境和社会环境的评估。

二、环境评估的内容

1. 自然环境评估 是指一切存在于机体外环境的物理因素的总和，包括大气、水、声音、光线、温度、湿度、通风、气味、室内装饰、布局以及各种与安全有关的因素，如各种机械性、化学性、温度性、放射性、过敏性、医源性损伤因素等。通过询问被评估者以及实地观察、取样检测等方法收集家庭环境、工作环境、病室环境资料进行评估。

2. 社会环境评估 社会环境评估的重点包括经济、文化、教育、生活方式、社会关系、社会支持，其与健康直接相关。通过询问以下问题与被评估者或亲属交谈以了解被评估者的经济状况：能否告诉我你的经济来源？单位工资福利如何？家庭经济来源有哪些？通过询问家庭成员受教育程度等了解教育水平；通过询问饮食、睡眠、活动、娱乐等了解生活方式；通过询问家庭关系是否稳定？与同事、领导的关系如何？家庭成员是否彼此尊重了解社会关系与社会支持。

三、相关护理问题

相关护理问题包括：
（1）有受伤的危险；
（2）有窒息的危险；
（3）有中毒的危险；
（4）有外伤的危险。

（吴　双　李建伟）

1. 叙述心理、社会评估的内容与方法。
2. 请结合实际说明心理、社会评估在现代健康中的重要性。
3. 如何区分第一角色、第二角色、第三角色？
4. 简述自我概念的定义和组成、自我概念的形成受哪些因素影响。

第六章

实验室检查

学习目标

掌握血液一般检查的正常参考值及其临床意义；熟练掌握实验室检查的标本采集方法；熟悉大便及尿液检查的正常参考值及其临床意义；培养准确无误的采集常用实验室检查项目标本的能力；了解血细胞比容、出血时间、凝血时间、血浆凝血酶原时间等部分检查项目的正常参考值及其临床意义。

【引导案例】

张某，女，30岁，患贫血4年，近日来出现头昏眼花，疲乏困倦，软弱无力，全身皮肤散在出血点。血常规检查显示红细胞3×10^{12}/L，血红蛋白68g/L，白细胞2.4×10^9/L，中性粒细胞42%，淋巴细胞51%。

根据以上检查结果最可能的临床诊断是什么？

实验室检查是运用物理学、化学、生物化学和生物学等实验室技术与方法，通过感官、仪器分析、试剂反应和动物试验等手段，对患者的血液、体液、分泌物、排泄物、组织细胞等标本进行检测，以获得反映机体功能状态、病理变化、病因等客观资料，对协助诊断、观察病情、制定防治措施、判断预后等有其独特的作用。实验室检查是健康评估的重要客观资料之一，与临床护理关系密切，一是大部分实验室检查的标本由护士采集，二是实验室检查结果可以协助和指导护士观察和判断病情，作出正确的护理问题。

第一节 血液检查

一、标本的采集及注意事项

（一）血液标本的采集方法

多抽取空腹静脉血2ml左右，做细菌培养时需在患者发热时抽取动脉血>5ml。

（1）动脉血采集 ①严格无菌操作，以防感染。②使用前用肝素湿润内壁后且带软木塞的试管（隔绝空气）。③从动脉拔出针头的同时迅速用无菌纱布或棉球加压止血

5～10min。④有出血倾向的患者谨慎采集动脉血。

（2）静脉血采集　为避免充血和血液浓缩，用止血带压迫时间小于1min。若超过2min，大静脉血流受阻而使毛细血管内压上升，导致血管内液与组织液交流，压迫时间再延长，局部组织则因缺氧而引起血液成分变化的可能性增大，均导致检查结果准确性下降。

（3）皮肤血采集　尽量避开有炎症、化脓、冻伤等皮肤损伤部位采血；皮肤出汗时，应先用干棉球擦干以免血液稀释；采血时切忌用力挤压皮肤，应让血液自然流出，以免流入大量组织液，使血液稀释和促使血液凝固；采血时，避免棉花纤维混入混悬液，以防堵孔造成计数不准确；为避免交叉感染，应严格实行一人一针制。

（二）注意事项

（1）防止空气栓塞血管　抽取血标本的过程中切忌将注射器内的气泡推入血管，以免形成气栓，造成严重后果。

（2）血标本的处理　血液标本采集后应立即送检，以免发生溶血、凝固及污染等。

（3）抗凝剂　严格控制抗凝剂的量和浓度，若末梢采血，最好先将试管内抗凝剂涂壁烤干再用。

（4）准备　①适当解释，根据检查项目的不同，向患者解释检查的目的、过程、意义，以消除其疑虑和恐惧。②采血前要了解患者活动情况、精神状态、用药、吸烟、进食等。③检验核对，主要是核对检验申请单上的患者姓名、性别、年龄、住址、住院号、病区、床号、申请日期、标本采集时间、标本类型和申请测定的项目等，与贴于试管上的标签仔细对比，要求准确、无误。④采血指导，住院患者静脉血标本一般于早晨起床前空腹采集，采血前一天起忌浓茶、咖啡、烟、酒，门诊患者采血前避免剧烈运动，静坐15～20min以上再采。

（5）防止溶血　注射器和容器均需清洁干燥；抽血速度不宜过快，以免产生大量泡沫或溶血；采血后应先拔出针头，然后将血液缓缓注入标本容器，否则易发生溶血。

（6）实验结果分析　分析试验结果应密切结合临床，并考虑药物、饮食因素等对检验结果的影响。

二、血常规检查

血常规检查包括白细胞、红细胞和血小板等血细胞成分的测定。血细胞的来源和各系列血细胞的形态见图6-1所示。

（一）白细胞计数及白细胞分类计数

【原理】测定单位容积（每升）血液内白细胞的数量及五类白细胞在血液中的比值。

【血液标本的采集方法】毛细血管采血1～2滴，或抗凝静脉血2.0ml。

【正常参考值】

1. 白细胞计数 成人 （4~10）×10⁹/L

$$（4 \sim 10）\times 10^9/L$$

白细胞计数 成人 （4~10）×10⁹/L

新生儿 （15~20）×10⁹/L

6个月~2岁 （11~12）×10⁹/L

2. 白细胞分类计数

	比值	绝对值
中性粒细胞（N）杆状核	1%~5%	（0.04~0.5）×10⁹/L
分叶核	50%~70%	（2~7）×10⁹/L
嗜碱性粒细胞（B）	0%~1%	（0.02~0.5）×10⁹/L
嗜酸性粒细胞（E）	0.5%~5%	（0.8~4）×10⁹/L
淋巴细胞（L）	20%~40%	（0~0.1）×10⁹/L
单核细胞（M）	3%~8%	（0.12~0.8）×10⁹/L

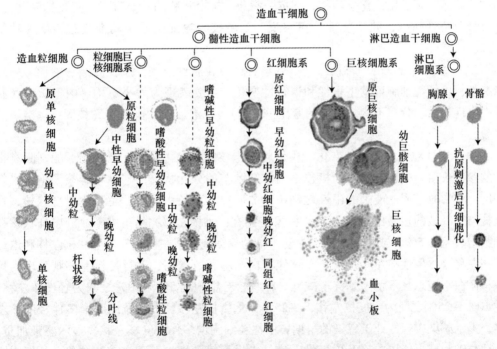

图 6-1 血细胞的来源和各系列血细胞的形态

【临床意义】 因周围血液中以中性粒细胞为主，白细胞数的增多与减少主要受中性粒细胞的影响，因此白细胞数的增多与减少及其临床意义，主要是指中性粒细胞的增多与减少及其临床意义。白细胞总数高于 10×10⁹/L 为白细胞增多，白细胞总数低于 4×10⁹/L 为白细胞减少；中性粒细胞绝对值低于 1.5×10⁹/L 为粒细胞减少症，低于 0.5×10⁹/L 为粒细胞缺乏症。

1. 中性粒细胞（N）

（1）中性粒细胞增多 中性粒细胞增多常伴有白细胞总数的增多。

①生理性增多　见于新生儿、妊娠及分娩时、寒冷、饱餐、淋浴、剧烈运动或劳动后等，多为一过性。

②病理性增多　常见于：a. 急性感染，特别是急性化脓菌感染是引起中性粒细胞增多最常见的原因。极重度感染时，中性粒细胞反而降低。b. 急性大出血1~2h内白细胞总数及中性粒细胞均明显增高。c. 广泛的组织损伤、坏死以及大量血细胞破坏，如手术创伤、严重外伤、大面积烧伤、急性心肌梗死及严重的血管内溶血等。d. 急性中毒，内源性中毒主要由体内产生的代谢毒物引起，如尿毒症及糖尿病酮症酸中毒；外源性中毒主要由摄入的化学物质或化学药物中毒引起，如急性铅中毒、汞中毒及安眠药中毒。e. 恶性肿瘤，如急慢性粒细胞性白血病，白细胞总数可高达几万甚至几十万。f. 骨髓增殖性疾病。

（2）中性粒细胞减少　常见于：①感染性疾病，病毒感染，如流感、麻疹、病毒性肝炎；革兰阴性菌感染，如伤寒、副伤寒。②血液病，如严重缺铁性贫血、再生障碍性贫血、恶性组织细胞病等。③理化因素损伤，物理因素，如X线、γ射线；化学物质，如苯、汞、铅；化学药物，如抗肿瘤药、抗甲状腺药、氯霉素、免疫抑制剂等。④自身免疫性疾病，如系统性红斑狼疮。⑤单核吞噬细胞系统功能亢进，如脾功能亢进。

（3）中性粒细胞的中毒性改变　在各种严重化脓性感染、恶性肿瘤、中毒等病理情况下，中性粒细胞可发生毒性和退行性变化。主要表现为大小不均、中毒颗粒（胞质中出现粗大、分布不均、深染的紫黑色颗粒）、空泡形成、核变性（核固缩、溶解及碎裂）。

（4）中性粒细胞的核象变化　中性粒细胞核象的变化对疾病及其预后的判断有很大的参考价值。中性粒细胞的核象是指粒细胞核的分叶状况，它标志着粒细胞的成熟程度。正常时外周血液中的中性粒细胞的分叶以3叶核占多数，可见少量杆状核，杆状核与分叶核的正常比值为1:13。核象变化有：①核左移，是指周围血液中杆状核粒细胞增多超过5%，或出现晚幼、中幼、早幼粒细胞。核左移又分再生性核左移和退行性核左移。再生性核左移是指核左移伴有白细胞总数增高，退行性核左移则表现为核左移而白细胞总数不增高、甚至减低。杆状核粒细胞在5%~10%之间为轻度核左移，在10%~25%之间为中度核左移，>25%为重度核左移。中性粒细胞增多伴轻度核左移，提示感染较轻或处于感染的早期；中性粒细胞增多伴重度核左移，显示感染加重；中性粒细胞减少伴核左移及中毒性改变，常提示感染极为严重。②核右移，是指周围血液中5叶核粒细胞增多超过3%。中性粒细胞减少伴核右移，则是造血功能减退或造血物质缺乏的表现，如在疾病进展期突然出现核右移，则提示预后不良。中性粒细胞的核象变化见图6-2所示。

（5）异型淋巴细胞　简称异淋，是指外周血液中出现形态变异的不典型淋巴细胞。异性淋巴细胞增多可见于流行出血热、流行性感冒、传染性单核细胞增多症，药物过敏输血后，放射治疗，血液透析后。

2. 嗜酸性粒细胞（E）

（1）嗜酸性粒细胞增多　主要见于：①过敏性疾病，如支气管哮喘、药物过敏、食物过敏、荨麻疹、血清病等。②血液病，如嗜酸性粒细胞白血病、慢性粒细胞性白血病、恶性淋巴瘤等。③皮肤病，如剥脱性皮炎、湿疹、银屑病、天疱疮等。④寄生虫病，如蛔虫病、肺吸虫病、血吸虫病、钩虫病等。

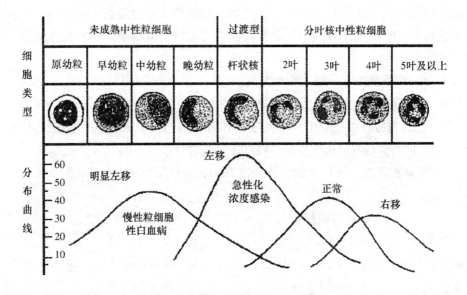

图6-2 中性粒细胞的核象变化

（2）嗜酸性粒细胞减少　临床仅见于伤寒、副伤寒、长期应用肾上腺皮质激素者、应激状态（如大手术、烧伤等）。

3. 嗜碱性粒细胞（B）

（1）嗜碱性粒细胞增多　主要见于：①过敏性疾病，如过敏性结肠炎、药物过敏、食物过敏等。②血液病，如嗜碱性粒细胞白血病、慢性粒细胞性白血病。③恶性肿瘤（特别是转移癌）。④其他，如糖尿病等。

（2）嗜碱性粒细胞减少　无临床意义。

4. 淋巴细胞（L）

（1）淋巴细胞增多

①生理性增多　婴儿出生时淋巴细胞约占35%，粒细胞约占65%，出生4~6天后的淋巴细胞可达50%，与粒细胞比例大致相等。4~6岁的儿童淋巴细胞的比例逐渐降低，粒细胞比例增加，逐渐达到正常成人水平。

②病理性增多　见于：a.感染性疾病，主要见于病毒感染，如传染性单核细胞增多症、麻疹、风疹、水痘、流行性腮腺炎、病毒性肝炎等；也可见于某些细菌感染及某些寄生虫感染，如百日咳嗜血杆菌、结核分枝杆菌、布鲁菌、弓形虫感染等。b.恶性肿瘤，如急慢性淋巴细胞性白血病及淋巴瘤。c.其他，如自身免疫性疾病、移植排斥反应、急性传染病的恢复期等。

（2）淋巴细胞减少　主要见于应用肾上腺皮质激素、烷化剂、抗淋巴细胞免疫球蛋白、先天性或获得性免疫缺陷综合征。

5. 单核细胞（M）

（1）单核细胞增多

①生理性增多　多见于婴幼儿及儿童。

②病理性增多　多见于：a. 感染性疾病，如感染性心内膜炎、黑热病、疟疾、活动性结核病等；b. 某些血液病，如单核细胞性白血病、淋巴瘤、多发性骨髓瘤、骨髓增生异常综合征等。

（2）单核细胞减少　一般无临床意义。

（二）红细胞计数及血红蛋白测定

【原理】红细胞计数（RBC）是测定单位容积（每升）血液内红细胞的数量；血红蛋白（Hb）测定是测定单位容积内血红蛋白的含量。

【血液标本的采集方法】毛细血管采血 $10\mu l$，或抗凝静脉血 2.0ml。

【正常参考值】

	红细胞数	血红蛋白量含量
成年男性	$(4.0 \sim 5.5) \times 10^{12}/L$	$120 \sim 160g/L$
成年女性	$(3.5 \sim 5.0) \times 10^{12}/L$	$110 \sim 150g/L$
新生儿	$(6.0 \sim 7.0) \times 10^{12}/L$	$170 \sim 200g/L$

【临床意义】

1. 红细胞和血红蛋白增多

（1）相对性增多　由于血浆中水分丢失过多，血容量减少致血液浓缩，使红细胞和血红蛋白含量相对增加。见于严重呕吐、腹泻、大面积烧伤、大量出汗、尿崩症、糖尿病酮症酸中毒等。

（2）绝对性增多　即继发性增多，是由于组织缺氧导致红细胞代偿性生成增多。包括：①生理性增多，见于高原地区居民、剧烈运动等。②病理性增多，见于严重的慢性心肺疾病，如发绀性先天性心脏病、慢性阻塞性肺气肿、慢性肺源性心脏病；原发性增多与组织缺氧没关系，多见于真性红细胞增多症等。

2. 红细胞和血红蛋白减少

（1）红细胞和血红蛋白减少　①生理性减少，见于 3 个月至 15 岁以前的儿童、妊娠中晚期的孕妇、老年人等。②病理性减少，见于各种原因引起的贫血，如再生障碍性贫血、缺铁性贫血、失血性贫血等。

（2）贫血　单位容积循环血液中红细胞数、血红蛋白量及血细胞比容低于正常参考值下限，称为贫血。成年男性血红蛋白 <120g/L，成年女性血红蛋白 <110g/L，即为贫血。

（3）贫血程度的分度　临床上根据血红蛋白降低的程度将贫血分为四度：轻度，血红蛋白低于正常参考值的下限至 90g/L；中度，90～60g/L；重度，60～30g/L；极重度（极度），<30g/L。

（4）贫血的类型　临床上可根据红细胞数和血红蛋白下降的比例初步判断贫血的

类型：①正细胞性贫血，红细胞数和血红蛋白按比例下降，多见于再生障碍性贫血、急性失血性贫血、溶血性贫血等。②小细胞低色素性贫血，血红蛋白下降比红细胞数下降更明显，多见于缺铁性贫血、铁粒幼红细胞性贫血和海洋性贫血。③大细胞性贫血，红细胞数下降比血红蛋白下降更明显，多见于巨幼红细胞性贫血。

3. 红细胞形态检查

（1）正常形态大小 正常红细胞为淡红色双凹圆盘形，大小较一致，直径 6 ~ 9μm，中央淡染区的大小约相当于红细胞直径的 1/3 ~ 2/5。

（2）形态异常 ①裂细胞，指红细胞发生各种形态学明显的改变，如新月形、三角形、盔形、逗点形，多见于弥散性血管内凝血、心血管创伤性溶血性贫血。②镰刀形红细胞，红细胞形态状似镰刀，多见于镰刀形红细胞性贫血。③球形红细胞增多，血涂片中镜下观察此种红细胞超过 20% 才有意义，见于遗传性球形红细胞增多症、自身免疫性溶血性贫血。④靶形红细胞，中央淡染区的扩大，但中心部位又有部分色素存留而深染，状似射击的靶子，见于珠蛋白生成障碍性贫血、异常血红蛋白病。⑤椭圆形红细胞增多，一般高于 20% ~ 50% 才有诊断价值，主要见于遗传性椭圆形红细胞增多症。红细胞的形态异常见图 6 – 3 所示。

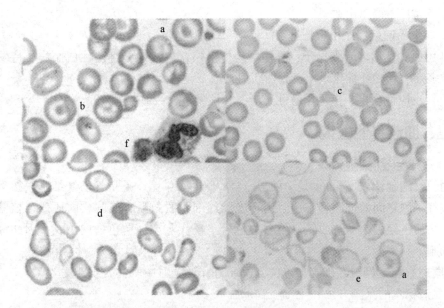

图 6 – 3 红细胞的形态异常

a. 靶形红细胞；b. 半岛形红细胞；c. 半月形红细胞；

d. 拖鞋形红细胞；e. 环形红细胞；f. 巨大的血小板

（3）大小异常 ①红细胞大小不均匀，直径相差可达一倍以上，见于缺铁性贫血、溶血性贫血、失血性贫血及巨幼红细胞性贫血，其中以巨幼红细胞性贫血最为常见；②小红细胞，直径 <6μm，见于小细胞低色素性贫血，如缺铁性贫血；③大细胞性贫血，直径 >10μm，见于溶血性贫血、急性失血性贫血等；④巨红细胞，直径 >15μm，见于巨幼红细胞性贫血。

（三）血小板计数

【原理】血小板计数（PLT）是测定单位容积（每升）全血中血小板的含量，主要了解血小板生成与消耗之间的平衡变化。

【血液标本的采集方法】毛细血管采血 $20\mu l$，或抗凝静脉血 2.0ml。

【正常参考值】（100～300）$\times 10^9/L$。

【临床意义】正常人血小板数随时间和生理状态变化，午后高于早晨。冬季高于春季。高原地区居民高于平原地居民。月经前减低，月经后增高。静脉血比毛细血管血高 10%。

1. 血小板减少　血小板低于 $100 \times 10^9/L$ 称血小板减少。见于：①血小板生成障碍，如再生障碍性贫血、急性白血病等。②血小板消耗或破坏过多，如特发性血小板减少性紫癜、DIC、脾功能亢进、免疫性血小板减少症等。③血小板分布异常，如肝硬化导致脾肿大脾功能亢进。④其他，如肝硬化、输入大量库存血或大量血浆引起血液稀释、感染等。

当血小板 $<50 \times 10^9/L$ 时，可有轻度或手术后出血（易出血）；当血小板 $<20 \times 10^9/L$ 时，可出现较严重出血（易自发出血）；当血小板 $<5 \times 10^9/L$ 时，可出现严重全身出血（易自发严重出血）。

2. 血小板增多　血小板超过 $400 \times 10^9/L$ 称血小板增多。

（1）原发性增多　多见于：骨髓增生性疾病，如慢性粒细胞性白血病、特发性血小板增多症、骨髓纤维化早期、真性红细胞增多症等。

（2）反应性增多　多见于急性感染、急性失血、溶血等。

三、血液其他检查

（一）网织红细胞计数

网织红细胞计数（Ret）是一种未完全成熟的红细胞，是指晚幼红细胞脱核后到完全成熟红细胞之间的过渡型细胞。由于晚幼红细胞脱核后，其胞质内还残存核糖体等嗜碱性物质，经煌焦油蓝或新亚甲蓝染色后呈现浅蓝或深蓝色的网织状，因此称为网织红细胞。

【原理】测定网织红细胞在单位容积（每升）全血中所含的数量及比值。

【血液标本的采集方法】毛细血管采血 1～2 滴。

【正常参考值】

	百分值	绝对值
成　人	0.005～0.015（0.5%～1.5%）	（24～84）$\times 10^9/L$
新生儿	0.02～0.06（2%～6%）	（6～288）$\times 10^9/L$

【临床意义】网织红细胞的增减直接反映骨髓造血功能的情况，观察贫血疗效。

1. 反映骨髓造血功能的情况

（1）网织红细胞增多　常提示骨髓造血功能旺盛，多见于急性溶血性贫血、急性失血性贫血，也可见于放射治疗和化学药物治疗造血恢复时，缺铁性贫血和巨幼红细胞性贫血治疗有效时，网织红细胞可迅速增多。

（2）网织红细胞减少 常提示骨髓造血功能低下，多见于再生障碍性贫血、溶血性贫血和失血性贫血，这些贫血经治疗后若网织红细胞逐渐下降，表明病情已得到控制；若网织红细胞持续不降，甚至上升，则提示病情加重。

再生障碍性贫血时，网织红细胞百分数常低于 0.5%，绝对值低于 15×10^9/L，为再生障碍性贫血的诊断标准之一。

2. 骨髓移植效果监测 骨髓抑制后第 21 天，如网织红细胞 $> 15 \times 10^9$/L，常表示无移植并发症；如网织红细胞 $< 15 \times 10^9$/L，伴中性粒细胞和血小板增高，可能为骨髓移植失败。

3. 观察贫血疗效 缺铁性贫血和巨幼红细胞性贫血经有效治疗 3～5 天后，可见网织红细胞上升，7～10 天达高峰，2 周左右逐渐下降，称为网织红细胞反应，作为贫血疗效观察指标。网织红细胞也是贫血患者随访检查的项目之一。

（二）红细胞沉降率

红细胞沉降率（ESR）是指红细胞在一定条件下沉降的速率，简称血沉。红细胞表面的唾液酸带有负电荷，故红细胞互相排斥不宜聚集，悬浮于血浆中，下沉速度缓慢。影响红细胞聚集的因素主要存在于血浆中，白蛋白带有负电荷具有抑制红细胞聚集、减缓下沉速度的作用；纤维蛋白原、球蛋白、免疫复合物等带有负电荷具有促进红细胞聚集、加快下沉速度的作用，尤以纤维蛋白原为促进血沉最有力的物质。另外，红细胞数量多时，阻力大，下沉速度慢；反之，红细胞数量少时，阻力也小，下沉速度也较快。

【原理】 属非特异性试验，观察红细胞在一定条件下的沉降速度。

【血液标本的采集方法】 取静脉血 1.6ml，用 0.4ml 枸橼酸钠抗凝后注入血沉管中静置。

【参考值】 男性　　0～15mm/1 小时末（魏氏法 Westergren）

女性　　0～20mm/1 小时末（魏氏法 Westergren）

【临床意义】

1. 血沉增快

（1）生理性增快 多见于妇女月经期或妊娠 3 个月以上的孕妇、12 岁以下的儿童、60 岁以上的女性老年人。

（2）病理性增快 多见于：①感染炎症性疾病，如急性细菌性炎症、风湿病和结核病活动期。感染是血沉加快最常见的原因。②组织损伤或坏死，如大手术创伤、大面积烧伤、急性心肌梗死等。③恶性肿瘤，迅速增长的恶性肿瘤可使血沉增快，而良性肿瘤时血沉多属正常。④血浆球蛋白增高的疾病，如慢性肾炎、肝硬化、系统性红斑狼疮、感染性心内膜炎等。⑤贫血，贫血患者的血沉可能随贫血的加重而增快，但两者并不成正比例，异性红细胞不容易聚集成缗钱状，故遗传性红细胞增多症、镰刀形红细胞性贫血患者的血沉不加快。⑥高胆固醇血症，如动脉粥样硬化、黏液性水肿、肾病综合征、糖尿病等。

血沉虽然为一非特异性实验指标，但对判断结核病、恶性肿瘤、自身免疫性疾病（系统性红斑狼疮、类风湿性关节炎、风湿热）有很大的价值，常作为判定疾病是否活动的检测指标，病变活动时血沉加快，病变好转或静止时血沉逐渐恢复正常。另外对急性心肌梗死和心绞痛的鉴别也有一定价值，急性心肌梗死血沉加快，心绞痛血沉则正常。

2. 血沉减慢 一般无临床意义。

（三）出血时间测定

出血时间（BT）测定是指在一定条件下将皮肤毛细血管刺破后，血液自然流出到自然停止所需要的时间。实验前患者需停用阿司匹林、潘生丁（双嘧哒莫）等抗血小板聚集药物。

【原理】皮肤毛细血管刺破后，血液流出到自然停止所需的时间，可以反映血管壁结构的完整性、血管收缩功能状况及血小板数量、功能变化的情况。

【血液标本的采集方法】Duke 法：指腹皮肤消毒后用采血针在手指末段刺入深 2~4mm 的伤口，从血液自然流出时开始计时，每隔 30s 用干净滤纸或棉球吸去血滴一次直至血流停止为止。注意所刺伤口不能太深，也不能挤压。

【正常参考值】Duke 法：1~3min；>4min 为异常

【临床意义】

1. 出血时间延长 ①凝血因子严重缺乏，多见于血管性血友病、弥漫性血管内凝血（DIC）。②血管壁异常，多见于遗传性出血性毛细血管扩张症。③血小板数量明显减少，多见于特发性或继发性血小板减少性紫癜。④血小板功能异常，多见于血小板无力症。⑤药物因素影响，多见于长期服用阿司匹林、双嘧达莫（潘生丁）等抗血小板聚集药物。

2. 出血时间缩短 多见于血栓前状态或血栓性疾病，如心脑血管疾病、糖尿病并发周围血管病、急性短暂性脑缺血发作、弥漫性血管内凝血（DIC）、妊娠高血压综合征等。

（四）凝血时间测定

凝血时间（CT）测定是指离体静脉血发生凝固所需要的时间。它反映内源性凝血系统的功能状态。

【原理】用来测定静脉血离体后至血液完全凝固所需要的时间。借此了解内源性凝血机制有无异常。

【血液标本采集的方法】普通试管法：取静脉血 3ml，沿管壁等量注入 3 支 8mm 的普通玻璃试管内。硅管法：取静脉血 3ml，沿管壁等量注入 3 支 8mm 的硅管内。

【正常参考值】普通试管法：6~12min
硅管法：15~32min

【临床意义】

1. 凝血时间延长 多见于：①后天性凝血因子异常，如严重肝病、DIC 等。②先天性凝血因子Ⅷ、Ⅸ、Ⅺ缺乏，如重症甲、乙、丙型血友病。③应用肝素、口服抗凝药，循环抗凝物质增加，如类肝素物质增多症等。

2. 凝血时间缩短 多见于血液高凝状态和血栓性疾病，如 DIC 早期（高凝期）、脑血栓形成、心肌梗死、下肢静脉血栓形成等。

（五）血浆凝血酶原时间测定

血浆凝血酶原时间（PT）测定，是指在受检血浆中加入组织凝血活酶和 Ca^{2+} 后血浆凝固所需要的时间。此为外源性凝血系统的筛选试验，可同时报告凝血酶原比值（PTR）和国际标准化比值（INR）。PTR 即被检血浆的凝血酶原时间（秒）/正常血浆的凝血酶原时间（秒）；INR 即 PTRISI，ISI 为国际敏感度指数，ISI 越小（<2.0）组织凝血活酶的敏感性就越高。

【原理】在血浆中加入组织凝血活酶和钙溶液后测定血浆凝固所需要的时间，了解外源性凝血机制有无异常。

【血液标本的采集方法】抽取空腹静脉血 1.8ml，注入含有 3.2% 枸橼酸钠溶液 0.2ml 抗凝的塑料试管中，立即混匀送检。

【正常参考值】 PT   11～13s   测定值超过正常对照值3s以上为异常

PTR   1.0±0.05

INR   1.0±0.1

【临床意义】

1. 口服抗凝剂的监测 血浆凝血酶原时间（PT）是监测口服抗凝剂的首选试验。在应用口服抗凝剂的过程中使 PT 值维持在对照值（12±1.0）秒的 1.5～2 倍，PTR 值维持在 1.5～2.0 为最佳。PTR 值 >2.0 时，出血发生率为 22%；PTR <2.0 时，出血发生率仅为 4%。

2. 凝血酶原时间延长 见于：①先天性凝血因子 I、II、V、VII、X 缺乏。②后天性凝血因子缺乏，如严重肝病、纤溶亢进、DIC 等。

3. 凝血酶原时间缩短 见于血液高凝状态，如 DIC 早期。

（六）束臂实验

束臂实验，又称毛细血管脆性试验。

【原理】用来判定疾病是否存在毛细血管的损伤而引起的出血。

【检查方法】在前臂屈侧中三分之一处划一直径 5cm 的圆圈，并标出原有出血点。按照血压测量方法绑缚袖带，使血液压力维持在收缩压和舒张压之间（一般 90mmHg）8min，解除袖带 5min 后观察圈内新出血点数量。

【正常参考值】男性   <5 个出血点

女性及儿童   <10 个出血点

【临床意义】

1. 新出血点增多 多见于：①传染性疾病，如流行性出血热、钩多螺旋体病、流行性脑脊髓膜炎。②血液系统疾病，如遗传性出血性毛细血管扩张症、过敏性紫癜、维生素 C 或 P 缺乏症，先天性或获得性血小板功能缺陷症、原发性或获得性血小板减少症。

2. 新出血点减少 一般无临床意义。

（七）红细胞平均指数测定

红细胞平均指数测定包括以下项目：①平均红细胞容积（MCV）；②平均红细胞血红蛋白含量（MCH）；③平均血红蛋白浓度（MCHC）。

【原理】①平均红细胞容积（MCV），指每个红细胞的平均体积，用飞升（fl，$1L=10^{15}fl$）作计量单位。②平均红细胞血红蛋白含量（MCH），指每个红细胞内所含血红蛋白的平均量，以皮克（pg，$1g = 10^{12}$ pg）为计量单位。③平均血红蛋白浓度（MCHC），指每升血液中平均所含血红蛋白浓度（克），以 g/L 为计量单位。

【标本采集】取抗凝静脉血 2.0ml。

【正常参考值】MCV   80~100fl（血液分析法）

               MCH   27~34pg（血液分析法）

               MCHC   320~360g/L（血液分析法）

【临床意义】可进行贫血的形态学分类（表6-1）。

表6-1 贫血的形态学分类

贫血的类型	MCV（fl）	MCH（pg）	MCHC（g/L）	临床意义
正细胞性贫血	80~100	27~34	32~36	再障、白血病、急性失贫血
大细胞性贫血	>100	>34	32~36	恶心贫血、巨细胞性幼贫血
小细胞低色素性贫血	<80	<27	<32	缺铁贫血、铁粒幼细胞性贫血
小细胞性贫血	<80	<27	32~36	慢性感染及中毒引起的贫血

（八）红细胞比容测定

红细胞比容测定（HCT）又称红细胞压积或红细胞比积，是指在一定条件下，经离心沉淀后压紧的红细胞在全血标本中所占体积的比值。

【原理】测定单位容积全标本中压紧的红细胞所占体积的比值。

【血液标本采集方法】毛细血管血采集 10μl，抗凝静脉血 2.0ml。

【正常参考值】成年男性   0.40~0.5L/L   （温氏法 Wintrobe 法）

               成年女性   0.37~0.48L/L   （温氏法 Wintrobe 法）

【临床意义】

1. 红细胞比容增高 多见于各种原因引起的血液浓缩，导致红细胞比容相对性增高，如大量呕吐、严重腹泻、大面积烧伤、大手术后；临床上测脱水患者红细胞比容，了解血液浓缩程度，可作为补液计算的参考；真性红细胞增多症引起红细胞比容绝对性增高，可高达 0.60L/L 以上，甚至能达 0.80L/L。

2. 红细胞比容减低 多见于各种原因引起的贫血，红细胞比容减低的程度并不与红细胞计数完全一致。再生障碍性贫血为正细胞性贫血，缺铁性贫血为小细胞性贫血，巨幼细胞性贫血为大细胞性贫血。

第二节 尿液检查

一、标本的采集及注意事项

（一）尿液标本的采集

1. 采集的时间

（1）晨尿 清晨空腹用一次性清洁干燥的大口瓶留取清晨第一次中段尿，即首次晨尿 100~200ml，适用于做蛋白质、细菌、有形成分的化验、妊娠试验及尿本-周蛋白测定，通常用于肾脏疾病的明确诊断及疗效观察。

（2）随机尿，即随意一次尿，随时留取任何时间的一次尿液，适用于门诊或急诊患者的常规化验，以及隐血、酮体、尿糖、尿淀粉酶等的检验，但易受饮食、运动、用药因素的影响，有时结果不够准确。

（3）计时尿 根据临床诊断或病情观察的需要，在特定的时间采集的尿液。又分为以下四种。①3h尿：一般在上午6～9时的时间段内采集，用于检查尿液的有形成分及1h尿排泌率检查。②餐后尿：通常收集午餐后2h尿，有利于病理性糖尿、蛋白尿、尿胆原检查。③12h尿：晚上8时排尿弃去，此后收集尿，至次日上午8时最后一次排尿的全部尿液，适用于尿艾迪（Addis）计数、微量白蛋白、球蛋白排泌率测定。④24h尿：上午8时排尿弃去，此后收集尿至次日上午8时最后一次排尿的全部尿液，用于检测机体内产生的代谢产物，如肌酐、肌酸、尿素、蛋白质、17-羟类固醇、17-酮类固醇、电解质、儿茶酚胺以及尿浓缩结核杆菌检查。

（4）清洁中段尿 用1：1000苯扎溴铵（2%新洁尔灭）清洗外阴及消毒尿道口，再留取中段尿液，常用于尿细菌培养。

2. 采集的方式

（1）导尿方式 尿路梗阻或其他原因不能排出时采用。

（2）自然排出的方式 多数情况下都采用这种采集方式。

（3）耻骨上膀胱穿刺 导尿管无法插入或其他原因致尿液不能排出时采用。

（二）尿标本采集的注意事项

1. 尿标本标记 在尿标本瓶上准确无误的标记患者姓名、性别、年龄、科别、床号、采集日期、标本类别以及申请测定的项目。

2. 细菌培养标本 采集人员先用肥皂水洗手，清洁尿道口及周围皮肤，用1：500苯扎溴铵清洗外阴部和尿道口后，用无菌试管或灭菌培养瓶留取中段尿。必要时导尿留取标本，但必须严格无菌操作。

3. 防腐剂的应用 留取12h或24h尿标本，按要求尿液每100ml添加防腐剂甲苯3～5ml，亦可将尿标本置入冰箱内保存。用于尿中化学成分定量和有形成分、尿量、尿比重观察。

4. 避免污染 采集的尿液要新鲜，避免阴道分泌物、月经血、粪便混入。

5. 送检时间 采集的尿标本应在2h内送检。

二、尿常规检查

（一）一般性状检查

【尿液标本采集的方法】

尿量	准确收集24h全部尿液
尿颜色	准确收集24h全部尿液或随机尿液10ml
尿透明度	准确收集24h全部尿液或随机尿液10ml
尿比重	准确收集24h全部尿液或随机尿液10ml
尿液酸碱度检验	收集随机尿10ml

尿亚硝酸盐尿儿茶酚胺定性　　　　收集晨尿 5ml

尿十项分析　　　　　　　　　　　收集新鲜尿 10ml

【正常参考值】 正常成人 24h 尿量 1000~2000ml，外观为淡黄色或橘黄色透明液体；正常新鲜尿液一般无味，久置后因尿素分解可出现氨臭味；正常尿液一般为弱酸性，pH 6.5 左右；尿比重 1.015~1.025（平均 1.020）。

【临床意义】

1. 尿量异常

（1）多尿　24h 尿量 >2500ml 为多尿。可分为：①暂时性多尿，见于饮水过多，应用利尿剂、输液过多等。②病理性多尿，见于糖尿病、尿崩症、慢性肾炎早期及肾盂肾炎晚期、急性肾衰竭多尿期及精神性多尿等。

（2）少尿、无尿、尿闭　24h 尿量 <400ml 为少尿，<100ml 为无尿，<50ml 为尿闭。包括肾前性、肾性、肾后性三种：①肾前性，多见于休克、严重脱水、心力衰竭、肾动脉栓塞等。②肾性，多见于急性肾炎、肾小管坏死、急性肾衰竭少尿期等。③肾后性，又分肾外肾后性和肾内肾后性。肾外肾后性少尿见于各种原因引起的尿路梗阻，如肿瘤、结石、尿路狭窄、良性前列腺肥大症；肾内肾后性见于各种原因引起的肾间质充血水肿压迫肾小球和肾小管，如流行性出血热等。

2. 尿液外观异常

（1）无色透明　见于尿量增多，如葡萄糖尿、尿崩症等。

（2）血尿　每升尿液中含有的血液超过 1ml 时，即可呈淡红色云雾状、红色、洗肉水样或混有血凝块，称为肉眼血尿，多见于泌尿系统感染、肾肿瘤、肾结核、肾或尿路结石、外伤、急性肾炎、全身出血性疾病等。

（3）乳糜尿　为乳白色，主要见于肿瘤压迫淋巴管和丝虫病的淋巴管炎。

（4）脓尿及菌尿　菌尿呈云雾状混浊，静置后不下沉。脓尿放置后可有白色云絮状沉淀，加热、加酸均不能使浑浊消失，脓尿及菌尿见于泌尿系统感染，如肾盂肾炎、膀胱炎等。

（5）血红蛋白尿及肌红蛋白尿　呈浓茶色、酱油色或红葡萄酒色。血红蛋白尿见于血型不合的输血、蚕豆病、阵发性睡眠性血红蛋白尿等；肌红蛋白尿见于挤压综合征、缺血性坏死等。

（6）胆红素尿　呈深黄色，振荡后泡沫呈黄色而且不易消失，胆红素定性试验阳性为胆红素尿，见于胆汁淤积性黄疸、肝细胞性黄疸等。服用牛黄解毒片、呋喃唑酮、黄连素和 VC 银翘片等药物后尿色也可呈深黄色，但震荡后尿泡沫不黄而且容易消失。

3. 异常气味　烂苹果味见于糖尿病酮症酸中毒。蒜臭味见于有机磷中毒。氨臭味见于慢性膀胱炎及尿潴留。

4. 尿 pH 改变

（1）尿 pH 降低　见于糖尿病、酸中毒、发热、痛风、低钾性碱中毒（排酸性尿是其特征之一），服用某些酸性药物（氯化铵及维生素 C）后。

（2）尿 pH 增高　见于碱中毒、膀胱炎、肾小管性酸中毒、尿潴留及服用某些碱性药物后。

5. 尿比重　是指在4℃条件下尿液与同体积纯水的重量之比。

（1）尿少比重高　见于急性肾炎、脱水、高热、休克等。

（2）尿多比重高　见于糖尿病。

（3）尿多比重低　见于大量饮水、慢性肾炎后期和尿崩症；慢性肾衰竭的尿比重常固定在1.010 ± 0.003，称为等张尿。

（二）化学检查

1. 尿蛋白定性定量检查

【尿液标本的采集方法】尿蛋白质定性、定量检查，收集随机尿（或首次晨尿）10ml。

【正常参考值】尿蛋白定性用阴性（－）、阳性（＋）表示检查结果，同时用＋、＋＋、＋＋＋、＋＋＋＋表示尿蛋白阳性程度的变化。尿蛋白定量正常值为$< 100 \sim 150mg/24h$尿量。各种原因造成尿蛋白含量$>150mg/24h$尿，尿蛋白定性试验阳性称为蛋白尿，详见表6-2所示。

表6-2　尿蛋白定性结果

表示方法	结果	尿蛋白含量
（－）	无混浊	$< 100 \sim 150mg/24h$
（＋）	轻度混浊	$< 500mg/24h$
（＋＋）	颗粒状混浊	$< 3000mg/24h$
（＋＋＋）	絮状混浊	$< 10000mg/24h$
（＋＋＋＋）	大块状混浊	$> 10000mg/24h$

【临床意义】

（1）生理性蛋白尿　尿蛋白定性不超过（＋），定量不超过$0.5g/24h$，见于发热、严重受寒、精神紧张、剧烈运动后或长期站立后等。

（2）病理性蛋白尿　又分为以下六种：①肾小球性蛋白尿，是最常见的一种蛋白尿，见于肾小球器质性病变，如急慢性肾小球肾炎、慢性肾盂肾炎、肾病综合征、系统性红斑狼疮、妊娠高血压综合征等继发性肾小球疾病。②肾小管性蛋白尿，见于肾盂肾炎、间质性肾炎、肾小管性酸中毒、急性肾小管损伤［汞、镉、苯、砷、四氯化碳、磺胺类药、氨基糖苷类（庆大霉素、卡那霉素）、多黏菌素B等］，及肾移植术后。③混合性蛋白尿，指病变同时累及肾小球和肾小管而产生的蛋白尿，常见于慢性肾炎、肾盂肾炎、肾小管间质病变、糖尿病肾病、系统性红斑狼疮肾损害等。④渗出性蛋白尿，血液中异常增多的小分子蛋白质，超过肾小管的重吸收能力随尿排出，见于多发性骨髓瘤、急性溶血（血红蛋白尿）、挤压综合征（肌红蛋白尿）、轻链病及浆细胞病（凝溶蛋白尿）等。⑤假性蛋白尿，由于尿内混有黏液阴道分泌物、血液、脓液等而导致尿蛋白定性试验阳性。⑥组织性蛋白尿，炎症或药物刺激肾小管分泌蛋白质增多或肾组织被破坏引起的蛋白尿。

2. 尿糖定性定量检查

【尿液标本的采集方法】尿液葡萄糖定性、定量检查，收集晨尿（或餐后尿）10ml。

【正常参考值】尿糖定性用阴性（－），阳性（＋）表示检查结果，同时用＋、＋＋、＋＋＋、＋＋＋＋表示尿糖阳性程度的变化。尿糖定量 0.56～5.0mmol/24h 尿量。当血糖浓度 >9mmol/L，尿糖定性试验阳性称为糖尿。

【操作方法】

（1）试纸法 该法简单方便，是目前临床上最常用、最普遍的方法。用特定的葡萄糖氧化物试纸浸入尿液，根据试纸出现的颜色改变与标准比色板比较，确定尿糖定性及阳性程度，结果判断见表6－3所示。

（2）班氏试剂法 取班氏试剂 1ml（约 20 滴）注入透明试管中，用夹子固定试管后在酒精灯上加热至煮沸，如溶液颜色不变则再加入被检尿 0.1ml（约 2 滴），继续煮沸，观察颜色变化，确定尿糖定性及阳性程度，结果判断见表6－3所示。

表 6－3　尿糖定性定量结果判断

方法	结果	尿糖定量	方法	结果	尿糖定量
试纸法	（－）杏黄色	<2.2	班氏试剂法	（－）透明蓝色	<5.0
	（＋）淡灰色	5.5		（＋）蓝绿色不透明	<11.2
	（＋＋）灰色	11.1		（＋＋）黄绿色不沉淀	28～56
	（＋＋＋）灰蓝色	22.2		（＋＋＋）黄色大量沉淀	56～112
	（#）紫蓝色	56		（#）红棕色或砖红色	>112

※　表格中的尿糖定量单位为：mmol/20h 尿量

【临床意义】

（1）生理性糖尿 多见于：①暂时性糖尿，由于大量进食碳水化合物、静脉注射大量葡萄糖后。②饮食性糖尿，如食糖过多。③药物性糖尿，如阿司匹林、异烟肼，水杨酸从尿中排出造成假性糖尿。④妊娠性糖尿，孕妇妊娠晚期可出现糖尿。⑤精神性糖尿，如精神过度紧张、情绪激动等。

（2）病理性糖尿 多见于：①血糖增高性糖尿，常见于糖尿病、库欣综合征（Cushing）、嗜铬细胞瘤、肝硬化，其中以糖尿病最常见，尿糖可用来间接判断血糖情况，是监测病情变化和观察疗效经常使用的重要指标。其次见于甲状腺功能亢进、腺垂体功能亢进、嗜铬细胞瘤、肝功能不全等。②血糖正常性糖尿，由于肾小管重吸收葡萄糖的功能减退所致，又称肾性糖尿，多见于慢性肾小球肾炎、肾病综合征、间质性肾炎和家族性糖尿等。③应激性糖尿，见于急性心肌梗死、颅脑外伤、脑血管疾病产生的暂时性高血糖和糖尿。

（三）显微镜检查

【尿液标本采集的方法】尿沉渣形态学检验，收集新鲜尿 10ml。

【正常参考值】

红细胞　尿沉渣镜检红细胞 0～3 个/HP。

白细胞　尿沉渣镜检白细胞，成年男性 0～3 个/HP，成年女性 0～5 个/HP。

上皮细胞　正常人尿中一般无肾小管上皮细胞，但有少许扁平上皮细胞。

管型　透明管型 0～1 个/HP。

结晶体　可见磷酸盐、草酸钙、尿酸等生理性结晶。

【临床意义】

1. 红细胞增多　①镜下血尿，镜下血尿指仅靠显微镜检查所见的血尿，尿沉渣镜检平均每高倍视野（HP）红细胞数 >3 个，而外观颜色无改变称镜下血尿，多见于剧烈运动、久站、重体力劳动或冷水浴后出现的暂时性血尿。②病理性血尿，提示泌尿系统出血，常见于急慢性肾小球肾炎、肾结核、泌尿系统结石和肿瘤，亦可见于全身出血性疾病，如特发性血小板减少性紫癜、流行性出血热等。

2. 白细胞增多　①如果尿中出现大量白细胞，多见于泌尿系统感染，如急慢性肾盂肾炎、肾结核。②成年女性生殖系统有炎症时，常有阴道分泌物混入尿内，可见成团的脓细胞，并伴有大量扁平上皮细胞。③肾移植后若发生排异反应，尿中可出现大量淋巴细胞及单核细胞。

3. 上皮细胞增多　①如果尿中出现肾小管上皮细胞，则提示肾实质损害，见于急慢性肾小球肾炎，肾移植后排异反应等。②如果扁平上皮细胞增多，多见于尿道炎。③移行上皮细胞增多，提示肾盂到尿道有坏死或炎症反应。

4. 管型　指蛋白质在肾小管、集合管腔中凝固而形成的圆柱状体。尿中出现管型表明肾脏有实质性损害。

（1）透明管型　主要由蛋白质构成，无色透明，多见于急慢性肾小球肾炎、急性肾盂肾炎、恶性高血压和急性心力衰竭等。

（2）细胞管型　管型中细胞及其碎片的含量超过管型体积的 1/3 时称为细胞管型。①红细胞管型，对诊断肾小球疾病有重要价值，见于急性肾炎、慢性肾炎急性发作、急性肾小管坏死、肾移植术后急性排异反应等。②白细胞管型，常提示肾实质有化脓性炎症，常见于急慢性肾盂肾炎、间质性。肾炎等。③上皮细胞管型，提示肾小管有病变，见于急性肾小管坏死、急慢性肾小球肾炎、肾病综合征等。

（3）颗粒管型　透明管型内含有可辨的细胞及其崩解的颗粒，其量超过管型体积的 1/3 时称为颗粒管型。①红细胞颗粒管型，多见于急慢性肾炎；②白细胞颗粒管型，多见于肾盂肾炎、等间质性肾炎；③上皮细胞颗粒管型，多见于肾小管损伤、肾移植术后排异反应。

（4）蜡样管型　提示有严重的肾小管坏死，预后差。见于慢性肾炎晚期、肾衰竭等。

（5）脂肪管型　见于肾病综合征、慢性肾炎急性发作、中毒性肾病等。

5. 结晶体　正常尿液有时有盐类结晶体析出，大多与饮食及代谢有关，尿中常见的结晶体如磷酸盐、尿酸、草酸钙结晶一般无临床意义。结晶体有：①碱性尿液中结晶体。②酸性尿液中结晶。③磺胺药物结晶体。若持续出现于新鲜尿液中并伴有较多红细胞，应疑有结石。尿中出现磺胺药物结晶体，可诱发泌尿系统结石及肾损伤，故用药时应嘱患者多饮水，并采取碱化尿液的措施，必要时停药。

（四）艾迪尿沉渣细胞计数

1. 尿沉渣计数

艾迪（Addis）尿沉渣计数是留取患者夜间 12h 的尿液标本，定量检查沉渣中红细胞、白细胞、透明管型等有形成分的数量。借此了解肾脏损害程度，对泌尿系统疾病的诊断和判断病情有一定参考价值。

【尿液标本的采集方法】 留取患者夜间 12h 的尿标本总量。

【正常参考值】 红细胞 <50 万/12h 尿

白细胞 <100 万/12h 尿

透明管型 <5000/12h 尿

【临床意义】

（1）红细胞增多　多见于肾小球肾炎。

（2）白细胞增多　多见于泌尿系统感染性炎症，如尿路感染、肾盂肾炎、前列腺炎等。

（3）透明管型增多　多见于肾小球、肾小管等肾实质的损害。

2. 1h 细胞排泄率

1h 细胞排泄率是留取患者常态下 3h 的尿标本，测定所含各类细胞数量后，计算出 1h 该类细胞排出数。

【尿液标本的采集方法】 留取患者常态下 3h 的尿液。

【正常参考值】 男性：红细胞 <3 万/小时

白细胞 <7 万/小时

女性：红细胞 <4 万/小时

白细胞 <14 万/小时

【临床意义】

（1）红细胞排泄率明显增高，多见于急性肾小球肾炎。

（2）白细胞排泄率明显增高，多见于肾盂肾炎。

三、尿液其他检查

（一）尿本-周蛋白（凝溶蛋白）检查

尿本-周蛋白（凝溶蛋白）是免疫球蛋白的轻链，能自由透过肾小球滤过膜，当浓度超过近曲小管重吸收的极限时可从尿中排出。该蛋白在 pH 4.9±0.1 条件下加热至 40~60℃时可发生凝固，温度升至 90~100℃时又可溶解，温度下降至 56℃左右时又发生凝固，故称凝溶蛋白。

【尿液标本的采集方法】 首次晨尿 5ml 尿液必须新鲜。

【正常参考值】 正常人尿本-周蛋白（凝溶蛋白）　阴性

【临床意义】 尿本-周蛋白（凝溶蛋白）阳性，多见于多发性骨髓瘤、巨球蛋白血症等。

（二）尿淀粉酶测定

【尿液标本的采集方法】 随机尿液，5ml 尿中勿混入唾液及消毒液。

【正常参考值】 尿淀粉酶　<1000U/L（Somogyi 法）

【临床意义】 尿淀粉酶增高多见于：①急性胰腺炎，是尿淀粉酶增高的最主要原因。②流行性腮腺炎。③胰腺管阻塞，如胰腺癌、胰腺损伤等。

（三）尿酮体检查

酮体包括丙酮酸、乙酰乙酸及 β-羟丁酸，是体内脂肪代谢的中间产物，正常人产生的酮体很快被利用，在血中含量极微，当各种原因引起的糖代谢障碍，脂肪分解增加时，肝脏产生酮体增加，过多的酮体从尿中排出，尿酮体阳性，称为酮尿。

【尿液标本的采集方法】收集晨尿（或随机尿）10ml

【正常参考值】尿酮体定性阴性，尿酮体定量为 24h 尿量中 0.34~0.85mmol/L。

【临床意义】尿酮体阳性多见于：①糖尿病性酮尿，多见于糖尿病酮症酸中毒。②非糖尿病性酮尿，见于发热、严重呕吐、腹泻、禁食、饥饿、酒精性肝炎等。

（四）尿胆红素与尿胆原检查

【尿液标本的采集方法】

尿胆红素定性　　　收集新鲜尿 10ml

尿胆原定性　　　　收集新鲜尿 10ml

【正常参考值】尿胆红素定性　　　阴性

尿胆红素定量　　　≤2μg/L

尿胆原定性　　　　阴性或弱阳性

尿胆原定量　　　　≤10μg/L

【临床意义】

1. 尿胆红素

（1）阳性或增多　多见于胆汁淤积性黄疸和肝细胞性黄疸。

（2）鉴别黄疸类型　①肝细胞性黄疸，尿胆红素阳性，尿胆原中度增高。②胆汁淤积性黄疸，尿胆红素强阳性，尿胆原降低。③溶血性黄疸，尿胆红素阴性，尿胆原明显增高。

2. 尿胆原

（1）阳性或增多　多见于：①肝功能受损，如病毒性肝炎、中毒性肝损害、肝硬化等。②肠道对尿胆原的回吸收增加，如顽固性便秘、肠梗阻等。③溶血性疾病，如异型输血、自身免疫性溶血等。

（2）减少或消失　多见于：①新生儿（因肠内缺乏细菌）及长期服用抑制肠道细菌的药物。②胆道梗阻，如胆石症、胰头癌、胆管肿瘤等。

（3）观察病情变化　肝细胞性黄疸：肝细胞受损先影响肠肝循环，使肾脏排出的尿胆原早期即增高，当肝脏严重破坏，结合胆红素下降，尿胆原的排出也由高降低，因此观察尿胆原的变化可对肝脏疾病做出早期诊断，并了解病情的发展状况。胆汁淤积性黄疸：尿胆红素及尿胆原间歇阳性，提示梗阻为间歇性，胆结石可能性大。溶血性黄疸：红细胞破坏与尿胆原含量成正比，观察尿胆原含量变化可以了解溶血的程度、治疗效果及预后。

（五）尿 $β_2$-微球蛋白检查

尿 $β_2$-微球蛋白（$β_2$-M）主要由淋巴细胞产生，人体内浓度非常稳定，容易被肾小球滤过，但 99% 被肾小管吸收摄取，故正常人尿中含量极少。肾小管损伤时，尿中增多。

【尿液标本的采集方法】收集随机尿液 10ml。

【正常参考值】 <0.2mg/L 或 <370μg/L

【临床意义】尿 β_2 - 微球蛋白（β_2 - M）增多，多见于：①恶性肿瘤，因癌细胞或肉瘤可产生大量 β_2 - 微球蛋白。②肾小管病变，肾小管中毒（由重金属盐和氨基糖苷类抗生素引起）、如肾盂肾炎。

第三节　粪便检查

一、标本的采集及注意事项

（一）标本的采集

粪便标本采集直接影响检验结果的准确性，应根据不同的检验目的分别使用不同的采集方法。留取标本的容器应有盖、清洁干燥，无渗无漏、无吸水。需做细菌学检查时应用有盖的灭菌容器留取粪便标本。

1. 患者不能自行排出粪便的采集　①肛诊取便，将手指戴上指套插入直肠取得粪便。②棉签取便，用无菌生理盐水棉签轻插至直肠内 6~7cm 处旋转取得粪便。

2. 患者能自行排出粪便的采集　用干净竹签挑起拇指大小粪便一块，盛放于洁净干燥的容器内送检。

（二）注意事项

（1）粪便标本要新鲜，避免尿液、消毒剂、污水混入，并立即送检。

（2）用清洁干燥、不渗不漏的容器留取新鲜、指头大小粪便，应挑取黏液或脓血部分，外观无异常的粪便需自粪便表面不同部位、粪便深处取材。

（3）做细菌培养需用灭菌有盖容器留取标本，必要时用肛门指诊采集标本。

（4）做寄生虫检查，3 天前后应停用抗生素，留取粪便至少在 30g 以上。血吸虫毛蚴等虫卵孵化计数，应留取一次性排出的全部粪便，混匀后送检；查阿米巴滋养体应于排便后 30min 内送检，并注意粪便保温；蛲虫卵应使用透明薄膜拭子或透明胶纸片于午夜 12 点左右或清晨排便前向肛门周围皱襞处取标本送检。

（5）做粪便隐血试验时，应禁食铁剂、动物血、猪肝、瘦肉及大量绿叶蔬菜 3 天，然后再取标本送检，否则会出现假阳性结果。

（6）送检时间　标本采集后一般在 1h 内检测完毕，以免影响检查结果。

二、粪便常规检查

（一）一般性状检查

【粪便标本的采集】取粪便 3~5g 送检。

【正常参考值】正常成人大多每天排便一次，排便量为 100~300g，正常人粪便因含硫化物和粪臭素而有臭味，肉食者臭味重，素食者臭味轻。正常人大便性状呈黄褐色柱状软便。婴儿呈黄色或金黄色糊状便。

【临床意义】

1. 量　大便量因饮食习惯、食物种类、食量等不同而有较大差异。慢性胰腺炎等疾病引起的消化不良使粪便量增多。

2. 气味　细菌性痢疾的粪便一般无臭味；慢性肠炎、胰腺疾病、直肠癌的粪便呈恶臭味；阿米巴痢疾的粪便呈血腥臭味；脂肪及糖类消化不良呈酸臭味。

3. 颜色与性状

（1）稀糊状或水样便　见于各种感染性腹泻和非感染性腹泻，如急性肠炎、食物中毒、消化不良、甲状腺功能亢进等。

（2）黏液脓血便　见于细菌性痢疾、阿米巴痢疾、直肠癌等。

（3）暗红色果酱样便　见于阿米巴痢疾、溃疡性结肠炎。

（4）柏油样便　见于上消化道出血，如消化性溃疡、胃癌、钩虫病。

（5）白陶土样便　见于完全性胆汁淤积性黄疸、钡餐及造影术后。

（6）米泔样便　见于霍乱。

（7）胶冻样便　见于过敏性肠炎、慢性细菌性痢疾。

（8）粪球　粪便干硬呈球形，见于各种原因引起的便秘。

（9）细条状便　提示直肠狭窄，见于直肠癌。

（10）鲜血便　见于痔疮、肛门及直肠下部癌症破溃出血。

4. 寄生虫体　绦虫、蛔虫、蛲虫等较大虫体或其片段肉眼即可分辨；钩虫虫体需将粪便冲洗过筛方可见到；服驱虫剂后应查粪便中有无虫体；驱绦虫后应仔细寻找其头节，否则不能说明驱虫有效、彻底。

（二）显微镜检查

【正常参考值】正常人粪便中无红细胞，无或偶见白细胞，无巨噬细胞，无恶性瘤细胞。

【临床意义】

1. 细胞成分检出或增多

（1）红细胞　多见于细菌性痢疾、阿米巴痢疾、溃疡性结肠炎、结肠癌及全身出血性疾病。

（2）白细胞　包括中性粒细胞、嗜酸性粒细胞。肠炎时白细胞增多，一般<15个/HP；细菌性痢疾白细胞显著增多，成堆脓细胞布满显微镜视野；肠道寄生虫病、过敏性肠炎主要为嗜酸性粒细胞。

（3）巨噬细胞　见于细菌性痢疾。

（4）恶性瘤细胞　见于乙状结肠癌和直肠癌。

2. 寄生虫和寄生虫卵　粪便寄生虫卵有蛔虫卵、钩虫卵、鞭虫卵、姜片虫卵；原虫主要是阿米巴大、小滋养体和包囊。

3. 食物残渣　经镜检发现的是未经充分消化的食物残渣。①脂肪颗粒见于急慢性胰腺炎及胰头癌。②淀粉颗粒见于慢性胰腺炎。

三、粪便其他检查

（一）粪便隐血试验

粪便隐血试验（OB）是指用肉眼和显微镜下都不能确定的消化道小量出血，用联苯胺氧化法予以证实的试验。联苯胺氧化法的化学原理是：消化道内的小量出血，红细胞破裂释放出的血红蛋白能催化过氧化氢，并同时释放出新生态氧，新生态氧可以将试剂中的联苯胺氧化成蓝色的联苯胺蓝，联苯胺蓝色的深浅与血红蛋白的量呈正相关。

【正常参考值】OB 试验　阴性

【临床意义】粪便隐血试验阳性常提示消化道少量出血，出血量 >5ml/h。多见于消化性溃疡，阳性率为 40% ~70%，呈活动时阳性；胃癌和结肠癌，阳性率为 95%，呈持续性阳性；肠结核、钩虫病、流行性出血热、钩端螺旋体病等。

（二）粪便胆红素定性试验

直接胆红素随胆汁排泄入肠道后，通过肠道细菌的作用转变为无色的粪胆原（又称为尿胆原），无色的粪胆原又随着粪便的排出被氧化为黄色，故正常人的粪便呈黄褐色。

【正常参考值】粪胆红素定性　阴性

粪胆素定性　阳性

粪胆原定性　阳性

【临床意义】

1. 粪胆红素定性试验阳性　正常肠道菌群尚未建立的婴幼儿，使用大量广谱抗生素后的成人，腹泻使肠蠕动加速等，粪便颜色呈深黄色、粪胆红素定性试验阳性。

2. 粪胆素定性试验阴性、粪胆素阴性　见于胆汁淤积性黄疸，粪胆素减少或缺如粪便黄色变浅，呈粘土样或白陶土色。

3. 粪胆素定性试验强阳性　见于溶血性黄疸，粪胆素含量增多，粪便黄色加深。

第四节　痰液检查

痰液是呼吸道（即肺泡、气管、支气管）内产生的分泌物。正常人一般不形成痰液或形成的痰液量极少，呈无色透明或灰白色，含有黏液及少量白细胞。病理状态下，当呼吸道黏膜受刺激时，不仅痰量增加而痰液性质也随之改变。故痰液一般性状及显微镜检查对呼吸道疾病的诊断、治疗、护理及病情观察均具有十分重要的意义。近年来分子生物学技术、免疫学检查、支气管肺泡灌洗术也逐渐在痰液检查中得到应用。痰液检查常用于协助诊断呼吸系统感染性疾病，如急慢性支气管炎、肺炎、肺结核、肺寄生虫病、支气管哮喘、肺癌等。

一、标本的采集及注意事项

（一）标本的采集

（1）多数经自然咳痰法采集痰标本。

（2）经气管穿刺采集痰标本。

（3）经支气管镜抽吸采集痰标本。

（4）对痰少或咳痰困难者可用咽拭子、化痰药物法取痰采集标本。

（5）特殊情况下，为避免痰液受口、咽部细菌污染，使检查结果更为可靠，可采用经环甲膜穿刺术吸痰。

（二）注意事项

（1）采集痰液标本时，痰液中勿混入唾液、鼻咽部及鼻腔分泌物，否则影响检查结果。

（2）进行一般检查（常规检查、癌细胞检查、细菌及结核菌检查）时，以收集清晨第一口痰液为宜。采集前应清洁口腔，而后用力咳出气管深处的痰液置于清洁容器中送检。

（3）进行细菌培养时需用无菌容器留取痰标本，用浓缩集菌法查结核抗酸杆菌应留取 12～24h 痰液，以提高检查的阳性率。

（4）对痰液黏稠或痰量少的患者，可先给予祛痰药物、蒸汽吸入或用气管灌洗术等，稀释痰液使之易于咳出。

（5）做痰液细胞学检查时，宜留取上午 9～10 时的支气管深处的痰液及时送检，尽可能送检含血痰液；观察痰量及痰液分层时，应收集 24h 痰液置于无色广口瓶中，必要时加入少量石炭酸防腐。

（6）采集的痰液标本要求新鲜，应及时送检，不能及时送检的可暂时冷藏保存，但不宜超过 24h。

二、一般性状检查

【**痰液标本的采集方法**】收集清晨第一口痰液，采集前应清洁口腔，而后用力咳出气管深处的痰液置于清洁容器中送检。观察痰量及痰液分层时，应收集 24h 痰液置于无色广口瓶中，加入少量石炭酸防腐。

【**正常参考值**】正常人一般不形成痰液或痰液量极少，（＜10ml/24h），较稀薄，呈无色透明或灰白色、无味，含有黏液及少量白细胞。

【**临床意义**】

（1）痰量　①呼吸道感染性疾病可导致痰量增多（＞50ml/24h），其中慢性炎症较急性炎症的痰量多，细菌性感染较病毒性感染的痰量多。②痰量显著增多，见于慢性支气管炎、肺水肿、支气管扩张、肺脓肿、肺结核等。③24h 痰量增多＞100ml，呈脓性，称为大量脓痰，多见于支气管扩张、肺脓肿、空洞型肺结核等。④大量脓痰静置后可分为三层：上层为泡沫和黏液，中层为浆液，下层为脓液及坏死组织。

（2）颜色　①铁锈色痰，多见于肺炎球菌肺炎、肺梗死。②红色血性痰液，多见于肺癌、肺结核、左心衰肺水肿、支气管扩张等。③砖红色胶冻样痰，多见于肺炎克雷白杆菌感染。④绿色痰，多见于铜绿假单胞菌感染。⑤黄色脓痰，多见于呼吸道化脓性感染，如金黄色葡萄球菌肺炎等。⑥棕褐色痰，多见于阿米巴肺脓肿、肺淤血。

⑦黑色痰，多见于煤矿工人、长期吸烟者，为大量吸入煤炭粉尘、尘埃或烟雾所致。
⑧烂桃样灰黄色痰，多见于肺吸虫病。

（3）性状　浆液性痰呈泡沫状或略带粉红色、稀薄，多见于急性肺水肿；黏液性痰见于支气管炎、支气管哮喘及肺炎早期；脓性痰，多见于呼吸系统化脓性炎症，如支气管扩张、肺脓肿及脓胸向肺组织的破溃；黏液脓性痰见于支气管炎及肺内感染性炎症；血性痰，主要表现为痰中带血（血丝或血块）、大量鲜红色泡沫痰、鲜血或血块，多见于空洞型肺结核、肺癌、肺梗死、支气管扩张、肺水肿等。

三、显微镜检查

【痰液标本的采集方法】宜留取上午9～10时的支气管深处的痰液及时送检，尽可能送检含血痰液。

【正常参考值】中性粒细胞和上皮细胞　可见少量
红细胞　无
寄生虫卵　无
结晶体　无
癌细胞　无

【临床意义】

1. 细胞成分增多或查见

（1）红细胞　提示呼吸器官出血，如肺结核、支气管扩张、肺癌等。

（2）大量白细胞　提示呼吸道化脓性感染，如慢性支气管炎急性发作、支气管哮喘、肺吸虫病等。

（3）上皮细胞　常见于慢性支气管炎。

（4）色素细胞　左心衰竭肺淤血患者痰中可见吞噬含铁血黄素颗粒的心衰细胞，肺尘埃沉着病或吸入较多烟尘的患者痰中可见吞噬炭末颗粒的炭末细胞。

（5）脱落细胞学检查　应用苏木素-伊红（HE）染色或巴氏染色查找癌细胞，找到癌细胞有助于肺癌的诊断。

2. 寄生虫虫体及虫卵　肺吸虫患者可见到肺吸虫虫卵；阿米巴肺脓肿患者可找到阿米巴大、小滋养体。

3. 结晶体　夏科-雷登结晶多见于肺吸虫病、支气管哮喘等；胆红素结晶多见于肺脓肿；胆固醇结晶多见于肺癌、慢性肺结核、慢性肺脓肿、脓胸等。

4. 柯什曼螺旋体　见于支气管哮喘和哮喘性支气管炎。

四、细菌学检查

【痰液标本采集的方法】需用无菌干燥容器留取痰标本，用浓缩集菌法查结核抗酸杆菌留取12～24h痰。

【正常参考值】正常人痰液中可查到来自呼吸道内的正常菌群。

【临床意义】

1. 染色检查　应用革兰染色查找肺炎球菌、葡萄球菌等；应用抗酸染色查找结核杆菌。

2. 细菌培养和药敏 痰中一旦发现致病菌要做细菌培养和药物敏感试验，特别是感染常见的需氧菌、厌氧菌、真菌、结核分枝杆菌必须做细菌培养，这对确定感染的菌种和筛选敏感的抗生素有很重要的作用。

五、免疫学检查

【痰液标本采集的方法】 常规留取痰液。

【正常参考值】 分泌型 IgA（SIgA） $2.03 \pm 0.21 \mathrm{mg/L}$

【临床意义】 分泌型 IgA（SIgA）增高，多见于过敏性肺炎、支气管哮喘；疑似支原体感染时，痰涂片行直接或间接免疫荧光抗体染色检查有早期诊断价值。

第五节　脑脊液检查

脑脊液（CSF）主要来自脑室系统内脉络丛的过滤和分泌。由脑室脉络丛血管中的血浆过滤而产生，在脑室、蛛网膜下隙和脑内静脉系统之间循环的一种无色透明的液体，对脑组织起着营养、代谢、调节以及保护等多种作用，对维持脑内环境的相对稳定也有重要的作用。

脑脊液的成分及其性状的改变在一定程度上反映了脑组织和脑膜的病变，故脑脊液的检验及监测有助于神经系统疾病的诊断、治疗、护理，并对病情观察具有重要意义。

一、标本的采集及注意事项

（一）标本的采集方法

脑脊液标本一般由腰椎穿刺取得。穿刺成功后先做压力测定，必要时要做动力试验，然后将脑脊液分别收集于 3 只无菌试管内，每管 1～2ml 即可，并做好标记，第一管供细菌学检查；第二管供化学或免疫学检查；第三管供细胞计数和分类，如疑诊恶性肿瘤则另外再留取第四管供脱落细胞学检查。

（二）注意事项

（1）严格无菌操作，以防标本被污染。

（2）采集标本后及时送化验室并立即检验，以免放置过久导致细胞破坏、葡萄糖分解、病原微生物破坏或溶解。

（3）为避免标本凝固，高蛋白标本一般用 EDTA 盐抗凝；但凝块和薄膜检验时，不宜使用抗凝剂。

（4）进行蛋白质、葡萄糖定性和定量检验时，如标本浑浊或为血性，要离心后取其上清液试验。

（5）脑脊液细菌培养时，标本要盛放于无菌容器或无菌培养瓶中，同时注意保温，不可置于冰箱中；检出脑膜炎奈瑟菌时，必须按规定时间及时上报。

（6）腰椎穿刺取脑脊液结束后要让患者去枕平卧 4～6h。

【适应证与禁忌证】

1. 适应证

（1）有脑膜刺激征者。

（2）疑有颅内出血者。

（3）疑有中枢神经系统白血病者。

2. 禁忌证　有下列情况之一者则不宜做此项检查，如确需留取标本时亦应缓慢抽取少许脑脊液，以免诱发脑疝：①有剧烈头痛、抽搐、昏迷或瘫痪等神经系统症状而原因不明者。②有休克者。③颅内压明显增高、视神经乳头水肿或疑有颅内肿瘤者。

二、脑脊液一般性状检查

【正常参考值】

压力　$70 \sim 80mmH_2O$（测压管法）　　　　$40 \sim 50$ 滴/分钟（数滴法）

颜色　无色水样液体

透明度　正常人脑脊液清澈透明

凝固　正常人脑脊液不含纤维蛋白原，静置24h不会凝固

【临床意义】

1. 压力

（1）压力升高　提示颅内压升高。多见于：①颅内感染，如流行性脑脊髓膜炎、其他化脓性脑膜炎。②颅内出血，如脑出血、蛛网膜下隙出血。③颅内占位性病变，如脑肿瘤、脑寄生虫病。④其他，各种原因引起的脑水肿。

（2）压力降低　提示颅内压降低。多见于脱水及循环衰竭，脊髓与蛛网膜下隙阻塞。

2. 颜色（外观）　病理改变有以下四种：

（1）乳白色　因白细胞增加所致，多见于化脓性脑膜炎。

（2）红色　提示脑脊液中混有血液，多见于蛛网膜下隙出血、脑室出血。若是腰椎穿刺损伤出血，仅最初数滴脑脊液为血性，随后颜色逐渐变淡。

（3）绿色　多见于铜绿假单胞菌感染所致的脑膜炎。

（4）黄色　为变性血红蛋白、蛋白增高所致，多见于脊髓肿瘤、陈旧性脑室或蛛网膜下隙出血。

3. 透明度　脑脊液清澈透明或微混，多见于病毒感染，如流行性乙型脑炎、病毒性脑炎；脑脊液浑浊呈脓样、米汤样，多见于化脓菌感染，如化脓性脑膜炎、流行性脑脊髓膜炎；脑脊液呈毛玻璃样外观，见于结核性脑膜炎。

4. 凝固　结核性脑膜炎的脑脊液静置 $12 \sim 24h$ 后可在表面形成纤细的薄膜，挑取薄膜涂片查结核分枝杆菌，阳性率极高；化脓性脑膜炎的脑脊液静置 $1 \sim 2h$ 即可出现凝块或沉淀物。

三、脑脊液化学检查

【正常参考值】蛋白质定性　　　　阴性　（Pandy 试验）

蛋白质定量　　　　　 0.20～0.45g/L

葡萄糖定量　　　　　 2.5～4.5mmol/L

氯化物定量　　　　　 120～130mmol/L

乳酸脱氢酶（LDH）3～5U/L

【临床意义】

1. 脑脊液中蛋白质增加　多见于：①中枢神经系统感染，如化脓性脑膜炎明显增加；结核性脑膜炎中度增加；病毒性脑膜炎轻度增加。②脑肿瘤，显著增加。③出血，脑或蛛网膜下隙出血轻度增加。④慢性炎症性脱髓鞘性多发性神经根炎（又称吉兰－巴雷综合征或格林－巴利综合征）的特征性改变是脑脊液呈蛋白－细胞分离现象，即脑脊液中细胞数正常，而蛋白质明显增高。

2. 脑脊液中葡萄糖的改变　化脓性脑膜炎和流行性脑脊髓膜炎的脑脊液葡萄糖可明显减少或缺如；结核性脑膜炎的脑脊液葡萄糖可减少；病毒性脑膜炎的脑脊液葡萄糖无变化。

3. 脑脊液中氯化物的改变　结核性脑膜炎脑脊液的氯化物明显降低，可降至102mmol/L；流行性脑脊髓膜炎脑脊液的氯化物可明显减少，为102～106mmol/L。

4. 乳酸脱氢酶（LDH）的改变　LDH升高，多见于细菌性脑膜炎、脑血管性疾病、脑肿瘤。

四、脑脊液显微镜检查

【正常参考值】

红细胞　无

白细胞　成人＜0.008×10⁹/L；儿童＜0.010×10⁶/L　以淋巴细胞为主

白细胞　成人 $<0.008 \times 10^9$/L；儿童 $<0.010 \times 10^6$/L　以淋巴细胞为主

细菌　　无

【临床意义】

1. 脑脊液中红细胞增加　多见于蛛网膜下隙出血或脑室出血。

2. 脑脊液中白细胞增加

（1）中枢神经系统感染性疾病　①化脓性脑膜炎和流行性脑脊髓膜炎，白细胞显著增高 $>1 \times 10^9$/L，以中性粒细胞为主。②结核性脑膜炎，白细胞 $<0.5 \times 10^9$/L，早期以中性粒细胞为主，以后淋巴细胞增加。③病毒性脑膜炎，白细胞轻度增加，以淋巴细胞为主。

（2）中枢神经系统白血病（又称脑膜白血病）　白细胞数增加，可见原始及幼稚细胞。

3. 细菌学检查　可采用直接涂片法，将脑脊液离心沉淀后取沉淀物制成薄膜涂片，查找细菌。流行性脑脊髓膜炎革兰染色后直接镜检；新型隐球菌性脑膜炎墨汁染色后镜检；结核性脑膜炎抗酸染色后镜检。

4. 常见脑及脑膜疾病的脑脊液检查特点　详见表6－4所示。

表6-4　常见脑及脑膜疾病的脑脊液检查特点

检查项目	流行脑性脊髓膜炎	流行性乙型脑炎	结核性脑膜炎	病毒性脑炎	蛛网膜下腔出血
压力	明显增高	稍增高	增高	轻度增高	增高
颜色	混浊、脓性可有凝块	清晰或微混浊呈毛玻璃样外观，静置后有薄膜形成	微混或清晰	血性	
蛋白质定性	明显增高	稍增高	中度增高	轻度增高	稍增高
葡萄糖	明显降低或消失	正常	降低	正常或稍高	增高
氯化物	稍低	正常	明显减少	正常	正常
细胞计数和分类	显著增高，以中性粒为主	增高，先以中性粒为主，数天后变为淋巴细胞为主	增高，先以中性粒细胞为主，数天后变为淋巴细胞为主	增高，以淋巴细胞为主	增高，以红细胞为主
细菌学检查	可找到致病菌	无	可找到	抗酸杆菌	无

第六节　浆膜腔积液检查

病理情况下，浆膜腔内有过多液体潴留，称为浆膜腔积液。浆膜腔包括胸膜腔、腹膜腔、心包腔及关节腔。生理情况下，浆膜腔内有少许液体起润滑作用。通常临床上通过浆膜腔穿刺抽液，来判定积液性质，并可协助疾病的诊断以及降低浆膜腔内压力。按浆膜腔积液的性质可将其分为漏出液和渗出液两种。细菌感染（如肺结核）是产生渗出液的最主要原因；血浆胶体渗透压下降（如肝硬化晚期、肾病综合征）、毛细血管内流体静脉压的升高（如充血性心力衰竭、门静脉高压及静脉回流受阻）以及淋巴管的阻塞（丝虫病或肿瘤压迫淋巴管）是漏出液发生的常见原因。鉴别渗出液和漏出液的性质对某些疾病的诊断和治疗有很重要的价值。

漏出液与渗出液的鉴别见表6-5所示。

表6-5　漏出液与渗出液的鉴别

鉴别点	渗出液	漏出液
病因	肺结核、肿瘤、炎症、理化因素刺激	非炎症、肝硬化
外观	呈血性、脓性、乳糜性	黄色
	透明度	混浊
透明度	混浊	透明或稍混浊
比重	>1.018	<1.015
凝固	自凝	不能自凝
黏蛋白定性	阳性	阴性

续表

鉴别点	渗出液	漏出液
蛋白质定量	>30g/L	<25g/L
葡萄糖定量	高于血糖水平	低于血糖水平
细胞计数	$>0.05 \times 10^9$/L	$<0.05 \times 10^9$/L
细胞分类	因病因不同，以中性粒细胞或淋巴细胞为主	以淋巴细胞及间皮细胞为主
细菌学检查	可找到病原菌	阴性
LDH	<200IU/L	>200IU/L

第七节 常用血液生化检查

一、标本的采集及注意事项

（一）静脉采血法

静脉采血法是目前最常用的采血方法。

1. 采血部位 大部分临床生化检查项目需采集空腹静脉血，一般选用肘静脉、腕静脉或手背静脉，婴幼儿可选用颈外静脉。

2. 采血量 同类项目检查需血量均为2ml，如需全血或血浆，则注入抗凝试管中，轻轻混匀防止凝固，得到抗凝全血，经离心分离出血浆；如需血清则注入干燥试管中，待血液自行凝固分离出血清；如同时抽取几个项目的血标本，一般应先注入培养瓶，再注入抗凝试管，最后注入干燥试管。

3. 采血时间 女性内分泌检查一般在上午8~10h之间采血，皮质醇和促肾上腺皮质激素有昼夜分泌规律，应在凌晨2点和早晨8点采血。

（二）动脉采血法

动脉采血法常用于动脉血气分析。

1. 采血部位 一般选用桡动脉、肱动脉或股动脉。严格无菌操作，以防感染。

2. 采血量 空腹静脉血2~4ml。

（三）注意事项

（1）静脉采血时，禁止从静脉输液管中及输血的血管中采集血液标本。

（2）动脉采血时，①血标本应严格隔绝空气，抗凝（使用提前用肝素湿润内壁且带软木塞的试管）。②采集后立即送检，若不能及时送检，应将标本保存在4℃的环境中，但不得超过2h。吸氧者若病情允许应停止吸氧30min后再采血，否则应记录给氧浓度与氧流量。

二、血清钾、钠、氯、钙、磷测定

【血液标本的采集方法】

（1）抽取空腹静脉血3ml（单项测定时为2ml），注入不抗凝的干燥试管中送检。

（2）测定前应避免大量饮水、剧烈运动、服用利尿剂等。

（3）注意测定试管中切勿混入草酸钾、枸橼酸钠等抗凝剂及其他杂质。

【正常参考值】

血清钾	$3.5 \sim 5.5mmol/L$
血清钠	$135 \sim 145mmol/L$
血清氯化物	$95 \sim 105mmol/L$
血清钙	$2.25 \sim 2.75mmol/L$

血清磷　成人：$0.97 \sim 1.61mol/L$；儿童：$1.29 \sim 1.94mmol/L$

血清铁　男性：$11 \sim 30\mu mol/L$；女性：$9 \sim 27\mu mol/L$

【临床意义】

1. 血清钾

（1）血钾增高　指血清钾 $>5.5mmol/L$。常见于：①钾排出减少，如急性肾衰竭少尿期、长期使用保钾利尿剂、肾上腺皮质功能减退症、远端肾小管上皮细胞泌钾障碍。②钾摄入过多，如高钾饮食、输入大量库存血、静脉输入大量钾盐。③细胞内钾外移增多，如严重溶血、大面积烧伤、代谢性酸中毒或组织缺氧、血浆晶体渗透压增高、家族性高钾血症麻痹等。

（2）血钾降低　指血清钾 $<3.5mmol/L$。常见于：①钾排出过多，如频繁呕吐、长期腹泻、长期使用排钾利尿剂等。②钾摄入量不足，如低钾饮食、禁食、厌食、胃肠功能紊乱致钾吸收障碍。③细胞外钾内移，如细胞外液稀释、大剂量应用胰岛素、代谢性酸碱中毒或输入过多碱性药物、低钾性周期性麻痹。

2. 血清钠

（1）血钠增高　指血清钠 $>145mmol/L$，临床上较少见。见于：①摄入过多，见于进食过量钠盐或输入高渗盐水等。②水分摄入不足，如长时间干渴无水摄入、进食困难等。③水分丢失过多，如长期呕吐、腹泻所致脱水、大量出汗、大面积烧伤、糖尿病性多尿、尿崩症等。④其他，见于肾上腺皮质功能亢进症、原发性醛固酮增多症等。

（2）血钠降低　指血清钠 $<135mmol/L$，是电解质紊乱中最常见的一种。常见于：①钠摄入不足，如饥饿及营养不良、长期低盐饮食、不恰当输液。②丢失过多，如严重呕吐、腹泻等胃肠道失钠失水；大量反复使用利尿剂等肾失钠失水；大量出汗、大面积烧伤等皮肤失钠失水；大量放腹水。③其他，如代谢性酸中毒、抗利尿激素分泌过多、使用甘露醇、慢性肾功能不全等。

3. 血清氯化物

（1）血氯增高　指血清氯化物 $>105mmol/L$。多见于：①摄入过多，如长期高盐饮食、静脉输入大量氯化钠等。②排泄减少，如急慢性肾衰竭的少尿期、尿路梗阻、心力衰竭等。③丢失过多，如腹泻、呕吐、出汗等脱水丢失过多。④过度换气，如呼吸性碱中毒，CO_2 排出增多，HCO_3^- 减少，血氯代偿性增高。

（2）血氯降低　指血清氯化物 $<95mmol/L$。多见于：①丢失过多，如严重呕吐、腹泻、胃肠造瘘、长期大量使用噻嗪类利尿剂等。②摄入不足，如长期饥饿、营养不良、无盐饮食等。

4. 血清钙

（1）血钙增高　指血清钙＞2.75mmol/L。多见于：①摄入过多，如静脉输入钙过多、大量饮用牛奶。②钙吸收作用增强，如大剂量应用维生素 D 治疗。③溶骨作用增强，如甲状旁腺功能亢进症、肾癌等。

（2）血钙降低　指血清钙＜2.25mmol/L。多见于：①摄入不足和吸收不良或需要量相对性增加，如长期低钙饮食、腹泻、胆汁淤积性黄疸、妊娠后期及哺乳期妇女。②成骨作用增强，如甲状旁腺功能减退症、恶性肿瘤骨转移等。③钙的吸收减弱，如肾性佝偻病。④低血钙的程度与急性出血坏死性胰腺炎的病情程度呈正相关（正比），当血钙＜1.50～1.75mmol/L 时，提示急性出血坏死性胰腺炎预后不良。⑤其他，如肾功能严重损害（急、慢性肾衰竭）。

5. 血清无机磷

（1）血磷增高　指血清无机磷＞1.6mmol/L。多见于：①内分泌疾病，如原发性或继发性甲状旁腺功能减退症。②肾排出障碍，如肾功能不全。③吸收增加，摄入过多维生素 D。

（2）血磷降低　指血清无机磷＜0.97mmol/L。多见于：①摄入不足或吸收不良，如佝偻病、饥饿、恶病质、维生素 D 缺乏等。②丢失过多，如呕吐、腹泻、血液透析等。③转入细胞内，如静脉注射葡萄糖或胰岛素、甲状旁腺功能亢进症等。

6. 血清铁

（1）血清铁增高　多见于反复输血、铁剂治疗过量、急性肝炎、慢性活动性肝炎、再生障碍性贫血、溶血性贫血、白血病等。

（2）血清铁降低　多见于缺铁性贫血、消化性溃疡、慢性炎症、恶性肿瘤、月经过多、长期缺铁饮食，以及生理状态下需铁增加时。

三、血清酯类测定

【血液标本的采集方法】

（1）检查前患者需素食或低脂饮食 3 天。否则影响测定结果的准确性。

（2）各抽取空腹静脉血 2ml，注入不抗凝的干燥试管中送检。

【正常参考值】

总胆固醇（TC）　成人：2.82～5.95mmol/L；儿童：3.12～5.2mmol/L

甘油三酯（TG）　　　　　　0.56～1.7mmol/L

低密度脂蛋白（LDL）　　　 2.7～3.2mmol/L

　　　　　合适水平　　　　≤3.12mmol/L

　　　　　边缘水平　　　　3.1～53.16mmol/L

　　　　　升高　　　　　　＞3.64mmol/L

高密度脂蛋白（HDL）　　　 1.03～2.07mmol/L

　　　　　合适水平　　　　＞1.04mmol/L

　　　　　降低　　　　　　≤0.91mmol/L

乳糜微粒（CM）定性　　　　阴性

脂蛋白 a（LPa）　　　　　　　　0～300mg/L

载脂蛋白 A－I（apoA）　　男：（14.2 ±0.17）g/L；女：（1, 45 ±0.14）g/L

载脂蛋白 B（apoB）　　　男：（1, 01 ±0.21）g/L；女：（1.1.07 ±0.23）g/L

【临床意义】

1. 血清总胆固醇

（1）总胆固醇增高　①生理性增高，多见于长期高脂饮食、过度肥胖、极度精神紧张等。②病理性增高，多见于动脉粥样硬化症、高脂血症、冠状动脉粥样硬化性心脏病、脑血管疾病、甲状腺功能减退症、糖尿病、肾病综合征、胆总管阻塞等。

（2）总胆固醇降低　多见于：①严重肝病，如急性重症肝炎、肝硬化等。②严重贫血，如再生障碍性贫血、溶血性贫血、缺铁性贫血等。③慢性消耗性疾病，如甲状腺功能亢进症，严重营养不良等。

2. 血清甘油三酯

（1）甘油三酯增高　多见于：①生理性增高，多见于长期高脂饮食、运动不足、过度肥胖。②病理性增高，多见于高脂血症、动脉粥样硬化、肾病综合征、重症糖尿病等。

（2）甘油三酯降低　多见于严重肝脏疾病、甲状腺功能亢进症、吸收不良等。

3. 血清低密度脂蛋白和高密度脂蛋白

（1）低密度脂蛋白增高　低密度脂蛋白是动脉粥样硬化发生发展的主要脂类危险因素，与冠心病的发病呈正相关（正比）。低密度脂蛋白每升高 1mg 冠心病的危险因素就增加 1%～2%。低密度脂蛋白增高，多见于遗传性高脂蛋白血症、甲状腺功能减退症、过度肥胖、胆汁淤积性黄疸等。

（2）低密度脂蛋白降低　多见于长期低脂饮食、运动、甲状腺功能亢进症、吸收不良、肝硬化。

（3）高密度脂蛋白增高　对预防冠心病有重要作用，与冠心病的发病呈负相关（反比）。多见于：①高密度脂蛋白生理性增高，见于饮酒等。②高密度脂蛋白病理性增高，见于原发性胆汁淤积性肝硬化。

（4）高密度脂蛋白降低　高密度脂蛋白生理性降低，多见于高糖、素食饮食等；高密度脂蛋白病理性降低，多见于动脉粥样硬化症、糖尿病、肾病综合征急性感染等。

4. 血清乳糜微粒　阳性见于Ⅰ型和Ⅴ型高脂蛋白血症。

5. 血清载脂蛋白（a）　增高多见于：①作为动脉粥样硬化的单项预报因子确定是否存在冠心病。②还可见于肾脏疾病、Ⅰ型糖尿病。

6. 血清载脂蛋白 A－I（apoA）

（1）增高　apoA－I 直接反映 HDL 水平，可以预测和评价冠心病发生的危险性，与冠心病的发病率呈负相关（反比）。因此，apoA－I 是诊断冠心病较灵敏的一项指标。

（2）降低　多见于急性心肌梗死、糖尿病、家族性 apoA－I 缺乏症。

7. 血清载脂蛋白 B（apoB）

（1）增高　apoB 直接反映 LDL 水平，其水平增高与动脉粥样硬化、冠心病的发生率呈正相关（正比），也是冠心病的危险因素。可用于评价冠心病的危险性和降脂的疗效，但在预测冠心病的危险性方面明显优于 LDL。

（2）降低 恶性肿瘤、低 β - 脂蛋白血症、无 β - 脂蛋白血症、apoB 缺乏症。

四、血糖及其相关测定

（一）空腹血糖测定

【血液标本的采集方法】

（1）患者晚饭后一般不再进食进水，最好不吸烟。否则影响测定结果的准确性。

（2）次晨抽取空腹静脉血 1ml，注入不抗凝的干燥试管中送检。亦可注入含抗凝剂的试管中混匀后送检。

（3）采血部位，标本性质及测定方法可影响检查结果，如不在常规部位采血的标本必须在相应的化验单上注明采血部位。

（4）不要仅仅根据一次的测定结果诊断相应的疾病，必要时重复多次测定。

【正常参考值】 葡萄糖氧化酶法   3.9 ~ 6.1mmol/L

                 邻甲苯胺法   3.9 ~ 6.4mmol/L

【临床意义】 血糖测定是目前诊断糖尿病的最常用和最主要的指标，也是判断糖尿病病情和控制程度的重要根据。

1. 空腹血糖（FBG）增高

生理性空腹血糖增高 多见于饱食、高糖饮食、剧烈运动、情绪紧张等。

病理性空腹血糖增高 多见于各型糖尿病、甲状腺功能亢进症；应激性高血糖，如颅内压增高、心肌梗死、急性感染、外伤等；药物影响，如口服避孕药；其他，如妊娠、呕吐、严重脱水、全身麻醉、窒息等。

2. 空腹血糖降低

生理性低血糖 多见于饥饿、剧烈运动或体力活动后。

病理性低血糖 多见于胰岛素用药剂量过大、口服降糖药过量、胰岛 β 细胞瘤等；缺乏抗胰岛素激素，如肾上腺皮质激素及生长激素；肝糖原贮存缺乏疾病，如重症肝炎、肝硬化、肝癌等。

（二）口服葡萄糖耐量试验

【血液及尿液标本的采集方法】

（1）适用于空腹血糖正常或稍高，偶有尿糖，但糖尿病症状又不明显的患者。空腹血糖已有明显增高者（指多次空腹血糖 >7.3mmol/L）不宜做此试验。

（2）按规定禁食后，于清晨先采集空腹血糖标本，将葡萄糖 75g 溶于 250 ~ 300ml 温水中，然后 5min 内饮完葡萄糖溶液，从饮水开始计时，在服葡萄糖溶液前及服糖后 0.5、1、2 及 3h 采集静脉血标本各 1ml，分别测定血糖。

（3）在采集上述标本的同时收集 5 次尿标本，分别测定尿糖。

【正常参考值】

血糖浓度   空腹血糖 <6.1mmol/L

服糖后 0.5 ~ 1h   血糖 7.8 ~ 9.0mmol/L 之间，峰值 <11.1mmol/L

服糖后 2h	血糖≤7.8mmol/L
服糖后 3h	血糖可恢复至空腹水平
各次尿糖定性	均为阴性

【临床意义】

1. 诊断糖尿病 ①2 次空腹血糖分别≥7.0mmol/L，②服糖后 2h 血糖≥11.1mmol/L，③随机血糖≥11.1mmol/L，④有口渴、多饮、多尿等临床症状者，即可确诊糖尿病。

2. 糖耐量降低 指空腹血糖<7.8mmol/L，服糖后 2h 血糖在 7.8~11.1mmol/L，血糖达高峰时间可延长 1h 后，血糖恢复正常时间延长至 2~3h 后，且同时伴有尿糖阳性。多见于 2 型糖尿病、肥胖症、甲状腺功能亢进症、痛风、皮质醇增多症、肢端肥大症等。

3. 葡萄糖耐量曲线低平 指葡萄糖耐量曲线较空腹血糖水平低，服糖后血糖增高不明显，服糖后 2h 血糖仍处于低水平。多见于胰岛 β 细胞瘤、肾上腺皮质功能减退症、腺垂体功能减退症。

4. 低血糖现象

（1）功能性低血糖 表现为空腹血糖正常、服糖后血糖高峰时间及峰值也在正常范围，但服糖后 2~3h 出现低血糖。多见于特发性餐后低血糖症。

（2）病理性低血糖 表现为空腹血糖常低于正常，口服糖后血糖水平超过正常，服糖 2h 后血糖不能降至正常水平，尿糖出现阳性。多见于肝脏疾病，如肝肿瘤、暴发性病毒性肝炎、中毒性肝炎。

（三）糖化血红蛋白测定

糖化血红蛋白（GHb）是血红蛋白 A_1（HbA_1）中的组分 HbA_1C，为血红蛋白生成后的 β 链末端氨基酸与葡萄糖进行缓慢、连续的非酶促缩合反应所形成的酮氨化合物，HbA_1C 含量最高，是目前临床最常监测的部分。因糖化反应相对缓慢且不可逆，HbA_1C 的生成速度不受短时间内血糖水平波动的影响，在血糖、尿糖水平波动较大时测定 GHb 更能反映近 2~3 个月的平均血糖水平。

【血液标本的采集方法】 抽取非空腹抗凝静脉血 2ml。

【参考值】 GHbA$_1$C   4%~6%

            GHbA$_1$ 5%~8%

【临床意义】

1. 评价尿糖控制程度 GHb 增高提示近 2~3 个月来糖尿病控制不良，GHb 越高，血糖水平就越高，糖尿病病情相应的就越重。

2. 鉴别高血糖 应激性高血糖时 GHb 不高，糖尿病高血糖时 GHb 增高。

3. 预测并发症 由于 GHb 与氧的结合力强，可导致组织缺氧，故长期 GHb 升高会因组织缺氧而产生血管并发症，当 HbA_1>10% 时，提示并发症严重，预后不良。

4. 筛查糖尿病 当 HbA_1<8% 时，可排除糖尿病；当 HbA_1<9% 时，预测糖尿病的准确性可高达 78%。

（四）血酮体测定

酮体是由脂肪酸在肝脏经氧化而产生的，它包括三种成分：丙酮酸、乙酰乙酸和β–羟丁酸。

【血液标本的采集方法】抽取非空腹抗凝静脉血2ml。

【参考值】定量 <0.34 ~ 0.68mmol/L 定性阴性。

【临床意义】血酮体增高或阳性，多见于糖尿病酮症酸中毒，血酮体 >5mmol/L 时，即可确诊。

（五）血浆胰岛素测定和胰岛素释放试验

由胰岛 β 细胞分泌并释放入血的蛋白质激素胰岛素主要作用是降低血糖，而由胰岛 A 细胞分泌并释放入血的胰高血糖素主要作用是升高血糖，胰岛素和胰高血糖素二者共同调节血糖浓度。当胰岛 β 细胞分泌功能障碍和/或胰岛素生物学效应不足，产生胰岛素抵抗时就形成糖尿病。胰岛素释放试验是一种反映胰岛 β 细胞贮备功能的试验。

【血液标本的采集方法】

1. 血浆胰岛素测定 空腹静脉血2ml。

2. 胰岛素释放试验 于空腹及服糖后 0.5、1、2、3h 分别采集静脉血测定血浆胰岛素和 C 肽。

【正常参考值】

1. 空腹胰岛素 10 ~ 20mU/L。

2. 释放试验 口服葡萄糖后胰岛素高峰在 0.5min ~ 1h，峰值为空腹胰岛素的 5 ~ 10 倍，2h 胰岛素 <30mU/L，3h 后达到空腹水平。

【临床意义】

1. 糖尿病 胰岛素分泌减低、释放延迟。1 型糖尿病空腹胰岛素明显降低，服糖后也很低。2 型糖尿病空腹胰岛素水平可正常、稍高、稍低，服糖后胰岛素呈释放延迟反应。

2. 胰岛 β 细胞瘤 空腹血糖降低、糖耐量曲线变的低平，而胰岛素 C 肽释放曲线则相对较高。

3. 其他 如肝功能受损、肥胖时血浆胰岛素水平增高。而饥饿、腺垂体功能低下时血浆胰岛素水平则减低。

（六）血浆 C–肽测定和 C–肽释放试验

C–肽是胰岛素原被蛋白水解酶分解而形成的一种与胰岛素等分子的肽类物。其生成不受外源性胰岛素影响，C–肽测定也不受胰岛素抗体的影响，因此血浆 C–肽能更好地反映胰岛 B 细胞的功能，也可用于指导胰岛素剂量的调整。

【血液标本的采集方法】空腹静脉血2ml，防止标本溶血。

【正常参考值】空腹 C–肽　　0.3 ~ 1.3mol/L

C–肽释放试验口服葡萄糖后 0.5min ~ 1h 其峰值为空腹 C–肽的 5 ~ 6 倍。

【临床意义】

1. 血浆 C–肽增高和 C–肽释放试验呈高水平曲线 多见于胰岛 β 细胞瘤、肝硬化。

2. 血浆 C - 肽降低

（1）空腹血浆 C - 肽下降多见于糖尿病。

（2）血浆 C - 肽不高，而胰岛素水平升高，提示为外源性高胰岛素血症，见于胰岛素用量过大，据此可以调整的胰岛素剂量。

（七）心肌损伤检查

心肌损伤检查包括心肌酶谱和心肌蛋白的检查，对心肌炎、心肌梗死等心肌损伤的诊断具有很重要的价值。心肌酶谱包括：天门冬氨酸氨基转移酶（AST）、肌酸激酶（CK）及其同工酶（CK - MM、CK - MB、CK - BB，其中 CK - MB 主要存在于心肌中）、乳酸脱氢酶（LDH）及其同工酶（LDH_{1-5}，其中 LDH_1 主要存在于心肌中）。心肌蛋白包括：肌钙蛋白 T（TnT）、肌钙蛋白 I（TnI）、肌红蛋白等。当心肌细胞损伤时，心肌酶谱中的酶及心肌蛋白释放入血，导致血液中相应的酶及心肌蛋白浓度升高，通过测定血清中的这些酶及心肌蛋白的浓度，就可判断心肌损伤的有无及其损伤的程度。

【血液标本的采集方法】抽取空腹静脉血 2 ~ 4ml，沿管壁缓缓的注入干燥的试管内，勿溶血。

【正常参考值】

天门冬氨酸氨基转移酶（AST）　< 50U/L

肌酸激酶（CK）　　　男性　38 ~ 174U/L　　　　　（酶偶联法　37℃）

　　　　　　　　　　　女性　26 ~ 140U/L　　　　　（酶偶联法　37℃）

　　　　　　　　　　　其中　CK - MM　占 94% ~ 96%

　　　　　　　　　　　　　　CK - MB　< 5%

　　　　　　　　　　　　　　CK - MB　极少或为零

乳酸脱氢酶（LDH）104 ~ 245U/L　　　　（连续检测法）

其中，LDH_1　32.7 ± 4.6U/L（圆盘电泳法）

【临床意义】

1. 心肌损伤　心肌酶谱和心肌蛋白均升高，特别是 LDH_1 升高，多见于心肌炎、心肌梗死等心肌损伤。

2. 肝脏疾病　AST 和 LDH 同工酶还存在于肝细胞胞浆中，二者均增高，多见于急性肝炎、慢性活动性肝炎、肝癌。

3. 流行性乙型脑炎　AST 还存在于脑细胞胞浆中，脑脊液中 AST 越高，说明脑细胞损伤越重。

第八节　肝功能检查

一、标本的采集及注意事项

（一）标本采集方法

肝功能的各项检查指标的标本采集方法是空腹静脉血 2ml，注入普通试管中送检。

（二）标本采集的注意事项

（1）采集的标本空腹静脉血要沿试管壁缓缓注入试管中，防止溶血。

（2）不同酶学的测定使用的抗凝剂不同。

（3）胆红素的测定，要避免阳光照射。

（4）在标本瓶上准确无误地标记患者姓名、性别、年龄、床号、采集日期、时间、标本类别、申请检查的项目等。

二、血清酶学检查

血清中的酶大约有 20 多种，用于肝功能检查的主要有三大类，第一类是反映肝细胞损害的转氨酶，包括血清丙氨酸氨基转移酶（ALT）和血清门冬氨酸氨基转移酶（AST）；第二类是反应胆汁淤积的酶，包括 γ-谷氨酰转肽酶（γ-GT）和碱性磷酸酶（ALP）；第三类是反映肝纤维化的酶，主要是单胺氧化酶（MAO）。

用于检查肝功能的转氨酶（又称氨基转移酶）主要有两种，一是酶 ALT，ALT 大量存在于肝细胞浆中，肝细胞稍有损伤，ALT 即增高，是反映肝细胞损害最灵敏的酶。二是 AST，AST 在心肌中含量最高，肝脏中含量占第二位，在脑细胞中含量占第三位。

ALP 主要分布在肝脏、骨骼、肠、肾及胎盘中，但血清中的 ALP 绝大部分是来源于肝脏和骨骼。

γ-GT 在肝胆系统、胰腺、肾脏中含量丰富，但血清中的 γ-GT 绝大部分是来源于肝胆系统。γ-GT 在肝脏中广泛分布于肝细胞的毛细胆管一侧和整个胆道系统，当出现胆汁淤积时，血中 γ-GT 升高。γ-GT 与 ALP 的区别在于 γ-GT 不存在于骨骼中。

MAO 主要分布在肝、肾、胰、心等器官中，其活性与体内结缔组织增生呈正相关，临床上常用 MAO 来观察肝纤维化程度。

【血液标本的采集方法】抽取空腹静脉血 2ml，沿试管壁缓慢注入不抗凝干燥的普通试管中送检。注意采血前避免剧烈运动，标本切勿溶血。

【正常参考值】

ALT 5~40U/L（速率法 37℃）；5~25 卡门单位（比色法 Karmen）

AST 8~40U/L（速率法 37℃）；8~28 卡门单位（比色法 Karmen）

两种检测法 ALT/AST 均≤1（上述两种检测方法都是）。

ALP 40~110U/L（成人）（速率法 30℃）

　　　<250U/L（儿童）（速率法 30℃）

γ-GT <50U/L（硝基苯酚速率法 37℃）

MAO<30U/L（伊藤法）

【临床意义】

（一）血清转氨酶测定

ALT 与 AST 均增高多见于以下三种情况。

1. 肝细胞损害 如病毒性肝炎、酒精性肝损害、药物性肝损害、肝硬化、肝癌等。以病毒性肝炎诊断价值更大。

（1）急性病毒性肝炎　ALT 与 AST 均显著增高，常可达参考值上限的 20~50 倍以上，以 ALT 增高更明显，ALT/AST>1。通常在肝炎病毒感染后 1~2 周转氨酶达高峰，3~5 周逐渐下降，ALT/AST 比值也恢复正常。

（2）慢性病毒性肝炎　如急性肝炎恢复期 ALT 与 AST 仍不能恢复正常或再上升，则提示急性肝炎转为慢性。慢性病毒性肝炎 ALT 与 AST 均轻度增高，ALT/AST>1；若 AST 升高较 ALT 明显，即 ALT/AST<1，则提示慢性肝炎转为活动期。

（3）急性重症肝炎，病情初期即出现 AST 与 ALT 增高，以 AST 增高更明显，AST/ALT>1。病情恶化时，出现黄疸加深胆红素明显增高，而转氨酶却降低的"胆 - 酶分离"现象，提示肝细胞严重坏死，预后不良。淤胆型肝炎也可出现："胆 - 酶分离"现象，但肝细胞损害较轻，预后良好。

（4）酒精性肝损害　AST 升高显著，ALT 几乎正常。

（5）非病毒性肝病、药物性肝炎、脂肪肝、肝癌等　血清转氨酶轻度增高或正常。ALT/AST<1。

（6）肝硬化　血清转氨酶活性取决于肝细胞坏死和肝脏纤维化的程度，转氨酶可能正常或降低。

2. 心肌细胞损害　如急性心肌梗死、心肌炎等，以 AST 增高为主。其中急性心肌梗死发病后 6~12h，AST 开始增高；24~48h 达高峰；3~5 天后恢复正常。如果 AST 下降后又再次增高，提示梗死范围扩大或出现新的梗死。

3. 其他细胞损害　胆汁淤积、皮肌炎、进行性肌萎缩等，血清转氨酶可轻度增高。

（二）血清碱性磷酸酶测定

ALP 增高多见于以下两种情况。

1. 肝胆疾病　①胆内、外胆管阻塞性疾病，如胰头癌、胆道结石，血清 ALP 明显增高，其增高的程度与阻塞的轻重呈正相关。②肝内占位性病变，如肝癌、肝脓肿、肝结核，血清 ALP 中度或显著增高，以肝癌 ALP 增高更为显著。③急、慢性肝炎和肝硬化，血清 ALP 轻度增高。④脂肪肝、酒精性肝损害和药物性肝损害等。⑤儿童及孕妇等。

2. 骨骼疾病　佝偻病、恶性肿瘤骨转移、成骨肉瘤等。

（三）血清中谷氨酰转移酶测定

γ-GT 升高多见于以下两种情况。

1. 肝胆疾病　①胆道阻塞性疾病，如原发性胆汁性肝硬化、硬化性胆管炎。②肝细胞病变，如急、慢性肝炎和肝硬化、肝癌、肝脓肿、肝结核。若 γ-GT 持续增高，则提示病变活动或病情恶化。③脂肪肝、酒精性肝损害和药物性肝损害等。

2. 初步判断病变部位　γ-GT 和 ALP 均升高，说明病变部位在肝胆或骨骼，两者皆有可能；γ-GT 不高，ALP 升高，说明病变部位在骨骼；γ-GT 升高，ALP 不高说明病变部位在肝胆。

三、蛋白质代谢试验

血清总蛋白（TP）包括白蛋白（A）和球蛋白（G），球蛋白主要成分是指免疫球蛋白（Ig）。白蛋白，又称清蛋白，是由肝脏细胞合成的，肝脏细胞是合成白蛋白的唯一细胞，肝脏细胞破坏后白蛋白合成减少，导致低蛋白血症、血浆胶体渗透压降低。免疫球蛋白是由肝脏和肝脏以外的单核－吞噬细胞系统产生，肝脏和肝脏以外的慢性免疫性炎症（含自身免疫）刺激单核－吞噬细胞系统等免疫系统，球蛋白的产生增加。

（一）血清总蛋白和清蛋白、球蛋白比值测定（TP、A、G、A/G）

【血液的标本采集方法】抽取空腹静脉血2ml，注入干燥不抗凝试管中送检。使用右旋糖酐的患者，可影响检验的准确度。

【正常参考值】

TP　　60～80g/L（双缩脲法）

A　　　36～50g/L（溴甲酚绿法）

G　　　20～30g/L

A/G　　1.5～2.5∶1

【临床意义】血清总蛋白和白蛋白检测主要反映慢性肝损害，不能反映急性肝损害。总蛋白降低常与白蛋白降低平行，而总蛋白增高常同时伴有球蛋白增高。

1. 血清总蛋白

（1）血清总蛋白降低　常见于：①血液稀释。②营养不良、慢性消耗性疾病。③肝脏合成功能障碍以及各种原因的白蛋白丢失过多。

（2）血清总蛋白增高　一般较少，见于各种原因引起的血液浓缩或球蛋白质合成增加。

2. 白蛋白

（1）血清白蛋白降低　常见于：①合成减少，如肝细胞损害（慢性肝炎、肝硬化、肝癌）、合成原料不足（营养不良、慢性消耗性疾病）。②白蛋白丢失过多，如肾病综合征、严重烧伤等。③血液稀释。

（2）血清白蛋白增高　一般较少，见于各种原因引起的血液浓缩。

（3）判定病情和观察疗效　当白蛋白＜25g/L时，易产生腹水，此时应该作为静脉输注白蛋白的指征。白蛋白持续降低，常提示肝细胞坏死进行性加重，预后不良。经治疗后白蛋白增高，表明肝细胞再生，治疗有效。

3. 球蛋白

（1）球蛋白增高　血清总蛋白增高主要是球蛋白（γ－球蛋白）增高。球蛋白增高多见于：①慢性肝脏疾病，如慢性肝炎、肝硬化、肝癌。②M－球蛋白血症，如多发性骨髓瘤、原发性巨球蛋白血症等。③自身免疫性疾病，如类风湿性关节炎、系统性红斑狼疮、风湿热等。④其他慢性炎症和感染。

（2）球蛋白降低　较少见。见于：①生理性降低，3岁以下的婴幼儿。②免疫功能抑制，如长期应用免疫抑制剂和肾上腺皮质激素等。③先天性降低，如先天性低γ－球蛋白血症等。

4. 白球/比值（A/G）降低或倒置　白蛋白和A/G比值的动态观察和估计病情进展及判断预后，病情进展时，白蛋白逐渐下降，A/G比值降低。病情好转时，白蛋白逐渐回升，A/G接近正常。

5. 白蛋白降低和/或球蛋白增高 均可引起白/球比值（A/G）降低或倒置。最常见于严重的肝功能损害，如慢性肝炎、肝硬化、肝癌、多发性骨髓瘤、原发性巨球蛋白血症等。

6. 鉴别肝炎类型 急性肝脏损伤或局灶性肝脏损害，血清总蛋白、白蛋白、球蛋白、A/G比值均正常；急性重症肝炎，血清总蛋白正常，而γ-球蛋白增高，常提示肝脏有严重免疫损害。

（二）血清蛋白电泳

血清蛋白是由多种粒子大小、等电点及带负电荷不同的蛋白质组成，在电场中各种蛋白质的泳动速度不同。白蛋白分子量小，带负电荷相对较多，在电场中泳动速度最快；γ球蛋白分子量最大，泳动速度最慢。通过电泳可区分为白蛋白、α_1球蛋白、α_2球蛋白、β球蛋白、γ球蛋白等五个区带。

【**血液标本的采集方法**】抽取空腹静脉血2ml，注入干燥不抗凝试管中送检。必须采集血清样本，标本勿溶血。

【**正常参考值**】
醋酸纤维薄膜（%）清蛋白　　0.62～0.71（62%～71%）
α_1球蛋白　　0.03～0.04（3%～4%）
α_2球蛋白　　0.06～0.10（6%～10%）
β球蛋白　　0.07～0.11（7%～11%）
γ球蛋白　　0.09～0.18（9%～18%）

【**临床意义**】

1. 肝病型 白蛋白降低，α_1、α_2和β球蛋白降低，γ球蛋白增高，多见于重型肝炎、慢性肝炎、肝硬化、肝癌。慢性肝炎进入活动期和肝硬化失代偿期γ球蛋白增高尤为显著。

2. M蛋白血症型 白蛋白降低，单克隆γ-球蛋白明显增高，γ区带、β区带或β与γ区带之间出现明显的M区带，多见于多发性骨髓瘤、原发性巨球蛋白血症等。

3. 肾病型 白蛋白及γ球蛋白降低，α_2及β球蛋白增高，多见于肾病综合征、糖尿病肾病等。

4. 炎症型 α_1、α_2、β三种球蛋白均增高，多见于各种急慢性炎症、应激反应等。

5. 其他 原发性肝癌与肝硬化患者电泳相似，常有α_1、α_2球蛋白显著增高，有时在白蛋白与α_1球蛋白之间出现一条甲胎蛋白带结缔组织病常伴有γ球蛋白增高；先天性低γ球蛋白血症时，γ球蛋白降低。

（三）血氨测定

【**血液标本的采集方法**】抽取非空腹EDTA或肝素抗凝静脉血2ml，置于冰盒中隔绝空气，立即送检。

【**正常参考值**】谷氨酸脱氢酶法　　10～30μmol/L

【**临床意义**】

1. 生理性增高 多见于剧烈运动、进食高蛋白饮食等。

2. 病理性增高 多见于严重肝损伤，如肝性脑病、重症肝炎、肝硬化、肝癌等；也可以见于尿毒症、上消化道出血等。

四、胆红素代谢试验

血清中的总胆红素（STB 或 TB）包括结合胆红素（CB）和非结合胆红素（UCB）。STB = CB + UCB。血液中的胆红素主要来自衰老的红细胞破裂血红蛋白代谢，少量来自肌红蛋白、游离血红蛋白等。血液中的胆红素在进入肝细胞前为非结合胆红素（UCB，又称间接胆红素）。非结合胆红素被肝细胞摄取并与葡萄糖醛酸结合后，形成结合胆红素（CB，又称直接胆红素）。结合胆红素随胆汁排入肠道，被肠道细菌还原成尿胆原，尿胆原大部分随粪便排出，小部分经肠黏膜吸收入血进入门静脉，其大部分又被肝细胞摄取，即进入胆红素的肠肝循环；另一部分自门静脉入体循环，经肾脏随尿液排出。

【**血液标本的采集方法**】抽取非空腹静脉血 2ml，注入不抗凝干燥普通试管中立即送检，防止标本溶血，避免阳光直射。

【**正常参考值**】苯甲酸钠 - 咖啡因法：

总胆红素（STB）　　　　　3.4 ~ 17.1μmol/L

结合胆红素（CB）　　　　　0.6 ~ 6.8μmol/L

非结合胆红素（UCB）（总胆红素减去结合胆红素）　　　1.7 ~ 10.2μmol/L

【**临床意义**】

1. 根据血清总胆红素（STB）判断有无黄疸以及黄疸的程度 血清总胆红素（STB）超过正常值的上限就有黄疸。又分为：①隐性黄疸或亚临床黄疸，为血清总胆红素（STB）17.1 ~ 34.2μmol/L。②轻度黄疸为 STB 34.2 ~ 171μmol/L。③中度黄疸为 STB 172 ~ 342μmol/L。④重度黄疸为 STB > 342μmol/L。

2. 推断黄疸的原因 一般情况下溶血性黄疸为轻度黄疸，肝细胞性黄疸为轻、中度黄疸，阻塞性黄疸为中（不完全阻塞）、重度黄疸（完全阻塞）。

3. 根据结合胆红素与总胆红素比值（CB/STB）鉴别黄疸类型 溶血性黄疸 UCB 明显增高，CB/STB < 20%；肝细胞性黄疸 CB 和 UCB 均增高，CB/STB 在 20% ~ 50% 之间，胆汁淤积性黄疸 CB 增高明显，CB/STB > 50%。

4. 初步判断产生黄疸的疾病 ①溶血性黄疸，总胆红素和非结合胆红素增高，见于溶血性贫血、新生儿黄疸、血型不合的输血等。②肝细胞性黄疸，总胆红素、结合胆红素、非结合胆红素均增高，见于急性黄疸性肝炎、慢性活动性肝炎、肝硬化、严重肝坏死等。③胆汁淤积性黄疸，总胆红素和结合胆红素增高，见于胆石症、胰头癌、胆道蛔虫症、肝癌等。

五、病毒性肝炎血清标志物检查

病毒性肝炎的病原体为肝炎病毒，现已确定的肝炎病毒有甲型肝炎病毒（HAV）、乙型肝炎病毒（HBV）、丙型肝炎病毒（HCV）、丁型肝炎病毒（HDV）、戊型肝炎病毒（HEV）、庚型肝炎病毒（HGV）以及输血后肝炎病毒（TTV）7 种类型，除 HBV

和 TTV 为 DNA 病毒（HBV 为环状双股 DNA）外，其余均为单链 RNA 病毒。其中乙型肝炎病毒（HBV）是我国流行最广，对人类健康威胁最大，也是目前研究得比较清楚的一种类型。检测血中有无标志物是诊断乙型肝炎、确定其病变类型、判断其发展和预后的重要指标。

（一）甲型肝炎病毒抗体检测

甲型肝炎病毒主要通过消化道传播，在肝细胞内进行复制随胆汁从粪便排出。HAV 只形成一个抗原抗体系统。病愈或感染获得终生免疫。目前主要通过 ELISA 法（酶联免疫吸附试验）甲肝抗体。甲肝抗体又分为两种：抗 – HAVIgM、抗 – HAVIgG。

【血液标本的采集方法】 抽取非空腹不抗凝静脉血 2ml，注入普通试管中，标本勿溶血。

【正常参考值】

抗 – HAVIgM（ – ）　　　ELISA 法

抗 – HAVIgG（ – ）　　　ELISA 法

【临床意义】

1. 抗 – HAVIgM（ + ） 出现得早，维持时间短。于发病后 1 ~ 2 周内出现，3 个月后滴度减低，6 个月后不易检出。抗 – HAVIgM（ + ）可诊断为急性甲型肝炎。

2. 抗 – HAVIgG（ + ） 出现得晚，维持时间长，具有免疫保护性，可持续终生。抗 – HAVIgG（ + ），表示过去曾受 HAV 感染，但体内已无 HAV，是一种保护性抗体，可用于甲肝的流行病学调查。

（二）乙型肝炎病毒标志物检测

乙型肝炎病毒（HBV）主要经血源性传播、母婴传播、性接触传播、消化道传播、医源性传播（器官移植、人工授精），其中血源性传播是最主要的。乙型肝炎病毒标志物共有三对，①乙肝病毒表面抗原（HBsAg）及表面抗体（抗 – HBs）；②乙肝病毒核抗原（HBcAg）及核心抗体（抗 – HBc）；③乙肝病毒 e 抗原（HBeAg）及 e 抗体（抗 – HBe）。其中核心抗原全部存在于肝细胞核中，释放时抗原周围常被 HBsAg 包裹，故很难检测，所以临床上只对标志物中的两对半（乙肝五项指标）进行检测。

乙型肝炎病毒主要通过血液传播，因此抽取静脉血时必须严格无菌操作，同时应严格执行消毒隔离制度，对用过的注射器及污染物应严格消毒后才可丢弃，其次还应防止医源性交叉感染。

乙型肝炎病毒标志物的检查方法，主要通过 ELISA 等方法进行检测。血液中 HB-VDNA 的存在是 HBV 感染最直接、最灵敏的和最特异的检测指标，常用聚合酶链反应（PCR）法、荧光定量 PCR 法进行检测。

【血液标本的采集方法】 抽取非空腹不抗凝静脉血 2ml，注入普通试管中，标本勿溶血。

【正常参考值】

HBsAg（ – ）　　　　　　ELISA 法

抗 – HBs（ – ）或（ + ）　ELISA 法

HBeAg（ – ）　　　　　　ELISA 法

抗 – HBe（－）　　　　　　　ELISA 法

抗 – HBc（－）　　　　　　　ELISA 法

HBV – DNAPCR（－）　　　　定性

HBV – DNAPCR $< 1 \times 10^3$ copies/L　　定量

【临床意义】

1. HBsAg 阳性　是 HBV 感染的标志，提示感染过 HBV，或为 HBV 携带者。

2. 抗 -- HBs 阳性　表示曾感染过 HBV，如急性乙型肝炎恢复后、注射乙肝疫苗后。抗 – HBs 阳性是机体对 HBsAg 产生免疫力的标志，也是乙型肝炎好转恢复的标志。

3. HBeAg 阳性　是 HBV 复制、传染性强的指标。①HBeAg 持续阳性易转为慢性乙型肝炎。②慢性活动性肝炎、肝硬化、肝癌患者 HBeAg 阳性率高，可提示病情的发展和转归。③HBsAg、HBeAg 阳性的孕妇可将 HBV 垂直传播给胎儿，其感染阳性率为 70%～90%。

4. 抗 – HBe 阳性　提示 HBV 复制减少，传染性降低。见于急性乙型肝炎后的恢复期。也可见于部分慢性乙型肝炎、肝硬化和肝癌患者。

5. 抗 – HBc 阳性　是 HBV 对肝细胞损伤程度的标志，分为 IgM、IgG 和 IgA 三型。目前常用的检测方法是检测抗 HBc 总抗体，也可分别检测 IgM、IgG 和 IgA。①抗 – HBcIgM 阳性高滴度：抗 – HBcIgM 是机体感染 HBV 后在血液中最早出现的特异性抗体，抗 – HBcIgM 阳性高滴度是诊断乙型肝炎、慢性活动性乙型肝炎和 HlBV 复制活跃的指标，表明患者血清有强传染性。②抗 – HBcIgM 阳性高滴度：提示患有病毒性乙型肝炎，是指处在感染阶段。③抗 – HBcIgM 低滴度：表明曾感染过 HBV，在体内持续时间长，具有流行病学意义。④抗 – HBcIgG 阳性，表示 HBV 既往感染或感染已久或已经形成慢性化。

6. HBV – DNAPCR 定性（＋）和定量 HBV – DNAPCR $> 1 \times 10^3$ copies/L，都是乙型肝炎的重要诊断根据，是最灵敏、最直接、最特的传染性指标。

（三）丙型肝炎病毒标志物检测

丙型肝炎病毒主要通过血源性传播，20 世纪 80 年代以前主要经输血传播，是引起输血后肝炎的病原体之一。丙型肝炎病毒极易发生变异，病情虽然较乙型肝炎轻，但更易转为慢性炎症。临床上诊断 HCV 感染的主要根据为丙肝抗体和 HCVRNA 的定性、定量的测定，丙肝抗体又分为两种：抗 – HCVIgM 和抗 – HCVIgG。

【血液标本的采集方法】丙肝抗体的测定：抽取非空服不抗凝静脉血 3ml，注入普通试管中，标本勿溶血。HCVRNA 的定性、定量的测定：抽取非空腹不抗凝静脉血 3ml，置于经 RNA 酶灭活的无菌试管内送检。

【正常参考值】

抗 – HCVIgM（－）　　　ELISA 法

抗 – HCVIgG（－）　　　ELISA 法

HCV – RNAPCR（－）　　定性逆转录巢式 PCR 法

HCV – RNAPCR $< 1 \times 10^3$ copies/L 定量　　荧光定量 PCR 法

【临床意义】

1. 丙肝抗体　不具有免疫保护性，为非保护性抗体，阳性结果是诊断 HCV 感染的主要根据。

2. 抗 – HCVIgM（＋）　出现得早，维持时间短。多见于急性丙肝病毒感染，为诊断丙肝的早期敏感指标，也可以见于病变活动期和传染期。

3. 抗 – HCVIgG（＋）　出现得晚，维持时间短，不具有免疫保护性。表明体内有丙肝病毒的感染，但不作为早期诊断指标。抗 – HCVIgG（ – ），不能完全排除丙肝病毒的感染。

4. HCV – RNAPCR（＋）　提示丙肝病毒复制活跃，传染性强。HCV – RNA 定性和丙肝抗体同时阳性，提示活动性感染；HCV – RNA 定性阴性而同时伴有抗 – HCVIgG（＋），表示既往感染的可能性大。

六、肿瘤标记物测定

（一）甲胎蛋白测定（AFP）

甲胎蛋白是在胎儿早期由肝脏和卵黄囊合成的一种糖蛋白。出生后，AFP 的合成很快受到抑制，当肝细胞或生殖腺胚胎组织发生恶变时，恶性瘤细胞合成又重新开始合成 AFP，导致血中 AFP 的含量明显升高。因此测定血中 AFP 浓度对诊断肝细胞癌及生殖腺胚胎组织恶性肿瘤具有重大的价值。

【血液标本的采集方法】抽取空腹静脉血 2ml，沿管壁缓缓注入不抗凝干燥的试管中送检，标本勿溶血。

【正常参考值】

ELISA 定性　　AFP（ – ）

ELISA 定量　　成人 AFP ＜25μg/L

【临床意义】

1. 原发性肝癌　AFP ＞300μg/L，但也有 20% 的患者甲胎蛋白为阴性。

2. 慢性病毒性肝炎、肝硬化　甲胎蛋白有不同程度增高，常 AFP ＜300μg/L。

3. 生殖腺胚胎组织恶性肿瘤　如卵巢癌、睾丸癌、畸胎瘤甲胎蛋白也可增高。

4. 妊娠　妊娠 3~4 个月，孕妇甲胎蛋白开始增高，7~8 个月达高峰，多 ＜300μg/L。分娩后 3 周左右恢复正常。

（二）癌胚抗原

癌胚抗原（CEA）是一种富含多糖的蛋白质复合物。早期胎儿的消化管及某些组织可有合成癌胚抗原的能力，但怀孕 6 个月以后含量逐渐减低，出生后含量更低。消化系统的恶性肿瘤可产生较多的癌胚抗原，因此测定血中 CEA 浓度对诊断肝消化系统的恶性肿瘤具有重大的价值。

【血液标本的采集方法】抽取空腹静脉血 2ml，沿管壁缓缓注入不抗凝干燥的试管中送检。标本勿溶血。

【正常参考值】

ELISA 定性　　CEA（ – ）

ELISA 定量　成人 CEA <5μg/L

【临床意义】

1. 癌胚抗原增高　CEA >60μg/L，多见于结肠癌、乳腺癌、胰腺癌等。

2. 癌胚抗原降低　无意义。

（三）α–L–岩藻糖苷酶测定（AFU）

α–L–岩藻糖苷酶是一种溶酶体水解酶，广泛存在于各种组织细胞和体液中，参与糖蛋白及糖脂等多种生物活性物质代谢的分解代谢，肝脏是富含溶酶体的器官之一，当肝细胞癌变时，AFU 合成增多，且癌细胞膜通透性增加，释放入血的酶量增多，且降解速度减慢，因此，引起血 AFU 浓度增高。

【血液标本的采集方法】　抽取空腹静脉血 2ml，注入 EDTA–Na 和草酸钠抗凝的试管中送检，肝素和柠檬酸盐抗凝剂不可用。

【正常参考值】　正常人 <40U/L（速率法）

【临床意义】

（1）原发性肝癌：AFU 活性明显增高，对诊断肝癌的价值较大，即使 AFP 阴性者 AFU 也可增高，特别是对小结节肝癌的诊断，AFU 阳性率显著高于 AFP，两者组合检测可显著提高原发性肝癌的诊断符合率，符合率高达 90% 以上。

（2）肺癌、乳腺癌、子宫癌以及肝硬化、糖尿病也可见升高。AFU 在糖尿病糖代谢失控时明显偏高，可作为糖尿病观察控制的临床指标。

（3）妊娠期间，AFU 升高，分娩后血清 AFU 迅速下降。

第九节　常用肾功能检查

一、标本的采集及注意事项

（一）标本的采集

（1）做内生肌酐清除率测定时，准确收集 24h 尿液（加入甲苯防腐剂）混匀后检验尿肌酐量，同时采集空腹静脉血 2ml 检验血清肌酐。

（2）血尿素氮和血肌酐测定时，需各抽取空腹静脉血 2ml 注入普通试管中。

（3）做尿浓缩稀释试验时，采集标本的上午 8 时尿弃去，然后每 2h 留尿 1 次，至晚上 8 时共留尿 6 次，从晚上 8 时至次晨 8 时留尿 1 次，共 7 次尿样。

（4）做酚磺酞排泌试验（PSP）时，嘱患者在试验前饮水 300 ~ 40ml，30min 后排尿弃去，然后静脉注射 6g/L 的酚红 1ml，并记录时间，分别于注射后 15、30、60、120min 收集尿液 4 次，送检。

（二）注意事项

（1）做内生肌酐清除率的测定，要禁食肉类 3 天，禁饮浓茶、咖啡，停用利尿剂类药物；避免剧烈运动；多饮水，使尿量 >2ml/min，化验单上要注明患者的身高、体重。

（2）血尿素氮和血肌酐测定的血标本，要沿着管壁缓缓的注入试管中，避免溶血，否则影响测定结果的准确性。大剂量他巴唑、维生素 C 和 α - 甲基多巴可影响血肌酐的测定结果。

（3）做尿浓缩稀释试验时，要留取 24h 尿标本。试验时正常进食，每餐含水量不超过 500 ~ 600ml，除正常进餐外不再进任何液体；7 次尿样分别准确测定尿量及尿比重。

（4）做酚磺酞排泌试验（PSP）时，试验前 2h 至试验结束，患者不能饮水、吸烟及饮浓茶、咖啡，注射酚红的量和留尿时间都必须准确，试验前应停用与 PSP 类似的碱性溶液中显示红色的药物如酚四溴酞钠、大黄、酚酞等。

二、肾小球滤过功能检查

（一）内生肌酐清除率

人体内的肌酸主要存在于肌肉中，肌酸的代谢产物是肌酐（Cr），肌酐主要经肾脏排出。肌酐在人体内的来源有 2 种：一是外源性，在进食鱼肉等食物后，产生的肌酐由肠道吸收入血；二是内源性，在严格控制饮食条件和肌肉活动相对稳定的情况下，肌肉中的磷酸肌酸代谢后产生能量、脱水后转变为肌酐，内源性肌酐的生成量较恒定。肌酐主要从肾小球滤过，且不易被肾小管重吸收，最终完全从尿中排出。肾单位时间内将若干毫升血浆中的内生肌酐全部清除出去，称为内生肌酐清除率（Ccr）。该试验能较可靠的反映肾小球滤过功能，是目前评估肾小球滤过功能（通常用"肾小球滤过率 GFR"表示）损害的最早、最常用的试验。

【尿液和血液标本的采集方法】

（1）试验前至少连续 3 天低蛋白饮食，每天摄入蛋白质应 < 40g。禁食肉类，避免剧烈活动。

（2）第 4 天晨 8 时将尿排净弃去，然后收集 24h 尿液并加入甲苯 5ml 防腐剂，准确记录尿量在化验单上，取 10ml 尿液送检；留尿当天抽空腹血 2ml 同时抗凝送检。

测定尿液及血中肌酐浓度，应用下列公式计算内生肌酐清除率。

$$内生肌酐清除率 = \frac{尿肌酐浓度（\mu mol/L）\times 24h\ 尿量（L）}{血浆肌酐浓度（\mu mol/L）}$$

【正常参考值】 成人 80 ~ 120ml/min（同肾小球滤过率 GFR）

【临床意义】

1. 评估肾小球滤过功能损害最早的最敏感指标 当成人内生肌酐清除率低于正常参考值的 80%，即 < 50ml/min 时，血清肌酐、血清尿素氮仍在正常范围，所以 Ccr 是反映肾小球滤过功能损害的早期最敏感指标。

2. 评估肾小球滤过功能损害的程度 分为三度。

（1）轻度损害 Ccr 70 ~ 51ml/min。

（2）中度损害 Ccr 50 ~ 31ml/min。

（3）重度损害 Ccr < 30ml/min（即肾衰竭）。

3. 慢性肾衰竭的分期的指标 分为以下四期：

（1）肾功能不全代偿期（又称肾储备能力下降期）Ccr 50 ~ 80ml/min。

（2）肾功能失代偿期（又称氮质血症期）Ccr 20~50ml/min。

（3）肾衰竭期 Ccr 10~20ml/min。

（4）尿毒症期（又称肾衰竭晚期）Ccr <10ml/min。

4. 指导治疗　①当 Ccr <40ml/min 时，应当限制蛋白质饮食。②当 Ccr <30ml/min 时，提示噻嗪类利尿剂治疗无效，不宜应用。③当 Ccr <10ml/min 时，应结合临床进行血液透析（人工肾）治疗。

（二）血尿素氮

血液中的尿素氮（BUN）主要是指尿素（又称脲），是体内氨基酸分解代谢的最终产物，也是蛋白质分解的最终产物，分子量相对较小，不与蛋白质结合，90%的经肾脏排泄。尿素经肾小球滤过后40%~60%被肾小管和肾集合管重吸收，并与水重吸收量呈正相关。当肾小球滤过率（GFR）下降时，尿素排泄减少，在血液中的浓度相应的增高。

【血液标本的采集法】抽取空腹静脉血 2ml，不抗凝分离血清进行测定。

【正常参考值】成人 3.2~7.1mmol/L，儿童 1.8~6.5mmol/L。

【临床意义】血清尿素氮增高为晚期肾功能受损重要指标，多见于以下项目：

1. 器质性肾功能受损　如慢性肾炎、慢性肾盂肾炎、肾结核、肾肿瘤、糖尿病肾病及狼疮性肾炎、慢性肾衰竭等。肾衰竭代偿期 BUN <9mmol/L，肾衰竭失代偿期 BUN >20mmol/L，而且 BUN 增高的幅度多与病情的严重程度成正相关。

2. 非器质性肾功能受损　包括肾前或肾后因素引起的少尿和无尿，如严重脱水、大量腹水、休克、尿路结石、前列腺肥大等。有器质性肾功能受损时，血尿素氮和血肌酐均增高；而非器质性肾功能受损时，血尿素氮增高，而血肌酐不高或略微增高。

3. 体内蛋白质分解过多　如高热、急性传染病、上消化道出血、大面积烧伤、严重创伤、大手术后，甲状腺功能亢进等，其尿素生成增多使 BUN 短暂性增高。

（三）血肌酐

血液中的肌酐（Cr），包括由体内肌肉中的肌酸分解产生的内源性肌酐和由进食鱼、肉类分解产生的外源性肌酐，这些的空腹血肌酐水平一般都比较稳定，肌酐只从肾小球滤过排泄。当肾小球滤过率（GFR）下降时，肌酐的排泄减少，导致血肌酐浓度升高。

【血液标本的采集方法】抽取空腹静脉血 2ml，不抗凝分离血清进行测定。标本应防止溶血。

【正常参考值】男性 53~106μmol/L；女性 44~97μmol/L。

【临床意义】与血尿素氮增高的意义相似，血肌酐增高为晚期肾功能受损指标。多见于以下项目。

（1）器质性肾功能受损　如急、慢性肾炎，肾衰竭。

（2）Cr 结合临床症状与 Ccr 一起作为慢性肾衰竭的分期的指标分为以下四期：

①肾功能不全代偿期（又称肾储备能力下降期）Cr 133~177μmol/L。

②肾功能失代偿期（又称氮质血症期）Cr 186~442μmol/L。

③肾衰竭期　Cr 451~707μmol/L。

④尿毒症期（又称肾衰竭晚期）Cr >707μmol/L。

（3）血清肌酐（Cr）和血清尿素氮（BUN） 同时增高，表明严重肾功能损害；血清肌酐（Cr）正常，血清尿素氮（BUN）增高，多由肾外因素引起。

三、肾小管浓缩重吸收功能检查

（一）尿液浓缩稀释试验

尿浓缩稀释试验主要是检测远端肾小管的排泌功能。当远端肾小管受损以后，可通过昼夜尿量和尿比重的改变来反映肾脏浓缩重吸收功能的减退。体内水分增多时，尿量增多，尿比重减低；体内水不足时，尿量减少，尿比重升高。肾小管重吸收功能影响尿量。肾小管浓缩功能影响尿比重。

【尿液标本的采集方法】

1. 3h 尿比重试验 试验当天患者正常饮食及活动，晨 8 时排尿弃去，此后每隔 3h 排尿一次至次晨 8 时，分置于 8 个容器中，分别测定尿量和比重。

2. 昼夜尿比重试验 试验当天患者三餐正常进食，每餐含水量不应超过 500~600ml，除正常进餐外不得再进食、饮水，上午 8 时排尿弃去，10 时、12 时以及下午 2 时、4 时、6 时、8 时及次日早晨 8 时各留取尿液 1 次，分别测定尿量和比重。

【正常参考值】

1. 尿量 正常成人 24h 尿量为 1000~2000ml，昼尿量与夜尿量之比为 3~4:1。

2. 3h 尿比重 正常成人 3h 尿比重，其中一次应 >1.025，一次应 <1.003。

3. 昼夜尿比重 12h 夜尿量 <750ml，尿最高比重应 >1.020，最高比重与最低比重之差，不应小于 0.009。

【临床意义】

1. 尿量减少，尿比重增高 多见于急性肾小球肾炎，肾小球滤过功能下降，肾小管浓缩功能正常。

2. 尿量增多，尿比重降低 多见于慢性肾小球肾炎，病变累及肾髓质，肾小管浓缩功能差，晚期的低比重尿常固定在 1.010 左右，称为等渗尿。

3. 多尿、低比重尿、夜尿增多，晚期常出现固定的低比重尿 多见于慢性肾盂肾炎，肾小管功能损害较肾小球重。

4. 多尿、夜尿增多和低比重尿 多见于高血压肾病，肾小管浓缩功能下降。

（二）酚磺酞排泌试验

酚磺酞排泌试验（PSP），又称作酚红排泌试验，主要是检测近端肾小管的排泌功能。酚红是一种对人体无害的染料，注入人体后绝大部分由近端肾小管排泌，根据尿中排出酚红的量，可评估近端肾小管的排泌功能。

【尿液标的本采集方法】

（1）试验前 2h 开始至整个检验过程结束，勿吸烟，勿饮浓茶、咖啡等。

（2）试验之初，嘱患者一次性饮水 300~500ml，20min 后排净尿液。

（3）排尿后静脉注射 0.6% 酚红 1ml。为了保持用量准确，注射完毕后用少量生理盐水冲洗安瓿及注射器后将剩余残量药液也注入血管，以保持酚红用量准确。

（4）于静脉注射酚红后 15、30、60 和 120min 各分别留取患者尿液 4 次，将标本分别放置于 4 个清洁干燥的容器中及时送检。

【正常参考值】

成人	注射酚红后的时间	酚红排泌量
	15min	28% ~51% （平均35%）
	120min	63% ~84% （平均70%）

【临床意义】

1. 酚红排泌量降低 15min 酚红排泌量＜25%，120min 酚红排泌量＜55%，称为酚红排泌量降低，说明肾小管损害、肾小管排泌功能受损，损害越重，酚红排泌量就越低。多见于：①肾性肾小管损害，慢性肾炎、慢性肾盂肾炎、肾血管硬化症等。②肾前性肾小管损害，如剧烈泄吐、大量出汗、脱水、心力衰竭、休克、水肿等。③肾后性肾小管损害，如尿路结石、尿路梗阻等。④药物性肾小管损害，大剂量应用经近端肾小管排泄的药物（阿司匹林、青霉素），造成不同程度的肾小管损害。

临床上根据120min 酚红排泌量的降低，将肾小管的损害成分为四度：

（1）轻度损害，120min 酚红排泌量为40% ~50%。

（2）中度损害，120min 酚红排泌量为25% ~39%。

（3）重度损害，120min 酚红排泌量为11% ~24%

（4）极度损害，120min 酚红排泌量为0 ~10%。

2. 酚红排泌量增高 见于肝功能受损、低蛋白血症、甲状腺功能亢进症。

第十节 骨髓细胞学检查

骨髓细胞学检查在许多疾病尤其是血液系统疾病的诊断中有重要价值。其方法是骨髓片经染色后，用显微镜观察细胞的发育、形态、成分的改变，对了解造血功能、疾病的诊断、鉴别诊断、观察疗效和评估预后等具有重要意义。

标本采集时应注意以下事项：

（一）标本的采集

（1）穿刺部位 成人的穿刺部位以髂前、髂后上棘处为最宜。

（2）标本吸取量应控制在0.1 ~0.2ml（针嘴见红即止）。

（二）注意事项

（1）血友病患者禁忌做骨髓穿刺；晚期孕妇慎做骨髓穿刺，小儿及不合作者不宜做胸骨穿刺。

（2）涂片要求 载玻片应清洁、干燥，抽取骨髓后，应立即选取骨髓小粒进行涂片，以免凝固。涂成血膜片要薄厚适宜，膜面占全玻片1/2，置空气中自干。

（3）标本送检 为保证做各种细胞化学染色或院外会诊的需要，应尽可能多制作几张涂片（不少于4张）并全部送检；在制作骨髓片的同时要制作血涂片（2 ~3张）送检；骨髓片、血涂片应做好标记，如涂片的类型、患者姓名、编号及抽吸时间等，并送骨髓细胞学检查的申请单（含病历摘要）一份。

（4）判断骨髓取材好的标准 ①骨髓液和涂片均有骨髓小粒和脂肪滴；②抽吸骨髓液的瞬间，患者有特殊痛感；③显微镜下观察可见到骨髓液特有细胞，如巨核细胞、组织嗜碱细胞、浆细胞、破骨细胞、成骨细胞、纤维细胞、组织细胞和大量的红系、粒系幼稚细胞，粒系统杆状核＞分叶核。

（5）骨髓穿刺后局部伤口无菌性止血至少24h。

【正常参考值】正常成人骨髓象变化较大，但符合以下基本特征：

（1）有核细胞增生程度为增生活跃。

（2）各系统、各阶段比例正常，相互间的比例正常。

①粒系　在骨髓有核细胞中所占比例最大，为50%～60%，其中原粒<2%，早幼粒<4%，中性粒细胞的以后阶段，除分叶少于杆状核外，均依次增多。嗜酸性粒细胞<5%，嗜碱性粒细胞<1%。

②红细胞系统　幼红细胞占骨髓有核细胞分类的20%左右，其中原红细胞<1%，早幼红细胞<30%，中晚幼红细胞各为10%左右。

③淋巴细胞系统　约占20%，小儿偏高有时可达40%，多为成熟淋巴细胞，而原始淋巴细胞以及幼稚淋巴细胞较罕见。

【临床意义】

（1）诊断造血系统的疾病　可以确诊各种血液病如白血病、再生障碍性贫血、巨幼细胞性贫血、恶性组织细胞病、多发性骨髓瘤、骨髓转移癌等，并可通过复查来评价疗效和判断预后。

（2）提高某些疾病的阳性诊断率　利用骨髓液查找疟原虫、黑热病小体、狼疮（SLE）细胞或做细菌培养、染色体检查、分子生物学检验、干细胞培养等，可提高相应疾病的阳性诊断率。

（3）协助某些疾病的诊断　如缺铁性贫血、溶血性贫血、脾功能亢进、原发性血小板减少性紫癜等。

（4）骨髓增生程度的判定及其临床意义如表6-6所示。

表6-6　漏出液与渗出液的鉴别

增生程度	有核细胞:成熟红细胞	有核细胞均数/HP	临床意义
增生极度活跃	1:1	>100	各种白血病
增生明显活跃	1:10	50～100	各种白血病、增生性贫血
增生活跃	1:20	20～50	正常人、极少数贫血
增生减低	1:50	5～10	再生障碍性贫血（慢性型）
增生极度减低	1:200	<5	再生障碍性贫血（急性型）

（程洪恩　李建伟）

思考题

1. 简述红细胞数及血红蛋白含量的参考值与临床意义。
2. 白细胞分类计数的参考值各是多少？
3. 简述中性粒细胞减少的临床意义。
4. 简述尿常规一般性状检查的参考值。
5. 简述尿沉渣1h细胞排泄率的正常参考值及其临床意义。
6. 尿浓缩稀释试验的正常参考值是多少？
7. 简述漏出液与渗出液的区别。
8. 骨髓增生程度的判定及其临床意义。

第七章

心电图检查

学习目标

1. 了解心电的产生、向量环的形成和六轴系统构成。
2. 熟悉心电图各波段的组成与命名。
3. 掌握心电图导联的安置、测量方法、正常心电图各波段正常值以及常见异常心电图的表现特征。

【引导案例】

患者，男，46 岁，近 1 个月来常感头晕、头痛、胸闷、心慌。入院测血压 150/95mmHg，心率 85 次/分，偶有期前收缩。既往有高血压病史 10 年。心电图示肢导联 S－T 段下移，T 波低平和倒置，RV_5 导联电压 3.0mV，$RV_5 + SV_1 > 4.5mV$，有提早出现的宽大畸形的 QRS 波。

1. 根据上述资料患者最可能的医疗诊断是什么？

2. 请分别指出心肌缺血、左心室肥大和室性期前收缩的心电图根据。

3. 患者现存的护理问题是什么？

心电图是一种无痛性检查，被广泛地应用于临床。本章主要介绍心电图基础、正常心电图和异常心电图等内容。

第一节 心电图基本知识

一、心电图概念

心肌在机械性收缩时都有一系列随时间变化而发生的电变化过程，这些微弱的电变化可通过组织、体液传到体表，引起体表不同部位的电位变化，此时用心电图机的探测电极置于体表，描记出电变化的曲线，称之为心电图。

二、单个心肌细胞的电变化

单个心肌细胞静息状态时，膜内为负、膜外为正，在细胞表面的任何部位均为正电荷，故无电位差。当细胞某一部位先受刺激发生离子的内外流动导致该局部发生膜外为负膜内为正，此处已激动的心肌细胞膜与未激动的膜之间就会存在电位差而产生电流流动，此时若用探测电极的正负分置于细胞膜已除极和未除极的两端即可测得电压变化。细胞除极是已除极处向未除极处的方向移动，但细胞膜外的电流则是由未除极处的正电荷向已除极处的负电荷移动，除极方向的头始终是正电荷。当探测电极的正极面向除极方向、负极背向除极方向时测得一向上的波，当探测电极的正极面向复极方向、负极背向复极方向时测得一向下的波（图7-1）。

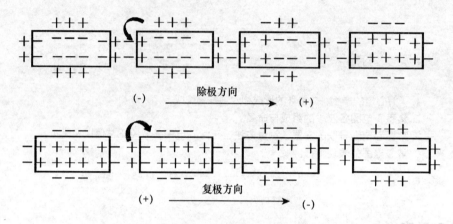

图7-1　单个心肌细胞除极与复过程膜外电位差的形成

三、心电向量的产生与心电向量环的形成

心肌细胞群的除极随时间有先后之分，由于多群心肌细胞在某一瞬间都有电变化而产生不同方向的向量，将某一瞬间产生的多个向量按平行四边形法则求和所得的向量，叫某一瞬间综合心电向量，由于心脏在除极过程中随时间变化产生一系列各瞬间综合心电向量，将各瞬间综合心电向量的顶点连成的环称为心电向量环。

心脏是一个立体器官，形成的心电向量环是一个立体向量环。由于心电图机探测的只是额面和横面，故通常所说的心电向量环指的是额面心电向量环和横面心电向量环，额面心电向量环在肢导联轴上的投影形成肢导联的心电图，横面心电向量环在胸导联轴上的投影形成胸导联的心电图（图7-2）。

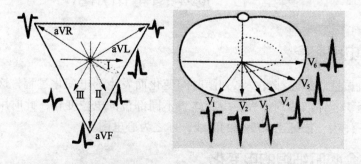

图7-2　心电向量环在导联轴上的投影与波形形成

四、导联与导联轴

把连接在心电图机上的电极置于人体表面不同部位的方式称之为导联，某一导联正、负极间假想的连线称之为导联轴（图7-3、图7-4）。

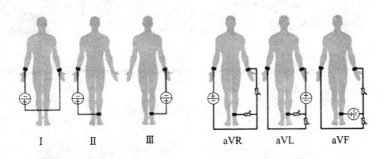

图7-3 肢导联连接示意图

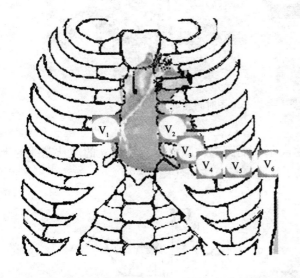

V_1: 胸骨右缘第四肋间

V_2: 胸骨左缘第四肋间

V_3: V_2与V_4连线的中点

V_4: 左侧第五肋间与锁骨中线相交处

V_5: 左腋前线与V_4水平线相交

V_6: 左腋中线与V_4水平线相交

图7-4 胸导联连接示意图

五、心电图的测量方法

（一）心电图纸的构成

心电图纸是由许多纵横相交形成的小方格构成，每个小方格的边距为1mm。横向间距为时间，一般纸速为每秒走25个小方格，每个小方格相当于0.04s，特殊情况下可提高纸速为50个小方格/秒或100个小方格/秒。纵向间距为电压，一般定标电压为1mV占10个小方格，每个小方格相当0.1mV，特殊情况下可1mV占5个小方格（图7-5）。

（二）时间测量

在横向距离上测量其间距，即时间。测量波的时间时，对直立的波应从波起点基线下缘的内侧量至波终点基线下缘的内侧，对于倒置的波应从波起点基线上缘的内侧量至波终点基线上缘的内侧（图7-6）。

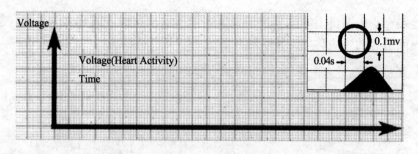

图7-5 心电图纸的构成

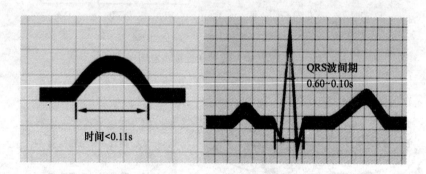

图7-6 心电图时间测量

（三）电压测量

在纵向距离上测量各波、段偏离基线的距离，即电压。对直立的波从基线的上缘垂直量到波顶，对倒置的波从基线下缘垂直量至波底（图7-7）。

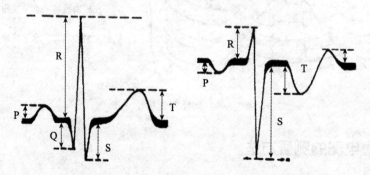

图7-7 心电图电压测量

（四）S-T段测量

S-T段是心肌缓慢复极所产生的一段，此段多处在等电位线水平。测量此段上下移位对于判断心脏病变有重要的作用。

1. 基线的确定

（1）在心率正常T-P段平直时，基线的选择方法以T-P段的延长线为标准，确定 ST 段有无偏移（图 7-8）。

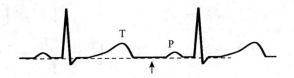

图 7-8　以 T-P 段为基线示意图

（2）在 TP 段不明显 PR 段平直时，基线的确定以 PR 段的延长线作为基线，判定 ST 段有无偏移（图 7-9）。

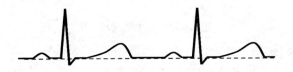

图 7-9　以 PR 段延长线为基线示意图

（3）在心率较快时常出现 PR 段倾斜，此时选择基线应以两个 QRS 波群起点划一条连线作为基线，确定 ST 段有无偏移（图 7-10）。

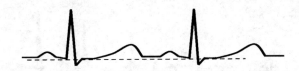

图 7-10　以 QRS 波群起点作为基线示意图

2. S-T 段的测量方法　当 S-T 段抬高时，应从 J 点后 0.04s 的基线上缘量至 S-T 段的上缘；当 S-T 段下降时，应从基线的下缘量至 S-T 段的下缘。S-T 段下移的四种形态（图 7-11）：

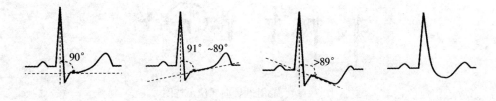

图 7-11　S-T 段下移的四种形态

（五）心率测量

心率是指单位时间内心脏跳动的次数，通常以 1min 计算，一个 P-P 或 R-R 间隔代表一次心动周期，每分钟有几个 P-P 或 R-R 间期就代表着几次心动周期即心率。通常测量 5 个 P-P 或 R-R 间期算出平均值，用 60 除以 P-P 或 R-R 间期计算出心率（图 7-12）。

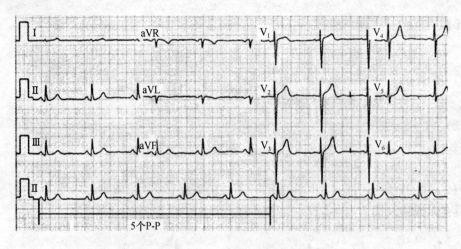

图 7 - 12　心率测量示意图

（六）心脏钟向转位

心脏的钟向转位是指心脏沿由心尖向心底部观察形成的长轴发生顺钟向或逆钟向转动，可通过胸前导联过渡波形的位置判断，一般 R/S≈1 的波形出现在 V_3、V_4 导联，当其出现在 V_5、V_6 导联时提示顺钟向转位，见于右心室肥大，出现在 V_1、V_2 导联时提示逆钟向转位，见于左心室肥大。

1. 无转位　如图 7 - 13 所示。

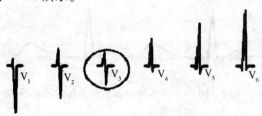

图 7 - 13　心脏无转位示意图

2. 顺钟向转位　V_3、V_4 波形出现在 V_5、V_6 导联（图 7 - 14）。

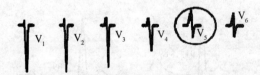

图 7 - 14　心脏顺钟向转位示意图

3. 逆钟向转位　V_3、V_4 波形出现在 V_1、V_2 导联（图 7 - 15）。

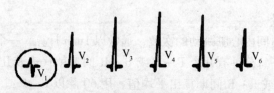

图 7 - 15　心脏逆钟向转位示意图

（七）平均心电轴测量

心脏除极过程产生的各瞬间心电向量综合求得的最大向量，称之为平均心电轴，由于心电图只能在额面和横面探测心电变化，故通常所说的平均心电轴指的是额面的平均电轴，正常指向左下方。

根据Ⅰ、Ⅲ导联 QRS 波的主波方向来判断心脏平均电轴的方向，叫目测法。

Ⅰ和Ⅲ导联主波均向上则不偏；　　　　　　　（尖朝天，则不偏）

Ⅰ导联主波向下、Ⅲ导联主波向上则右偏；　　（尖对尖，向右偏）

Ⅰ导联主波向上、Ⅲ导联主波向下则左偏；　　（口对口，向左走）

Ⅰ和Ⅲ导联主波向下极右偏。　　　　　　　　（口朝天，极右偏）

六、心电图各波段的形成与命名

窦房结发出激动通过结间束引起心房除极形成 P 波。激动向下通过房室结→房室束→浦肯野纤维引起心室除极形成 QRS 波，心室复极形成 T 波。

1.P 波　第一个出现振幅较小的波，为左右心房除极产生的电压和时间变化。P 波的起始部分代表右房除极，中间部分代表左右心房同时除极，终末部分代表左房除极。如 V₁ 导联出现正负双向波，正向波为右房除极产生，负向波为左房除极产生。

2.P-R 间期　为 P 波起点至 QRS 波群起点的时距，代表激动自窦房结发出后通过心房、房室结、房室束及束支的全部时间。激动易在房室交界区发生房室传导阻滞。

3.QRS 波　继 P 波之后振幅大、形态变化多的波形。为左右心室除极产生的电压和时间变化。

QRS 波的命名如下图 7-16 所示。

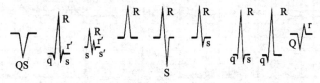

图 7-16　QRS 波命名示意图

R 波　首先出现的位于参考水平线以上的正向波。

Q 波　R 波之前的负向波。

S 波　R 波之后的第一个负向波。

R′波　S 波之后的正向波。

S′波　R′波之后的负向波。

QS 波　QRS 波只有负向波。

振幅<5mV 者，通常用 q、r、s 表示，在同一导联中若波幅小于最高波幅的 1/2，也用小写字母表示。

4.J 点　QRS 波群的终末部分与 ST 段起始之交接点，称为 J 点。通常 J 点上下偏移不超过 1mm，大多在等电位线上，用于 ST 段偏移时的测量。

5.ST 段　指 QRS 波群终点至 T 波起点的一段，为心室除极结束后尚处在缓慢复极的一段时间。

6. T 波 为左、右心室快速复极的电位变化。

7. Q – T 间期 QRS 波起点至 T 波终点代表心室除极复极全过程所需的时间。

第二节 正常心电图

一、正常心电图概述

(一) 概念

正常心电图是指激动来自于窦房结，激动所形成的频率、节律以及激动的传导过程均正常；心电图的各波、段在形态、时间、电压等方面无异常。

(二) 正常心电图的基本特征

正常心电图的基本特色如图 7 – 17 所示。

(1) 窦性心律 每个 P 波后均有相关的 QRS 波，P – R 间期在 $0.12 \sim 0.20s$，P 波在 aVR 导联倒置，在 I、II、aVF、$V_{4\sim6}$ 导联直立。

(2) 心脏频率在 $60 \sim 100$ 次/分，同导联的 P – P 间隔最长与最短之差 $< 0.12s$。

(3) 各导联出现的波、段无电压和时间异常。

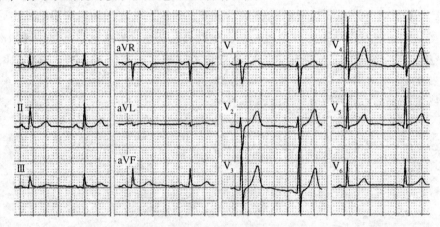

图 7 – 17 正常心电图

二、正常心电图各波、段的形态特点与正常值

(一) P 波

1. 形态 多呈圆拱形，偶有小切迹使 P 波呈双峰，但峰距 $< 0.04s$ (图 7 – 18)。

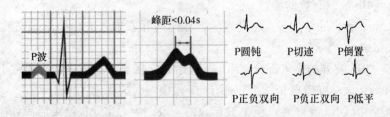

图 7 – 18 P 波形态示意图

2. 方向 Ⅰ、Ⅱ、aVF、$V_{4\sim6}$直立，P_{aVR}倒置，其余导联不定（图7–19）。

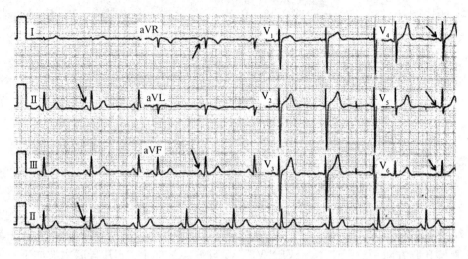

图7–19 P波方向示意图

3. 电压 肢导联<0.25mV，胸导联<0.20mV，如V_1导联P波为正负双向时，其负向波称为V_1导联P波终末电势，又叫$PtfV_1$，正常人$PtfV_1$绝对值≤0.04mm·s（图7–20）。

4. 时间 一般为0.06~0.11s（图7–18）。

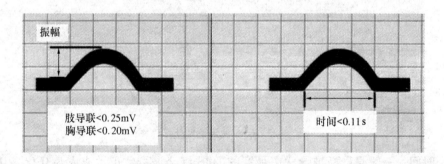

图7–20 P波电压、时间测量示意图

5. P波的频率 正常为60~100次/分（图7–21）。

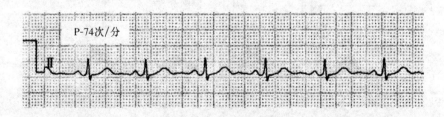

图7–21 P波频率示意图

（二）P-R间期

一般选择 II 导联，P-R 间期 0.12～0.20s，年龄越大心率越慢，P-R 间期越长，但不超过 0.22s，年龄越小心率越快，P-R 间期相应缩短（图 7-22）。

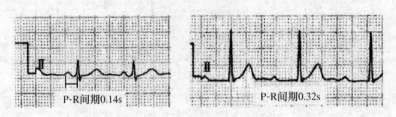

P-R间期0.14s　　　　　　P-R间期0.32s

图 7-22　P-R 间期示意图

（三）QRS 波群

1. 形态　QRS 波的形态多样，但变化有一定规律可循，在肢导联 QRS 波的主波方向一般与 P 波方向一致，I、II、aVF、$V_4 \sim V_6$ 导联主波向上，avR 导联主波向下。胸导联的 V_1 至 V_6 的 R 波逐渐变大，S 波逐渐变小，在 V_3 导联 R/S≈1，V_4 以后呈主波向上（图 7-23）。

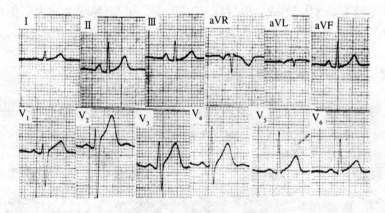

图 7-23　QRS 波形态变化示意图

2. 时间　一般测量标准导联中最宽的 QRS 综合波群。正常成人为 0.06～0.10s，最宽不超过 0.11s。儿童 0.04～0.08s。R 峰时间（室壁激动时间）是指 QRS 起点到 R 波顶端垂直线的间距，正常人 $V_1 \leq 0.03s$，$V_5 \leq 0.05s$（图 7-24）。

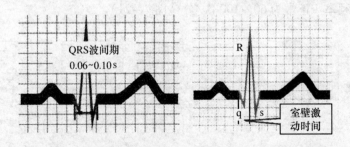

QRS波间期
0.06～0.10s

R

q　s

室壁激
动时间

图 7-24　QRS 波时间与室壁激动时间测量示意图

3. 电压

（1）肢导联　$R_I \leqslant 1.5mV$，$R_{II} \leqslant 2.5mV$，$R_{III} < 2.0mV$，$R_{avR} \leqslant 0.5mV$，$R_{avL} \leqslant 1.2mV$，$R_{avF} \leqslant 2.0mV$。

（2）胸导联　$R_{v1} < 1.0mV$，$R_{v1} + S_{v5} < 1.2mV$；$R_{v5} < 2.5mV$，$R_{v5} + S_{v1} < 3.5mV$（女），$R_{v5} + S_{v1} < 4.0mV$（男）（图7 - 25）

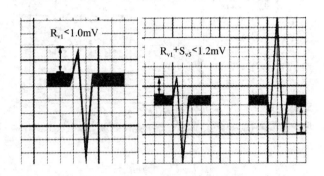

图7 - 25　R波电压测量示意图

（3）QRS波低电压　肢导联中每个导联的正向波与负向波电压的绝对值相加低于0.5mV，胸导联低于0.8mV称为低电压，见于心包积液。

4. Q 波　V_1、V_2 导联不应有 q 波，但偶可呈 QS 波；除 aVR 导联外，其他导联的 Q 波电压小于其继后 R 波电压的 1/4，时间小于 0.04s。

（四）ST 段

ST 段在除外 aVR 导联的任何导联下移不应超过 0.05mV，上移在 V_1、V_2 不应超过 0.3mV，V_3 导联不应超过 0.5mV，其余导联均不应超过 0.1mV（图 7 - 26）。

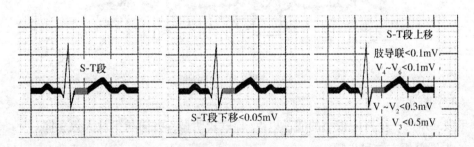

图7 - 26　ST 段移位示意图

（五）T 波

1. 形态　为两肢不对称顶钝圆的波形，上升支缓慢而下降支较快（图 7 - 27）。

2. 方向　常与 QRS 波主波方向一致，在 I、II、$V_4 \sim V_6$ 导联中 T 波直立，在 aVR 导联总是倒置，V_1 直立 $V_2 \sim V_6$ 导联的 T 均不应倒置。

3. 电压　在以 R 波为主的导联中，T 波不低于同导联 R 波的 1/10。在心前导联中，胸导联 T 波可高达 $1.2 \sim 1.5mV$。

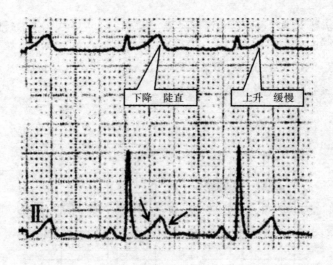

图 7 – 27　T 波形态

（六）Q – T 间期

Q – T 间期受心率的影响较大，心率越快 Q – T 间期越短，在心率 60 ~ 100 次/分时，Q – T 间期为 0.32 ~ 0.44s。因 Q ~ T 间期受心率影响较大，故常用校正后 Q – T 间期。其公式为：$Q - T_C = Q - T / \sqrt{R - R_0}$（图 7 – 28）。

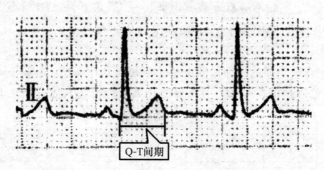

图 7 – 28　Q – T 间期

（七）U 波

T 波之后的一个振幅很小的波，以 V_3 导联较明显，方向与 T 波大致相同。

心电图分析方法和步骤：

（1）一般浏览。

（2）确定主导心律　分析 P 波及 P 波与 QRS 波的关系，确定是否为窦性心律。

（3）计算心率。

（4）判断电轴是否有偏移及心脏钟向转位。

（5）分析各波段数据，找出有否异常表现。

（6）观察 ST – T 改变及类型。

（7）结合病史，得出结论。

第三节 异常心电图

一、心房肥大

心房肥大时，心房除极向量增大，传导时间延长，表现为 P 波电压和时间的改变。但由于 P 波的前 1/3、中 1/3、后 1/3，分别由右心房除极、左右心房同时除极和左心房除极产生。当右心房肥大时其延长除极的时间很难超过左心房最后除极的时间，右心房先除极时又没有左心房向量的抵消，因此右心房肥大仅表现为电压增大而时间正常。

左心房开始除极时右心房还在除极，此时就会抵消左心房除极产生的部分向量使其电压增高不明显，但由于有部分左心房的心肌最后除极，因此一旦左房肥大就会使 P 波的整个时间延长。

左右心房的前后 1/3 先后除极，当双房肥大时各自心房除极产生的电压和时间变化都会显示出来。故在心电图上表现 P 波高尖和时间增宽。

（一）右心房肥大

1. 心电图特征

右心房肥大的心电图（图 7 - 29）特征有：

（1）P 波高尖、电压增大　肢导联电压≥0.25mV，胸导联电压≥0.20mV，此种改变在Ⅱ、Ⅲ、aVF 导联较明显。

（2）V_1、V_2 导联 P 波多直立，电压≥0.15mV。

（3）P 波时间多 <0.11s。

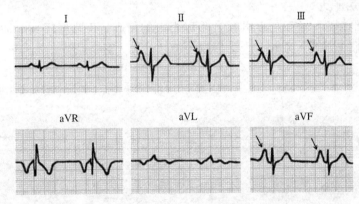

图 7 - 29　右心房肥大心电图

2. 临床意义　多见于肺源性心脏病，也可见于各种以右侧房室增大为主的心脏病，如房间隔缺损、肺动脉狭窄、法洛四联症等。因常见于肺源性心脏病，故又称为"肺型 P 波"。

（二）左心房肥大

1. 心电图特征

左心房肥大的心电图（图 7 - 30）特征有：

（1）P波时间大于 0.11s，P波有切迹、呈双峰，峰距大 0.04s，此改变在 Ⅰ 、Ⅱ 、aVL 导联更明显。

（2）V_1 导联负向波明显，$Ptfv_1 < -0.04mm \cdot s$。

（3）P波电压一般不超过 0.25mV。

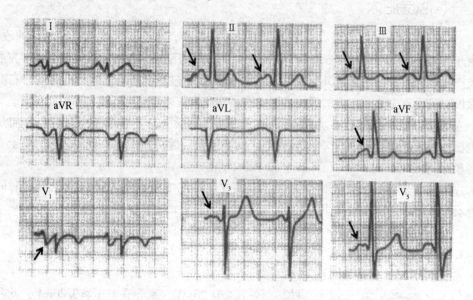

图 7 - 30　左房肥大心电图

2. 临床意义　常见于风湿性心瓣膜病，尤其是二尖瓣狭窄，因多见于二尖瓣狭窄，故又称之为"二尖瓣型 P 波"。

（三）双房肥大

1. 心电图特征　兼有左心房及右心房肥大的特点，P 波振幅 ≥ 0.25mV，时间 ≥ 0.12s，V_1 导联 P 波高大双相，上下振幅均超过正常（图 7 - 31）。

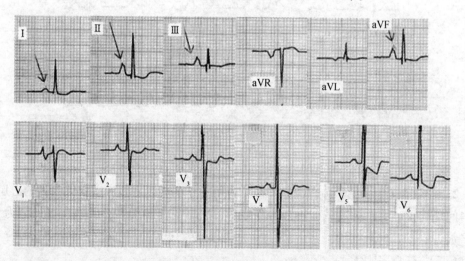

图 7 - 31　双房肥大心电图

2. 临床意义　常见于风湿性心瓣膜病和某些先天性心脏病。

二、心室肥大

心室肥大包括心室肥厚与扩张，心室肥厚多由于心室收缩期负荷过重引起，常见于高血压病，主动脉瓣狭窄等。心室扩张多由于心室舒张期负荷过重引起，常见于房缺、室缺、动脉导管未闭和主动脉瓣关闭不全。

正常情况下，左心室壁的厚度大约是右心室壁的 3 倍，故左、右两室的综合心电向量表现为左心室占优势，当一侧心室肥大时，该侧心室的除极向量就要增大，从而使整个心室除极的综合向量发生相应变化，引起 QRS 波发生时间、电压，以及形态的改变。同时，复极过程也常常发生改变，引起 ST－T 异常（7－32）。

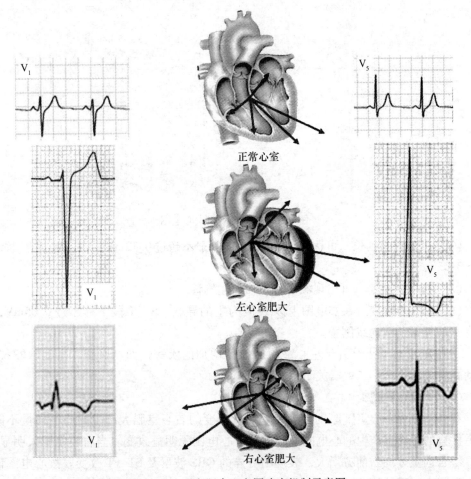

图 7－32　心室肥大心电图改变机制示意图

（一）左心室肥大

正常情况下左心室壁明显厚于右心室壁，当左心室肥大时向量的改变明显，导致心室除极综合向量向左、后偏上或偏下明显增大。心电图可表现为 QRS 波时间延长，电轴左偏，以及心肌供血不足引起的 ST－T 缺血性改变。

1. 心电图特征

左心室肥大的心电图（图 7－33）特征有：

（1）左室高电压

①胸导联　$R_{v5} > 2.5mV$，$R_{v5} + S_{v1} > 3.5mV$（女性）或 $>4.0mV$（男性）。

②肢导联　$R_I > 1.5mV$，$R_{avL} > 1.2mV$，$R_{avF} > 2.0mV$ 或 $R_I + S_{III} > 2.5mV$。

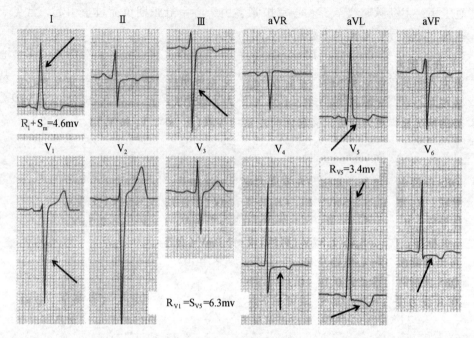

图 7 - 33　左心室肥大心电图

（2）QRS 时间延长　可达 0.10 ~ 0.11s，一般不超过 0.12mV。V_5、V_6 室壁激动时间 $>0.05s$。

（3）心电轴左偏　可出现额面心电轴向左偏移。

（4）ST - T 改变　在心电图上以 R 波为主的导联，S - T 段下移超过 0.05mV，并伴有 T 波低平、双向或倒置。

2. 临床意义　见于引起左心室前后负荷增加的疾病，如高血压、主动脉瓣狭窄、主动脉瓣关闭不全、二尖瓣关闭不全等。

（二）右心室肥大

右心室壁为左心室壁厚度的 1/3 左右。轻度的右心室肥大产生的心电向量不能抵消占优势的左心室产生的心电向量，以至于心电图无明显改变。当右心室肥大明显时，QRS 综合向量才向右前方增大，表现出特异的 QRS 波群及 ST - T 改变。故心电图诊断右心室肥大敏感性较差。

右心室肥大的心电图（图 7 - 34）特征有：

1. 心电图特征

（1）右室高电压

①胸导联（形态改变、电压增高）　R_{v1} 往往超过 1.0mV，S_{v1} 变浅或消失，$R_{v1} > S_{v1}$；R_{v5} 变低，S_{v5} 加深，有时 $S_{v5} > R_{v5}$，$R_{v1} + S_{v5} > 1.2mV$。

②肢导联　I 导联 S 波加深，aVR 导联 R 波升高，$R_{aVR} > 0.5mV$。

2. QRS 时间 多正常，V_1 导联室壁激动时间延长（VAT_{V1}）>0.03s。

3. 心电轴右偏 常超过 +110°。

4. ST – T 改变 $V_1 \sim V_3$ 导联 ST 段降低、T 波双向或倒置。

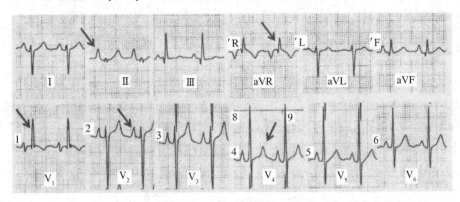

图 7 – 34　右房右室肥大心电图

2. 临床意义 见于引起右心室前后负荷增加的疾病，如肺源性心脏病、肺动脉瓣狭窄、原发性肺动脉高压、房间隔缺损、室间隔缺损等。

（三）双心室肥大

当左右心室肥大时 ECG 可以出现下表现：

（1）因两侧心室的综合心电向量互相抵消，而呈近似正常的心电图；

（2）只表现出一侧心室肥大的心电图；

（3）同时表现出双侧心室肥大的图形。

三、心肌缺血

心肌缺血时可使心肌的电活动异常，导致心肌的除极、复极受影响，尤其对心肌的复极过程，缺血初期 T 波首先发生改变，当缺血持续时间较长心肌发生损伤就会发生 ST 段的损伤性改变。影响 ST – T 改变的因素较多，因此在判断 ST – T 改变时要结合临床资料。

（一）心肌缺血的心电图类型

1. T 波改变 分为以下几种类型（图 7 – 35）：

（1）T 波高大直立　发生在心内膜下心肌缺血，因这部分心肌的复极推迟，与之相抗衡的心电向量不存在，T 向量幅度增加。心电图表现为与 QRS 波主波方向相同的高大的 T 波，如下壁心内膜部分心肌缺血，则 II、III、aVF 导联出现高大、直立的 T 波。

（2）T 波倒置　发生在心外膜下心肌缺血，因心外膜下心肌缺血导致心肌复极顺序逆转，使心内膜先于心外膜复极，产生与正常相反的复极方向，心电图表现为与 QRS 波主波相反的 T 波。

（3）T 波低平或双向　心肌缺血发生在相对应的心内膜或心内膜与心外膜同时缺血，在此情况下，心肌产生的心电向量的改变可部分抵消，心电图表现为 T 波低平或双向。

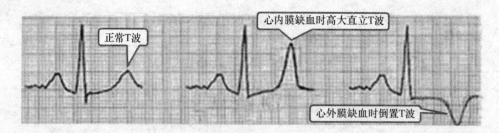

图 7 - 35　不同部位心肌缺血心电图改变示意图

2. ST 段改变　心肌持续缺血可引起心肌损伤而使 ST 段在心电图上出现下移或抬高两种改变。心内膜下缺血时出现 ST 段下移，当下移≥0.5mV 有诊断意义，ST 段一般为下斜型或水平型下移。心外膜下缺血或透壁性缺血时出现 ST 段抬高（图 7 - 36、图 7 - 37）。

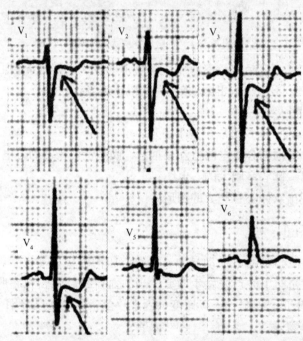

图 7 - 36　心肌缺血 S - T 段下移心电图

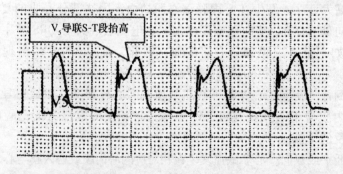

图 7 - 37　心肌损伤 ST 段抬高心电图

（二）ST－T改变的临床意义

单纯T波改变特异性不强，要结合临床表现来判断；ST段的改变对诊断心肌损伤意义较大，如典型急性心绞痛表现ST段的下移，急性心肌梗死表现ST段弓背向上抬高。

四、心肌梗死

心肌梗死是由于冠状动脉闭塞造成，闭塞区心肌失去了血液供应，因心肌失血的范围、程度和持续时间不同，导致心肌受损轻重不一，一般经历缺血、损伤、坏死。这些改变在心电图上可表现出特征性改变，故心电图对急性心肌梗死的诊断和判断预后都具有重要意义。临床上心肌梗死的部位通常发生在左心室，并常发生严重的心律失常甚至死亡。

（一）心肌梗死的基本图形

1. 缺血型改变 当急性冠状动脉闭塞后，立即产生心肌缺血。此时心肌损害程度较轻，仅影响其复极过程。缺血常从心内膜开始，早期表现为指向心外膜的T向量，如缺血发展达心外膜（透壁性缺血）则产生指向心内膜的T向量（图7－38）。

（1）T波直立高耸、两支对称。

（2）T波由直立变倒置，即所谓"冠状T波"。

（3）若心肌供血重新获得改善，以上改变可以恢复。

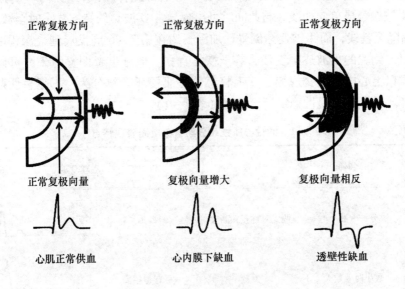

图7－38 心肌缺血T波改变示意图

2. 损伤型改变 心肌比较严重或持续时间较长的缺血，则会造成心肌损伤，产生与T向量相反的S－T向量。心电图表现为面向损伤区导联的ST段弓背向上抬高，并与T波融合形成弓背向上高于基线的单向曲线。此种改变于心肌供血改善后仍可恢复，但心肌的除极过程仍无明显改变（图7－39）。

3. 坏死型改变 当心肌长时间严重缺血时，导致心肌坏死，此时梗死部位不能传导激动也不能除极，致使坏死部位的心肌无电活动。心电图表现为面向坏死区的导联出现深而宽的病理性Q波（图7-40）。

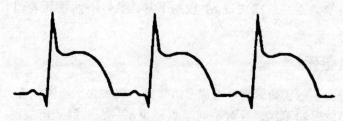

图7-39　心肌损伤ST段抬高示意图

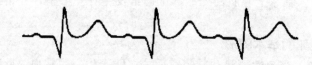

图7-40　心肌坏死病理性Q波示意图

（二）心肌梗死图形演变与分期

心肌梗死发生后，在心电图上出现一系列特有的规律性演变过程。冠状动脉闭塞的早期，最初出现的ECG改变是T波高耸直立、S-T段斜形上升，但这种改变为时短暂，一般数分钟或数小时即发生变化，几乎不易描得此种图形，之后S-T段逐渐抬高，并与T波融合成单向曲线，与此同时可出现异常Q波。约持续数小时至数日后，S-T段逐渐降至基线，而T波逐渐倒置、加深，约在第3~6周发展到最深程度。以后往往在数日内倒置的T波逐渐变浅，终于恢复直立。部分患者倒置的T波可以长期不恢复。根据以上心电图演变规律临床上将急性心肌梗死大致分为：①超急性期；②急性期；③亚急性期；④慢性稳定期等四期（表7-1）。

表7-1　急性心肌梗死分期与心电图表现特点

分期	出现时间	T波	ST段	病理Q波	心电图表现
超级早期	数分钟~数小时	两支对称直立高尖	斜型抬高	无	
急性期	数小时~数天	倒置	弓背型抬高	有	
亚急性期	数周~数月	倒置、变浅	恢复到基线水平	有	
慢性稳定期	数月后	恢复，多直立或倒置低平	恢复到基线水平	有	

心电图的动态演变过程对急性心肌梗死的诊断极为重要，若心电图仅表现有病理性 Q 波而无 ST、T 的动态演变，则不能考虑为急性心梗。

（三）心肌梗死的定位诊断

通常探测电极正极面向坏死区的导联记录到异常的 Q 波或 QS 波，可根据出现这些波出现的导联位置来判断心肌梗死的部位。常见心肌梗死定位诊断见表 7 - 2，其心电图见图 7 - 41、图 7 - 42、图 7 - 43。

表 7 - 2 常见心肌梗死定位诊断

出现坏死性 Q 波的导联	坏死部位
$V_1 \sim V_3$	前间壁梗死
II 、II 、aVF	下壁梗死
I 、aVL、V_5、V_6	侧壁梗死
$V_3 \sim V_5$	前壁梗死
$V_1 \sim V_6$	广泛前壁梗死

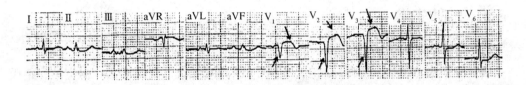

图 7 - 41 急性前间壁心肌梗死

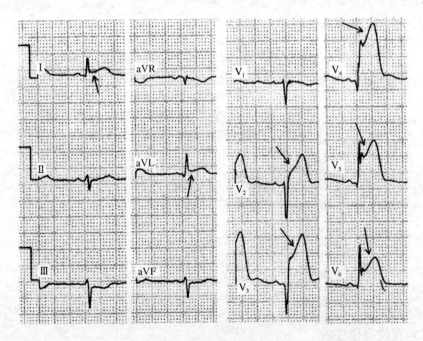

图 7 - 42 急性广泛前壁、侧壁心肌梗死

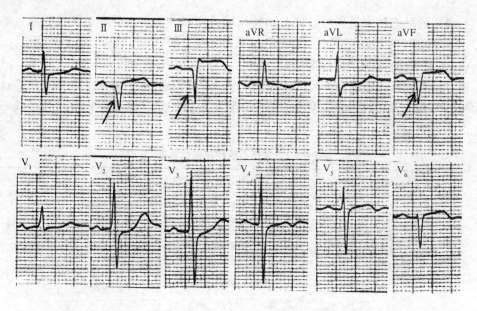

图 7 - 43　急性下壁心肌梗死

五、心律失常

(一) 心律失常概述

正常心脏激动起源于窦房结，按一定顺序和时间依次下传至心房、房室结、希氏束、左右束支、浦肯野纤维，最后引起心室肌激动。当心脏冲动的起源或/和传导异常，使心脏活动的频率或/和节律发生紊乱称之心律失常。心律失常按发生的机制可分为如图 7 - 44 所示的几类。

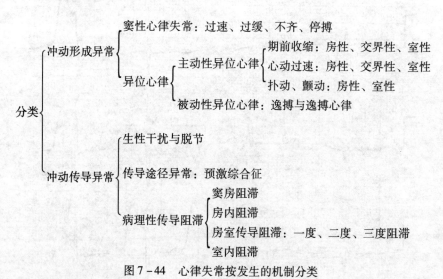

图 7 - 44　心律失常按发生的机制分类

(二) 窦性心律失常

窦性心律是指由窦房结发出激动引起的心律，窦性心律时因激动起源与传导，以及引起心肌激动都有一定的规律，故正常情况下形成的心电图有其自身的特点。窦性心律的心电图特点有：①窦性 P 波在 Ⅰ、Ⅱ、avF、V_{4-6} 导联直立，在 avR 倒置。②P 波规则出现，每个 P 波后都有一个相关的 QRS 波，P－R 间期大于≥0.12s。③P－P 间距固定，在同一导联最长的 P－P 间距与最短的 P－P 间距之差＜0.12s。当窦房结自身异常引起心律失常称之为窦性心律失常，常见的有以下几种：

1. 窦性心动过速　如图 7－45 所示。

（1）心电图特征　①窦性心律；②频率（成人）＞100 次/分，一般小于 150 次/分。

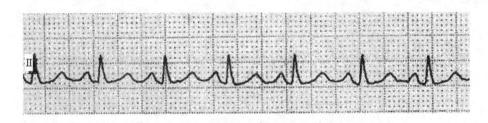

图 7－45　窦性心动过速心电图

（2）临床意义　①正常人，可见于运动、激动；②病态时，可见于高热、贫血、甲亢、心肌炎；③药物影响，阿托品、麻黄素、异丙肾上腺素。

2. 窦性心动过缓　如图 7－46 所示。

（1）心电图特征　①窦性心律；②频率（成人）＜60 次/分。

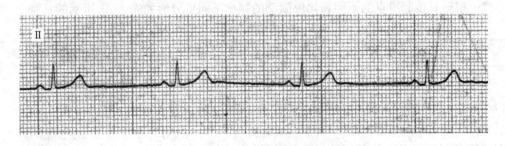

图 7－46　窦性心动过缓心电图

（2）临床意义　①正常人，如运动员、码头工人；②异常时，可见于颅内高压、病窦综合征、甲减。③药物影响，如心得安、美多心安、洋地黄、利血平等。

3. 窦性心律不齐　如图 7－47 所示。

（1）心电图特征　①窦性心律；②同一导联的 P－P 间隔之差＞0.12s。

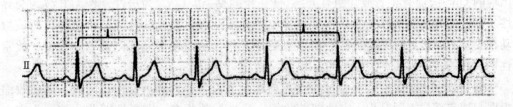

图 7－47　窦性心律不齐心电图

（2）临床意义　如与呼吸周期有关也叫呼吸性窦性心律不齐，吸气快、呼气慢，常见于青少年、植物神经不稳定者，此现象往往与窦性心动过缓同时存在。

4. 窦性停搏　如图 7 – 48 所示。

（1）心电图特征　①具有窦性心律的特点；②规则的 P－P 间隔中突然没有 P 波，形成较长的 P－P 间距（常大于 2s），并且长 P－P 间隔与正常 P－P 间隔不成倍数关系；③窦性停搏后可出现逸搏或逸搏心律。

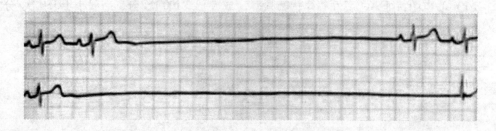

图 7 – 48　窦性停搏心电图

（2）临床意义　可发生于迷走神经张力过高、颈动脉窦过敏，急性心肌梗死、窦房结病变、洋地黄和奎尼丁中毒等。

（三）主动性异位心律

主动性异位心律是指窦房结以外的异位起搏点因自律性增高主动发出激动引起的心律。根据异位起搏点的不同和异位激动的频率不同可分为如表 7 – 3 所示的几种。

表 7 – 3　主动性异位心律分类

	期前收缩	心动过速	扑动	颤动
心房	房性期前收缩	阵发性房性心动过速	心房扑动	心房颤动
房室结	交界性期前收缩	阵发性交界性心动过速	无	无
心室	室性期前收缩	阵发性室性心动过速	心室扑动	心室颤动

1. 期前收缩　又称为过早搏动，是指窦房结以外的某一异位起搏点不等窦房结激动到达，提前发出激动引起的心搏。期前收缩的发生与异位起搏点兴奋性增高或折返形成有关，期前收缩出现的 QRS 波形态因异位起搏点不同而异，房性和交界性的异位激动下传经过房室束、左右束支以及引起心室肌激动的过程与正常一样，使之出现的快速 QRS 波多为室上性（正常形态），此时鉴别房性和交界性期前收缩就得根据提前出现的 QRS 波前有无 P 波，当有 P 波，P－R 间期≥0.12s，为房性，若无 P 波为交界性。室性的异位起搏点在心室，导致异位激动不能通过正常的传导纤维传导，而使激动在心室内的传导时间延长和心肌除极顺序异常，从而使形成的向量发生改变，故室性期前收缩多表现为宽大畸形的 QRS 波。

期前收缩心电图的共有特征是：提前出现异位节律，其后有代偿间歇。期前收缩根据起搏点部位不同分为：室性期前收缩、房性期前收缩、交界性期前收缩。临床上以室期前收缩最常见。

（1）室性期前收缩心电图特征（图7－49） ①提前出现一个宽大畸形的QRS波群，其后T波与QRS波群主波方向相反；②QRS波前无相关P波；③QRS时限＞0.12s；④代偿间歇完全（室性期前收缩前后两个P波之间隔＝正常P－P间隔的2倍）。

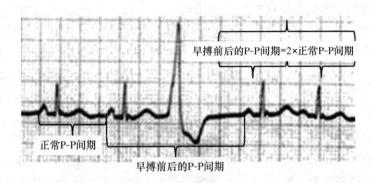

图7－49 室性期前收缩心电图

（2）房性期前收缩心电图特征（图7－50） ①提前出现形态与窦性P波不同的P′波；②P′－R间期≥0.12s；③提前的P′波后多有一个正常的QRS波群；④代偿间歇不完全。

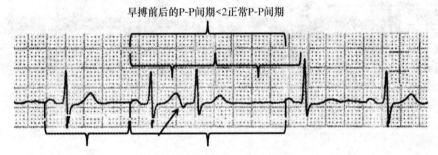

图7－50 房性期前收缩心电图

（3）交界性期前收缩心电图特征（图7－51） ①提前出现的QRS－T波群形态一般正常。②逆行P′波的表现有三种可能：第一种出现在QRS波群之前，P′－R＜0.12s；第二种出现在QRS波群之后，R－P′＜0.20s；第三种也可无P波（如P隐没在QRS波群中）。③代偿间歇多为完全性。

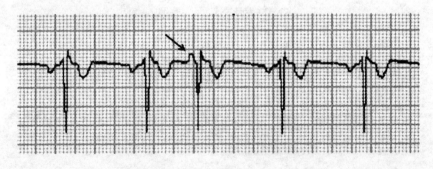

图7－51 交界性期前收缩心电图

（4）期前收缩临床意义　①生理性的可见于激动、过劳、饱餐、烟酒过度；②病理性：冠心病、风湿性心脏病、甲状腺功能亢进、心肌炎、低血 K^+、洋地黄中毒等。

2. 心动过速　异位起搏点提前发出激动并连续出现 3 次或 3 次以上，是一种发作性快速异位心律，临床上根据异位起搏点不同分为阵发性房性心动过速、阵发性交界性心动过速和阵发性室性心动过速。心动过速可视为期前收缩的连续出现，由此可见房性和交界性心动过速的 QRS 波多表现为正常或大致正常形态，此时若快速出现的 QRS 波前无法辨认 P′波时就统称为室上性心动过速，而室性的表现为宽大畸形。

（1）阵发性室上性心动过速心电图特征（图 7 - 52、图 7 - 53、图 7 - 54）　①QRS 波快（频率 160～250 次/分）而整齐，形态一般正常；②P′波是鉴别房性和交界性的关键，有 P′而且 P′- R≥0.12s 为阵发性房性心动过速；有逆行 P 波 P′- R < 0.12s 为阵发性交界性心动过速；无 P 统称室上性。

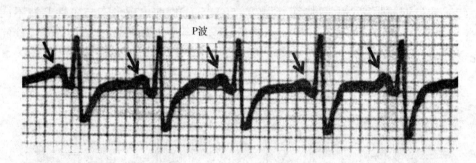

图 7 - 52　阵发性房性心动过速心电图

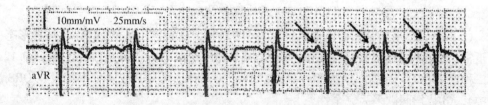

图 7 - 53　阵发性交界性心动过速心电图

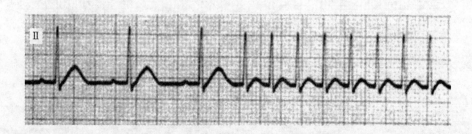

图 7 - 54　阵发性室上性心动过速心电图

（2）阵发性室性心动过速心电图特征（图7－55）　①QRS波快（频率140～220次/分）而稍有不齐，形态宽大畸形（时限＞0.12s），有继发性ST－T改变；②P比QRS慢且无关；③偶有心室夺获或室性融合波。

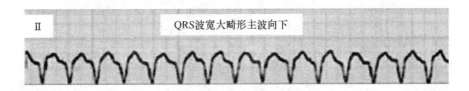

图7－55　阵发性室性心动过速心电图

（3）阵发性心动过速的临床意义　①阵发性室上性心动过速常见于健康人和有预激综合征患者、少数见于有心脏病患者；②阵发性室性心动过速属于严重的心律失常，多见于有器质性心脏病患者，如急性心肌梗死、风湿性心脏病、心肌病、洋地黄中毒等。

3. 扑动、颤动　房扑、房颤是一种频率比心动过速高的快速性异位心律，根据异位起搏点部位不同分为心房扑动、心房颤动、心室扑动、心室颤动。心房的扑动和颤动表现在P波的异常，而QRS波形态多正常、频率多数增快，心室扑动和颤动表现在QRS波的异常，表现为P、QRS波消失。

（1）心房扑动与颤动

①心房扑动心电图特征（图7－56）　P波消失，代之以形状大小一致，频率规则的锯齿状波"F"波；频率多为250～350/分；房室传导比例为2:1～4:1，下传；QRS波群形态一般正常。

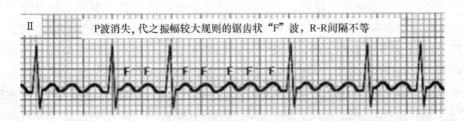

图7－56　心房扑动心电图

②心房颤动心电图特征（图7－57）　P波消失，代之以大小形态不一的"f"波；心室律绝对不规则；QRS波多为室上性，其频率通常＜160次/分。

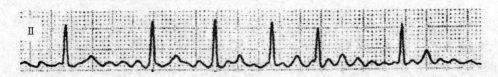

图7－57　心房颤动心电图

（2）心室扑动与颤动

①心室扑动心电图特征（图7-58） P-QRS-T消失，代之以连续快速而相对规则振幅较大的室扑波；频率200～250次/分。

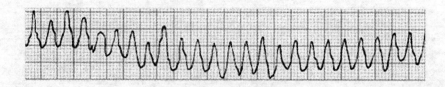

图7-58 心室扑动电图

②心室颤动心电图特征（图7-59） P-QRS-T波群消失，代之以连续快速、大小不等，极不规则的室颤波，频率250～500次/分。

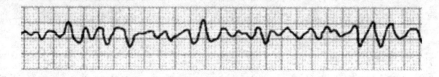

图7-59 心室颤动电图

（四）传导阻滞

传导阻滞可发生在心脏的任何部位，最常见的是房室传导阻滞（AVB），其次是束支传导阻滞，前者阻滞部位发生在房室交界区，后者发生在心室内的各种束支，如右束支、左束支、左前分支、左后分支等。

1. 房室传导阻滞（AVB） 房室传导阻滞是指冲动自心房传至心室的过程中，由于房室交界区不应期病理性延长，使冲动在房室交界区发生传导异常，根据激动在房室交界区传导受影响的程度不同，可将房室传导阻滞分为：一度房室传导阻滞，心电图表现P波与QRS波有相关性，只是P-R间期延长；二度房室传导阻滞，心电图表现P波与QRS波有相关性，但有些P波后无QRS波，发生了脱漏；三度房室传导阻滞，心电图表现P波与QRS波不相关，P-P间隔小于R-R间隔，QRS波常宽大畸形（表7-4、图7-60、图7-61、图7-62、图7-63）。

表7-4 房室传导阻滞分度及心电图表现

	表现特点	心电图表现
一度房室 传导阻滞	只延长	（1）P-R间期>0.20s （2）P波之后均有相关的QRS波
二度房室 传导阻滞	莫氏Ⅰ型 周期性 脱漏	P-R间期逐渐延长，直至一个P波后脱漏一个QRS波，之后的P-R间期得到恢复后又开始逐渐延长直至脱漏，周而复始的循环发生
	莫氏Ⅱ型 固定性 脱漏	P-R间期恒定（正常或延长）有部分P波之后无QRS波，可按一定的比例下传

续表

表现特点		心电图表现
三度房室传导阻滞	不下传	（1）P与QRS波无相关性，P波和QRS波有各自的频率，P波数大于QRS波数 （2）QRS有两种表现： ①宽大畸形，频率一般在40次/分以下，为室性逸搏心律 ②形态时间正常，频率在40～60次/分，为交界性逸搏心律

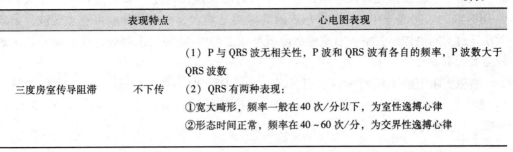

图7-60 一度房室传导阻滞心电图

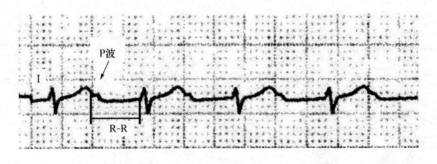

图7-61 二度Ⅰ型房室传导阻滞心电图

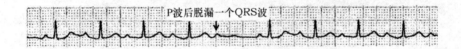

图7-62 二度Ⅱ型房室传导阻滞心电图（2:1）

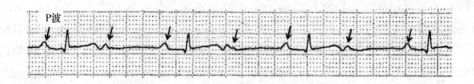

图7-63 三度房室传导阻滞心电图

2. 束支阻滞

（1）右束支阻滞 右束支传导阻滞时，激动沿左束支下传，故室间隔除极仍由左室面开始，QRS波的起始部分仍然正常，在 V_1 导联可见一小 r 波，V_5 导联可见一小 q

波，随后左室除极，此时没有来自右室除极的向量抗衡，左室除极向量明显增大，导致 QRS 波的中间部分在左胸导联形成的 R 波明显增大，而右胸导联可有小 S 波，最后激动通过室间隔传至右室，右室最后除极形成了 QRS 波的终末部分，在右胸导联出现较高大的 R′。

右束支阻滞心电图特征（图 7-64）　①QRS 时间≥0.12 秒（完全性）；②V_1、V_2 导联呈 rsR′，V_5、V_6 导联出现 qRs 型，S 波增宽 >0.04s；③V_1、V_2 导联出现 ST 段压低、T 波倒置。

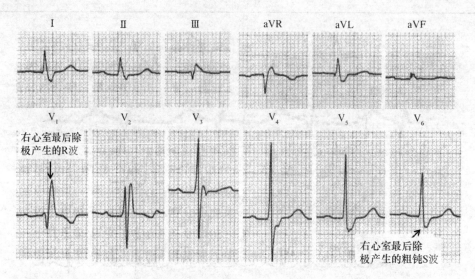

图 7-64　完全性右束支阻滞心电图

（2）左束支阻滞　心室除极的起始向量由右室面开始产生向左后的向量，同时右室游离壁除极产生向右前的向量，由于室间隔除极向量占优势故心室起始除极向量指向左后，最后左室除极产生较大的左后向量。由此可见左束支阻滞时向量均指向左后，因此心电图表现在 V_5、V_6 无 q 波，出现增宽顶部粗顿的 R 波，V_1、V_2 呈 rs 型或 QS 型波。

左束支阻滞心电图特征（图 7-65）　①QRS 时间≥0.12s（完全性）；②V_1、V_2 呈 QS 型，也可呈 rS 型，V_5、V_6 呈宽大型 R 波，R 波顶峰可有切迹，其前无 Q 波；③V_5、V_6 出现 ST 下移，T 波倒置。

（3）束支阻滞的临床意义　主要见于器质性心脏病，如冠心病、原发性高血压等。右束支阻滞偶见于正常人。

（五）预激综合征

预激综合征是指心脏由于存在异常的电传导通路而引起心脏发生心动过速。是出生时就存在的先天性异常，但是出生时可以没有任何症状，随年龄增长发病率增高。经典预激综合征（WPW）心电图特征有：①P 波正常，P-R 间期 <0.12s；②QRS 波增宽，时间≥0.12s；③QRS 波群起始部分变粗顿，称为预激波或 δ 波；④继发性 ST-T 改变。根据预激波和 QRS 波群在胸导联上的方向，WPW 可分为 A 型预激和 B 型预激，当预激波和 QRS 波群在 V_1~V_6 导联均向上为 A 型预激，预激部位在左室或右室

后底部。当预激波和 QRS 波群的主波在 V$_1$ 导联向下，V$_5$ ~ V$_6$ 导联向上为 B 型预激，预激部位在右室前侧壁（图 7 - 66、图 7 - 67）。

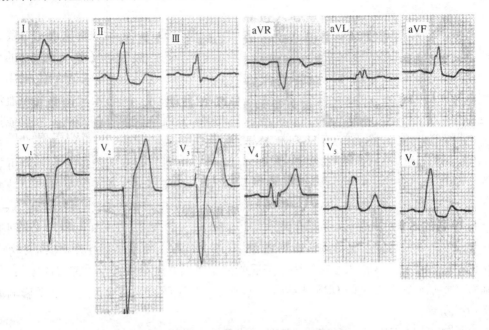

图 7 - 65 完全性左束支传导支阻滞

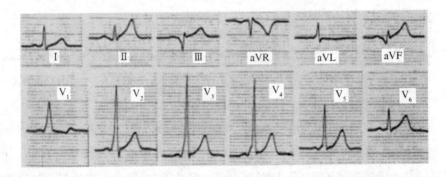

图 7 - 66 预激综合征心电图（A 型）

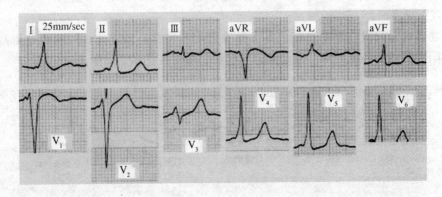

图 7 - 67 预激综合征心电图（B 型）

六、电解质紊乱与药物影响

（一）电解质紊乱

电解质紊乱是指血清电解质浓度的异常变化，正常心肌的电活动需要体内相对稳定的电解质浓度，当体内电解质增高或降低时都会影响心肌的除极与复极以及激动的传导，并可反映在心电图上。因此根据心电图的变化可判断机体的电解质状况。但用心电图改变判断机体的电解质变化时受其他因素的影响较明显，而且心电图改变与血清中电解质水平并不完全一致。当同时存在各种电解质紊乱时又可互相影响，加重或抵消心电图改变。故应密切结合病史和临床表现进行判断。

1. 高钾血症 是指血清钾浓度 >5.5mmol/L。心电图的改变随浓度升高不同可表现为：①血清钾浓度 >5.5mmol/L 时，QT 间期缩短、T 波高尖、基底部变窄和 T 波两支对称；②血清钾 >6.5mmol/L 时，QRS 波群增宽，P－R 间期和 QT 间期延长，S－T 段压低；③当血清钾增高 >7mmol/L 时，QRS 波群进一步增宽、P－R 间期和 QT 间期进一步延长、P 波增宽，振幅减低，甚至消失，有时实际上窦房结仍在发出激动，沿 3 个结间束经房室交界区传入心室，因心房肌受抑制而无 P 波，称之为"窦室传导"；④高血钾的最后阶段，宽大的 QRS 波甚至与 T 波融合呈正弦波。高血钾对心电图影响如图 7－68 所示。

高血钾可引起室性心动过速、心室扑动或颤动，甚至心脏停搏。

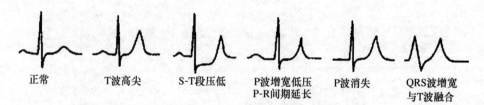

正常　　　T波高尖　　　S-T段压低　　　P波增宽低压　　　P波消失　　　QRS波增宽
　　　　　　　　　　　　　　　　　　P-R间期延长　　　　　　　　　　与T波融合

图 7－68　高血钾对心电图影响示意图

2. 低钾血症 血清钾浓度低于 3.5mmol/L。典型改变为：①S－T 段压低，T 波低平或倒置以及 u 波增高（u 波 >0.1mV 或 u/T >1 或 T－u 融合、双峰）；②QT 间期一般正常或轻度延长，表现为 Q－T－U 间期延长；③明显的低血钾可使 QRS 波群时限延长，P 波振幅增高。

低血钾可引起房性心动过速、室性异位搏动和室性心动过速、室内传导阻滞、房室传导阻滞等各种心律失常。低血钾时引起的心电图变化示意图图 7－69。

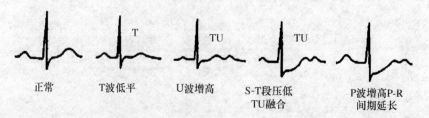

正常　　　T波低平　　　U波增高　　　S-T段压低　　　P波增高P-R
　　　　　　　　　　　　　　　　　　TU融合　　　　　间期延长

图 7－69　低血钾对心电图影响示意图

3. 高钙血症 是指血清钙浓度超过 2.58mmol/L，心电图主要改变为：①S－T 段缩短或消失；②QT 间期缩短，可伴有 U 波增高；③T 波低平或倒置。

严重高血钙（例如快速静注钙剂时），可发生窦性静止、窦房阻滞、室性期前收缩、阵发性室性心动过速等。

4. 低钙血症 是指血清钙浓度超过 2.25mmol/L，心电图主要改变为：①S－T 段明显延长、QT 间期延长，②直立 T 波变窄、低平或倒置；③一般很少发生心律失常。

（二）药物影响

1. 洋地黄对心电图的影响

（1）洋地黄效应 是指治疗剂量下的洋地黄对心电图的影响。心电图特征性表现：①S－T 段下垂型压低；②T 波低平、双向或倒置，双向 T 波往往是初始部分倒置，终末部分直立变窄，ST－T 呈"鱼钩型"；③QT 间期缩短。洋地黄效应的心电图改变见（图 7－70）。

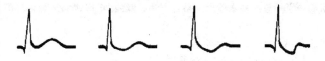

图 7－70 洋地黄效应 S－T 段的特征性改变

（2）洋地黄中毒 是指洋地黄使用过量或相对过量引起中毒，患者可以有胃肠道症状和神经系统症状，但各种心律失常的发生是洋地黄中毒的主要表现。常见的心律失常有：频发性（二联律或三联律）及多源性室性期前收缩，严重时可出现室性心动过速，甚至室颤。

2. 奎尼丁对心电图的影响 奎尼丁属ⅠA 类抗心律失常药物，对心电图有较明显作用。

（1）奎尼丁治疗剂量的心电图表现：①QT 间期延长；②T 波低平或倒置；③U 波增高；④P 波稍宽可有切迹，P－R 间期稍延长。

（2）奎尼丁中毒的心电图表现：①QT 间期明显延长；②QRS 时限明显延长，超过原来的 25%（用药过程中，QRS 时限不应超过原来的 25%，如达到 50% 应立即停药）；③各种程度的房室传导阻滞以及窦性心动过缓、窦性静止或窦房阻滞；④各种室性心律失常，严重时发生扭转型室性心动过速，甚至室颤引起晕厥和突然死亡。

3. 其他药物 如胺碘酮及索它洛尔等也可使心电图 QT 间期延长。

（王立民 覃 涛）

思考题

1. 简述正常心电图各波段的名称、意义及正常数据。
2. 解释导联、导联轴的概念，说出导联的体表连接方法。
3. 简述心律失常的概念、心律失常分类及常见心律失常的心电图表现特点。
4. 叙述窦性心律的心电图表现特点。
5. 简述急性心肌梗死的心电图演变过程及诊断。

第八章

影像学检查

学习目标

1. 了解影像学检查的基本概念、基本方法，X线和超声波的基本特征以及临床应用。
2. 熟悉临床常用检查的应用价值。
3. 掌握各种检查前的准备与注意事项。

影像学是运用 X 线、计算机体层摄影、磁共振成像、超声、核医学等各种成像技术使人体组织、器官成像，并通过成像表现了解其生理功能或成像变化的一组检查方法。

第一节　X 线检查

一、X 线基本知识

（一）X 线的特性

X 线是一种电磁波，波长极短，肉眼看不见，波长范围为 0.0006～50nm。在医学应用中，主要是应用其穿透性、感光效应、荧光效应、电离效应。

1. 穿透性　X 线波长极短，穿透力强，能穿透可见光不能穿透的物质并在穿透过程中，被物质不同程度地吸收。

2. 荧光效应　X 线能激发荧光物质（如钨酸钙等）发出荧光使波长极短的 X 线转换成波长较长的可见荧光。

3. 感光效应　涂有卤化银的胶片，X 线照射后，感光而产生潜影，经显影、定影处理，感光的卤化银中的银离子（Ag^+）被还原成金属银（Ag），并沉积于胶片的胶膜内，而未感光的卤化银，在定影过程中从 X 线胶片上被清除，显出胶片片基的透明本色，还原的金属银微粒在胶片上呈黑色，金属银微粒沉积的量不同便产生了从黑至白不同灰度的影像。

4. 电离效应　X 线穿过任何物质都能使之电离，而产生电离效应。X 线射入人体内，可产生电离效应，引起生物学方面的改变。

（二）X 线的成像原理

X 线能使人体组织结构形成影像，首先是 X 线具有穿透性、荧光效应和感光效应，其次人体组织结构之间有密度和厚度差别，当 X 线透过人体不同组织结构时，被吸收的程度不同，所以到达荧屏或胶片上的 X 线量即有差异。这样，在荧屏或 X 线片上就形成明暗或黑白对比不同的影像。X 线穿透性是 X 线成像的基础，荧光效应是透视检查的基础，感光效应是 X 线摄影的基础。

人体组织结构，是由不同元素所组成，依各种组织单位体积内各元素量总和的大小而有不同的密度。人体组织结构的密度可归纳为三类：属于高密度的有骨组织和钙化灶等；中等密度的有软骨、肌肉、神经、实质器官、结缔组织以及体内液体等；低密度的有脂肪组织以及存在于呼吸道、胃肠道、鼻窦和乳突内的气体等。X 线穿透高密度组织时，被吸收多，剩余 X 线少，使 X 线胶片感光少，经光化学反应还原的金属银也少，故 X 线胶片呈白影，使荧光屏所生荧光少，故荧光屏上也就暗；低密度组织则恰恰相反。病理变化也可使人体组织密度发生改变，因此，不同的组织病理变化可产生相应的病理组织的 X 线影像。

人体组织结构和器官形态不同，厚度也不一致。其厚与薄的部分，或分界明确，或逐渐移行。厚的部分，吸收 X 线多，透过的 X 线少；薄的部分则相反，在 X 线片和荧屏上显示出的黑白对比和明暗差别以及由黑到白和由明到暗，其界线呈比较分明或渐次移行，这都是与它们厚度间的差异相关的。

（三）X 线的成像特点

X 线图像是灰阶图像，由从黑到白不同灰度的影像所组成。这些不同灰度的影像是以密度来反映人体组织结构的解剖及病理状态。人体组织结构的密度与 X 线图像上影像的密度是两个不同的概念。前者是指人体组织中单位体积内物质的质量，而后者则指 X 线图像上所示影像的灰度。但是物质密度与其本身的比重成正比，物质的密度高，比重大，吸收的 X 线量多，在胶片的影像上呈白影。反之，物质的密度低，比重小，吸收的 X 线量少，在影像上呈黑影。因此，图像上的颜色灰度差别，虽然也与物体的厚度有关，但主要是反映物质密度的高低。在工作中，通常用密度的高与低表达影像的灰度。例如用高密度、中等密度和低密度分别表达白、灰和黑。当组织密度发生改变时，则用密度增高或密度减低来表达影像的灰度改变。

X 线图像是重叠图像，X 线束穿透某一部位的不同密度和厚度组织结构后的投影总和，是该穿透路径上各个结构影像相互叠加在一起的影像。例如胸部正位 X 线投影中，既有前部，又有中部和后部的组织结构。X 线束是锥形投射，可对图像产生影响。X 线束是从 X 线管向人体作锥形投射的，因此，X 线影像有一定程度的放大使被照体原来的形状失真，并产生伴影。伴影使 X 线影像的清晰度减低。

二、X 线检查方法与临床应用

（一）普通检查

普通检查包括应用人体的自然对比进行 X 线透视或摄影。此法简单易行，应用最广，是 X 线检查的基本方法。

1. 荧光透视　现代的荧光透视多采用影像增强电视系统，影像亮度强，易于观察。透视的优点是经济，操作简便，可了解器官的动态变化，如能观察心脏、横膈及胃肠等活动情况，同时还可转动患者体位，做多方面观察，以显示病变及其特征，便于分析病变的性质，多用于胸部及胃肠检查。缺点是影像对比度及清晰度较差。细小病变（如粟粒型肺结核等）和密度、厚度较大的部位（如头颅、脊椎等）不易观察，而且，透视缺乏客观记录，患者下次复查时不易做精确的比较。目前主要应用于胸部、腹部急腹症、骨折整复和异物取出、各种插管和介入性治疗操作。

1. X 线摄影　X 线透过人体被检查的部位并在胶片上形成影像，称为 X 线摄影（图 8-1）。摄影所获得影像图片比透视清晰，对比度及清晰度均较好，使密度、厚度较大的部位或密度差别较小的病变显示。照片还可留作永久记录，便于分析对比、集体讨论和复查比较。但照片不能显示脏器活动状态。一张照片只反映一个体位（体位即照相位置）的 X 线影象；根据病情和部位，有时需要选定多个投照体位。骨关节系统和胸部首选 X 线摄影检查，也应用于腹部急腹症及钙化、结石等观察。目前数字 X 线摄影 DR（digital radiography）已广泛应用于临床，DR 是 X 线照射人体后不直接作用于胶片而是利用电子技术将被探测器接收的 X 线衰减信号转换为数字化信号，获得 X 线衰减值的数字矩阵，经计算机处理，重建成图像。数字图像数据可利用计算机进行进一步处理、显示、传输和存储，分辨率比普通 X 线照片高，诊断信息丰富，并且能够更有效地使用诊断信息，提高信息利用率及 X 线摄影检查的诊断价值。

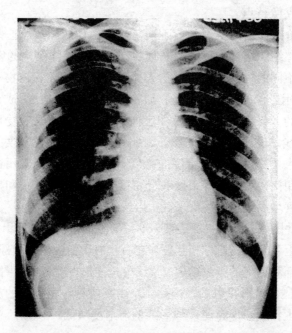

图 8-1　正常 X 线胸片

（二）特殊检查

特殊检查有软线摄影、体层摄影、放大摄影和荧光摄影等。自应用 CT 等现代成像技术以来，目前只有乳腺软线摄影检查还在临床广泛应用。软线摄影是采用能发射软

X线，即长波长（平均波长为0.07nm）的钼靶X线管的检查技术。

（三）造影检查

人体内有些器官与组织缺乏自然对比，需引入造影剂形成密度差异，将对比剂引入器官内或其周围间隙，产生人工对比，借以成像，此方法称为造影检查。对比剂分为高密度和低密度对比剂两类。高密度对比剂有钡剂和碘剂。低密度对比剂为气体，现已少用。钡剂为医用硫酸钡粉末，加水和胶配成。根据检查部位及目的，按粉末微粒大小、均匀性以及用水和胶的量配成不同浓度的钡混悬液。硫酸钡混悬液主要用于食管及胃肠造影，并可采用钡气双重对比检查，以提高诊断质量。碘剂分有机碘和无机碘制剂两类，后者基本不用。水溶性有机碘对比剂主要用于血管造影和血管内介入术；经肾排出可显示肾盂及尿路；还可行脊髓造影检查等。碘剂可引起毒副反应，使用中应注意。水溶性碘造影剂有以下类型：①离子型，以泛影葡胺为代表；②非离子型，碘苯六醇、碘普罗胺为代表。离子型对比剂具有高渗性，毒副反应较多。非离子型对比剂具有相对低渗性、低黏度、低毒性等优点，大大降低了毒副反应。

造影方法有两种。①直接引入：包括，口服，如食管及胃肠钡餐检查（图8-2）；灌注，如钡剂灌肠、逆行尿路造影及子宫输卵管造影等；穿刺注入或经导管直接注入器官或组织内，如心血管造影和脊髓造影等。②间接引入：造影剂先被引入某一特定组织或器官内，后经吸收并聚集于欲造影的某一器官内，从而使之显影。如经静脉注入后，对比剂经肾排入泌尿道，行尿路造影（图8-3）。

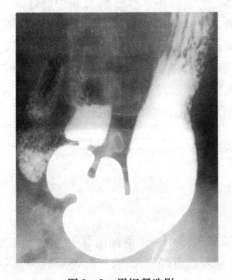

图8-2　胃钡餐造影

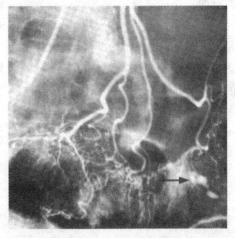

图8-3　血管造影

三、X线的检查前准备与注意事项

（一）X线检查前准备

1. 透视检查前准备　应简单向患者说明检查的目的和需要配合的姿势，应尽量除去厚层衣物及影响X线穿透的物品，如发夹、金属饰物、膏药、敷料等。

2. 摄影检查前准备　应尽量除去厚层衣物及影响X线穿透的物品，摄片时需屏气。

除急腹症外，腹部摄片前应先清理肠道，以免气体或粪便影响摄片质量。创伤患者摄片时，应尽量少搬动，危重患者摄片必须有临床医护人员监护。

3. 造影检查前准备 应向患者做必要的解释，以取得合作。一定要了解患者有无造影的禁忌证，如严重心、肾疾病或过敏体质等。对接受含碘造影剂检查的患者需作碘过敏试验，其方法可用碘造影剂1ml作缓慢的静脉注射，于15min内观察患者有无胸闷、心慌、恶心、呕吐、呼吸急促、头晕、头痛、荨麻疹。应备齐各种急救药物与用品，掌握严重反应的急救方法。

按照各种造影检查方法的要求，检查前对患者做好必要的准备，如胃肠钡餐检查前3天禁服影响胃肠道功能的药物和含钾、镁、钙等重金属药物；禁食10h以上；有幽门梗阻者检查前应先抽出胃内滞留物。钡剂灌肠检查前1天进少渣半流质饮食，下午至晚上饮水1000ml左右；如作双重造影，检查前1日晚需服用番泻叶导泻；检查当日早上空腹；检查前2h作彻底清洁灌肠。危重患者造影必须有临床医护人员陪同。造影检查后应注意观察病情变化，并予以适当处理。

（二）X线检查的防护

X线穿透人体将产生一定的生物效应。若接触的X线量超过容许辐射量，就可能产生放射反应，甚至放射损害。但是，如果X线辐射量在容许范围内，一般则少有影响。X线检查中应重视防护，包括避免不必要的照射，采取有效防护措施，以保护患者和工作人员的健康，特别是孕妇、小儿患者和长期接触放射线的工作人员。放射防护遵循屏蔽防护、距离防护和时间防护原则。为了避免不必要的X线曝射和超过容许量的曝射，应选择恰当的X线检查方法，设计正确的检查程序。每次X线检查的曝射次数不宜过多，也不宜在短期内作多次重复检查。在投照时，应当注意投照位置、范围及曝射条件的准确性。对照射野相邻的性腺，应用铅橡皮加以遮盖。放射线工作者的防护应遵照国家有关放射护卫生标准的规定制定必要的防护措施，正确进行X线检查的操作，认真执行保健条例，定期监测射线工作者所接受的剂量。

第二节　计算机体层成像检查

一、CT的种类与成像特点

CT是用X线束对人体某部一定厚度的层面进行扫描，由探测器接收透过该层面的X线，转变为可见光后，由光电转换变为电信号，再经模拟/数字转换器转为数字，输入计算机处理。图像形成的处理有如对选定层面分成若干个体积相同的长方体，称之为体素。扫描所得信息经计算而获得每个体素的X线衰减系数或吸收系数，再排列成矩阵，即数字矩阵。数字矩阵可存贮于磁盘或光盘中。经数字/模拟转换器把数字矩阵中的每个数字转为由黑到白不等灰度的小方块，即像素，并按矩阵排列，即构成CT图像。所以，CT图像是重建图像。每个体素的X线吸收系数可以通过不同的数学方法算出。

CT的种类从其技术特点上大致可分三类，即早期的传统层面CT，如螺旋CT及电子束

CT。早期普通层面 CT 扫描及成像速度很慢，每扫描一圈仅获一层图像费时为 25～30s，患者在接受检查时不仅受到的射线剂量大，而且还受呼吸等因素影响图像质量，故应用于临床检查常受限制。

从第 1 代头颅 CT 到第 3 代全身 CT，从传统 CT（第 1 代至第 4 代）到多排螺旋 CT，CT 的每一步技术革新都推动了临床影像诊断的进展。螺旋 CT 的问世开创了 CT 在临床应用上新的里程碑。螺旋 CT 有单排、多排之分，仅有一排探测器的为单排，有 2 排及 2 排以上的为多排。螺旋 CT 是受用锥形 X 线束和多排探测器，X 线管旋转一周可获得多层 CT 图像，扫描时间更短，扫描层厚更薄，扫描范围更长。多层扫描所获得的是容积数据，螺旋 CT 容积扫描技术的开发应用，不仅提高了扫描速度和图像质量，减少了伪影和病变的遗漏，提高了诊断准确性，按临床需要进行多种模式的图像重建。较为成熟和常用的重建技有：多层面重建术（MPR），其中包括曲面重建术（CMPR）；多层面容积重建术（MPVR），包括最大密度重建（MIP）、最小密度重建（MinP）和平均密度重建（AIP）；表面遮盖法重建技术（SSD）；仿真内镜重建技术（CTVE），如容积重建术（VR）。MPVR（MIP、MinP、AIP）、SSD 和 VE 均属三维重建技术，MPR 属二维重建技术。目前高端的 256 排 CT、双源 CT 及宝石能谱 CT 亦投放临床应用，目前宝石 CT 已能在临床应用能谱栅成像和冠状动脉能谱分析，CT 能谱栅成像技术，不但能够分析人体组织的化学组成，而且能够使用能谱栅成像观察与分析解剖与病理信息。同时其实现了全身 2m 范围内 0.23mm 的极限空间分辨率和类 MR 的软组织低密度分辨率，使 CT 图像进入高清晰时代。目前宝石 CT 动态四维功能成像，其覆盖范围超越了探测器宽度的限制，为临床开拓了功能学诊断，可以观察动态状况下的生理功能、病变的性质、生理特性等。宝石 CT 在实现高清晰、大范围扫描的同时还使全身平均扫描剂量下降了 50%，心脏成像的剂量可以低达 0.11mSv，患者的安全性显著提高。电子束 CT（UFCT），其不用 X 线管，而是用电子枪发射电子束轰击四个环靶而产生 X 线并进行扫描，扫描时间更短以毫秒计算，主要用于心脏的冠状动脉检查，但因其价格昂贵，使用范围局限。

二、CT 的临床应用

CT 应用于中枢神经系统的检查，临床常把 CT 作为颅脑外伤和新生儿颅脑疾病的首选检查方式。CT 对颅内肿瘤、脑出血、脑梗死、颅内感染及寄生虫病、脑萎缩、脑积水和脱髓鞘疾病等具有较大的诊断价值。CT 的应用已替代了颅脑 X 线造影检查，如：气脑造影、脑室造影等。对于颈部、脑血管病变的诊断，头颈部 CTA 检查已在临床广泛应用，并取得较好的诊断效果；对于颅底及后颅窝病变的显示 CT 则不如磁共振（MRI）。

CT 检查为五官和颈部疾病的重要诊断手段。可分辨组织内细微结构，并可观察软组织的改变。对眼眶和眼球良恶性肿瘤、眼肌病变、乳突及内耳病变和先天性畸形、鼻窦和鼻腔的炎症及肿瘤、鼻咽部肿瘤尤其是鼻咽癌、喉部肿瘤、甲状腺肿瘤以及颈部肿块等有较好的定位、定量和定性能力，已成为常规的检查方法。

CT 可用于诊断气道、肺、纵隔、胸膜、膈肌、心脏、心包和主动脉疾病等。CT 可用于对支气管肺癌的早期诊断和显示肺癌的内部结构，观察肺门和纵隔有无淋巴结转移、淋巴结核，以及纵隔肿瘤的准确定位等；亦可较好地显示肺间质和实质性病变。CT 观察心包疾患、显示主动脉瘤和主动脉夹层的真假腔等亦有较大的优势，同时还可较好地显示冠状动脉和心瓣膜的钙化、大血管壁的钙化。目前冠脉 CTA 成像、冠状动脉能谱分析及心脏 CT 成像已逐渐应用于临床检查，可减少有创性的冠脉、心脏的 DSA 检查，大大方便临床对冠脉、心脏疾病的影像确诊（图 8-4、图 8-5）。

腹部及盆部疾病的 CT 检查，主要用于肝、胆、胰、脾，腹膜腔及腹膜后间隙以及泌尿和生殖系统的疾病诊断。尤其是占位性病变、炎症性和外伤性病变等。胃肠病变向腔外侵犯以及邻近和远处转移等，CT 检查也有很大价值。

骨关节疾病，多数情况可通过简便、经济的常规 X 线检查确诊，CT 可用于显示骨肿瘤的内部结构和肿瘤对软组织的侵犯范围，补充普通 X 线摄影的不足。对于骨关节面骨皮质、皮质下改变、关节内积液、积气，CT 具有较高的敏感性。CT 亦可用于精确显示脊柱病变，如：椎管狭窄、椎间盘突出、脊椎肿瘤和脊柱外伤的诊断，但显示脊髓病变不如 MRI 敏感。

目前 CT 还可引导穿刺活检和对疾病进行治疗，如：肺部孤立小病灶的穿刺活检，椎间盘突出的消融术等。骨矿物质含量测定和冠状动脉斑块能谱分析定量，有助于临床对骨质疏松症和冠心病的诊断。疗效评估，如：内、外科治疗以及介入治疗后的 CT 复查评估等。功能检查，如：颅脑、甲状腺、肝脏以及胰腺的 CT 灌注成像，肺功能成像等。

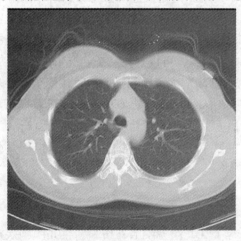

正常胸部CT（肺窗）

图 8-4 正常胸部 CT

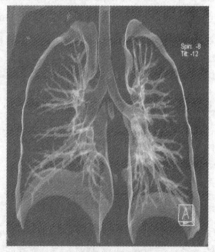

支气管树重建

图 8-5 支气管树重建

第三节 磁共振成像检查

一、MRI 的成像原理与成像特点

磁共振成像是利用人体中的氢原子核（质子）在磁场中受到射频（RF）脉冲的激励而发生核磁共振现象，产生磁共振信号，经过信号采集和计算机处理而获得重建断层图像的成像技术。自然状态下人体原子核自旋轴的排列是无规律的，但将其置于外加磁场中时，核自旋空间取向从无序向有序过渡（自旋轴按照磁场的磁感应线方向排列）。在射频脉冲停止后，自旋系统已激化的原子核，不能维持这种状态，将回复到磁场中原来的排列状态，同时释放出微弱的能量，成为射电信号，把这许多信号检出，并使之能进行空间分辨，就得到运动中原子核分布图像。原子核从激化的状态回复到平衡排列状态的过程叫弛豫过程。它所需的时间叫弛豫时间。弛豫时间有两种，即 T_1 和 T_2，T_1 为自旋 – 点阵或纵向弛豫时间，T_2 为自旋 – 自旋或横向弛豫时间。

磁共振最常用的核是氢原子核质子（^1H），因为它的信号最强，在人体组织内也广泛存在。人体不同组织和病变的 T_1 和 T_2 值各不相同，这是 MRI 成像的基础。获取选定层面各组织和病变的 T_1 和 T_2 值，就可以重建该层面的 MRI 图像。影响磁共振影像因素包括：①质子的密度；②弛豫时间长短；③血液和脑脊液的流动；④顺磁性物质；⑤蛋白质。

磁共振影像灰阶特点是，磁共振信号愈强，则亮度愈大；磁共振的信号弱，则亮度也小，从白色、灰色到黑色。

各种组织磁共振影像灰阶特点如下：脂肪组织，松质骨呈白色；脑脊髓、骨髓呈白灰色；内脏、肌肉呈灰白色；液体，正常速度流血液呈黑色；骨皮质、气体、含气肺呈黑色。

核磁共振的另一特点是流动液体不产生信号，称为流动效应或流动空白效应。因此血管是灰白色管状结构，而血液为无信号的黑色。这样使血管很容易与软组织分开。正常脊髓周围有脑脊液包围，脑脊液为黑色的，并有白色的硬膜为脂肪所衬托，使脊髓显示为白色的强信号结构。

MRI 成像有其有别于其他检查方法的特点：①MRI 成像对人体没有电离辐射损伤；②多序列成像、多种图像类型，最常用的有自旋回波（SE）、快速自旋回波序列（FSE）、脂肪抑制序列（STIR）、液体衰减反转恢复序列（FLAIR）等，为明确病变性质提供更丰富的影像信息。③MRI 图像还有多方位成像，有轴位、冠状位、矢状位，及任何方位的倾斜断层图像。有利于显示器官和结构的关系，确定病灶的准确大小和位置，其对软组织结构显示清晰，对中枢神经系统、膀胱、直肠、子宫、阴道、关节、肌肉等检查优于 CT。④利用"流空效应"，可无需造影剂使血管直接显影。⑤代谢、功能成像：MR 新技术 PWI、DWI、MRS、BOLD – fMRI 等可在病变未出现形态变化之前，获得代谢、功能变化图像，以获得早期疾病的诊断信息。⑦无骨骼伪影。

二、MRI 的临床应用

1. 神经系统 MRI 对神经系统病变的诊断有重要价值，对中枢神经系统病变的定位定性诊断极其优越。在对中枢神经系统疾病的诊断中，除对颅骨骨折及颅内急性出血不敏感外，其他如对脑部肿瘤、颅内感染、脑血管病变、脑白质病变、脑发育畸形、脑退行性病变、脑室及蛛网膜下隙病变、脑挫伤、颅内亚急性血肿以及脊髓的肿瘤、感染、血管性病变及外伤的诊断中，均具较大的优势。MRI 可诊断超急性期脑梗死。对后颅凹及颅颈交界区病变的诊断优于 CT。

2. 头颈部 MRI具有软组织高分辨特点及血管流空效应，可清晰显示咽、喉、甲状腺、颈部淋巴结、血管及颈部肌肉。

3. 心血管系统 心脏大血管在MRI上因可显示其内腔，心脏大血管的形态学与动力学的研究可在无创伤的检查中完成。可用于心脏病、心肌病、心包肿瘤、心包积液以及附壁血栓、内膜片的剥离等的诊断。MR电影、MRA的应用，使得MRI检查在对心血管疾病的诊断方面具有良好的应用前景。近年来随着高场MRI的临床应用，MRI可用于心肌灌注成像和心肌存活的评价，MR冠脉造影和斑块成像、深静脉血栓和肺栓塞的MR诊断以及MR血管造影对腹主－髂股－下肢动脉狭窄性病变的诊断及效果分析。

4. 胸部病变 可用于纵隔内的肿物、淋巴结以及胸膜病变等诊断；肺部肿瘤、肺门血管畸形、肺门淋巴瘤、结节病、转移瘤等诊断。

5. 腹部器官 肝癌、肝血管瘤及肝囊肿的诊断与鉴别诊断，腹内肿块的诊断与鉴别诊断，尤其是腹膜后的病变。MRCP对胰胆管病变的显示具有独特的优势。MR泌尿系成像（MRU）可直接显示尿路，对输尿管狭窄、梗阻具有重要诊断价值。

6. 盆腔脏器 子宫肌瘤、子宫其他肿瘤、卵巢肿瘤，盆腔内包块的定性定位，直肠、前列腺和膀胱的肿物诊断等。MRI是诊断前列腺癌，尤其是其早期患者的有效诊断方法。

7. 骨与关节 骨内感染、肿瘤、外伤的诊断与病变范围，尤其对一些细微的改变如骨挫伤等有较大价值，对关节内软骨、韧带、半月板、滑膜、滑液囊等病变及骨髓病变有较高诊断价值，优于其他影像学检查方法，在关节软骨的变性与坏死诊断中，早于其他影像学方法。

8. 全身软组织病变 无论来源于神经、血管、淋巴管、肌肉、结缔组织的肿瘤、感染、变性病变等，皆可做出较为准确的定位、定性的诊断。

9. 乳腺疾病 MRI对诊断乳腺疾病，特别是乳腺癌有重要价值。

MRI临床应用有其限制：①成像速度较慢，设备的成本和维持费用较高。②骨骼和钙化病变的显像欠佳。③患者幽闭恐惧不能配合完成检查。④对肺部的检查不优于X线或CT检查。⑤心脏起搏器者、体内留有金属物品者不能接受MRI成像检查。

（李 凯）

第四节 超声检查

一、基本知识

（一）超声波的产生与特性

1. 超声波的产生 超声波属于声波的一种，为物体的机械振动波，其振动频率超过人耳听觉上限阈值（20kHz）。能产生超声波的物体称为声源，亦称超声换能器，由压电材料组成，加以不同的电脉冲后即可产生不同频率的超声波。

2. 超声波的特性 超声波作为波的一种，表现出许多波的共性，而这些共性也是超声波成像的物理基础。

（1）散射与绕射　超声波经过小界面（两种声阻抗不同的物质形成的接触面为界面）时能量向各个空间分散辐射，称散射。散射回声来自脏器内部的细小结构，其临床意义十分重要。当界面直径小于1～2个波长时，声波可绕过该界面继续传播，该现象称绕射。

（2）反射　即超声波经过较大界面时能量中的较大部分向一个方向折返。通过在界面反射后得到的回波强弱，声像图上就显示了相应的回声。

（3）折射与全反射　当声束在两种不同组织间穿行时，由于两种组织中的声速有差异，声波在这两种组织间的大界面上就可能产生折射现象。折射时入射波与折射波之间遵循折射定律。但如果第二介质中的声速大于第一介质，当入射角达到一定角度时，则会产生全反射现象，即声束在界面上全部发生反射而不折射进入第二介质。折射和全反射现象是许多超声像图伪像产生的物理原因。

（4）衰减　当声束在介质中传播时，随着传播距离的增加，声波能量逐渐减少。

（5）多普勒效应　入射超声遇到活动的小界面或大界面后，散射或反射回声的频率发生改变，名多普勒频移。频移的大小与活动速度呈正比，因此利用多普勒效应可测算出有无血流或组织的活动、活动的方向及活动速度。

（二）超声波的成像原理

应用较高频率（常用2.2～10MHz）超声波在人体组织内传播过程中，经过声反射等原理，通过不同类型的超声仪器和方法从人体内部获得某几种声学参数的信息后，形成图形（声像图、血流流道图），曲线（A型振幅曲线、M型心动曲线、流速频谱曲线）或其他数据。超声诊断仪一般由探头、发射电路、接收电路、扫描电路、显示器及记录器等几部分组成。超声探头是一种电声换能器，具有发射和接收超声波的功能。

二、超声仪的种类与临床应用

（一）超声仪的种类

超声仪的种类较多，当前应用于临床的超声诊断法有A型、B型、M型、D型和三维超声显像、超声背向散射、弹性成像、超声显微镜显像及超声造影技术等。常用的有A型、B型、M型、D型四种。由于A型是幅度调制式的，反映的信息量少，且不够直观，所以实际应用较为局限，主要应用于眼科检查，而B型发展迅速。B型超声诊断法即二维超声诊断法，它是将回声信号以光点的形式显示，回声强则光点亮，回声弱则光点弱。它可显示病变范围、物理性质及与脏器关系，现代实时灰阶超声显像仪的图像给人以真实感。大多数B型为兼有M型和D型的复合型超声诊断仪，临床使用最为广泛。

（二）人体组织的声学分型

1. 无回声型　示介质均匀，内无界面反射，表明透声好，见于液性物质，如血液、腹水等。

2. 低回声型　示介质结构细，内少界面反射，多见于比较均匀的实质性组织，如肝、脾等，B超扫描时表现为中等强度的均匀细颗粒状的点状回声。

3. 强回声型 表明界面反射复杂，声阻抗差值大，见于肺、骨骼及胃肠气体等。

4. 声影 表明界面声阻抗差值极大，致使声能大量反射，形成强的光团，并在其后方形成纵向条状暗带，即声影。

（三）超声检查的临床应用

1. 肝脏的超声检查 正常肝脏声像图：斜切面外形似楔形，右侧大且厚，向左逐渐变小变薄；纵切面略呈三角形。肝实质回声呈细小稍低回声光点，分布均匀，肝内门静脉、肝静脉和胆管及其一级分支均能在声像图上显示。

（1）肝内囊性占位性病变 分为非寄生虫性和寄生虫性两大类。声像图特征为：圆形或椭圆形无回声区，形态规则，大小不一，壁薄光滑，后方回声增强。如囊肿数目较多，呈弥漫性遍布整个肝脏，则为多囊肝。如肝内囊肿壁较厚，囊内有浮动光点光斑或大囊套小囊即"囊中囊"现象，则多提示为肝包虫病。

（2）脂肪肝 正常肝脏含脂肪5%左右。当肝内脂肪含量大量增加、肝细胞内出现大量脂肪颗粒时，称为脂肪肝。表现为：肝脏常增大，活动度减小，肝内回声前半部增强，光点细而密，呈云雾状改变，后半部回声微弱而稀少，肝内管状结构显示不清。

（3）肝硬化 肝脏体积缩小。表面凹凸不平，呈波浪状或锯齿状。肝实质回声增强，分布不均匀，当肝内再生结节较大时，常可见边界清楚的类圆形低回声区，肝静脉变细，门静脉主干常扩张，脾脏肿大，胆囊壁增厚，呈双边影等。

（4）肝癌 典型原发性肝癌声像图特征：肿块较大时肝脏形态失常，邻近肝表面的病变常可见肝脏局部向外隆起。肿块呈低回声、等回声型、强回声或混合回声型等，呈类圆形或不规则形，一般与周围肝组织分界欠清，病变区周围血管可被压移位或中断，压迫肝外胆管时，可致肝内胆管扩张。癌转移时门静脉内可见癌栓及腹水征。CD-FI示彩色血流呈提篮状包绕肿物，伸向瘤内或在瘤内呈散在彩点分布。典型转移性肝癌声像图特征：肝内多发圆形或类圆形、边界清楚、形态规整、回声相似的肿块，呈牛眼征或同心圆征，即肿瘤中心呈强回声，边缘为弱回声。

2. 胆囊的超声检查 正常胆囊声像图：纵断面呈梨形或长茄形，轮廓清晰，囊壁光滑，囊内胆汁呈无回声暗区。正常胆囊长径不超过8cm，前后径不超过3.5cm，囊壁厚度不超过2~3mm。

（1）胆囊炎 急性胆囊炎时可见胆囊肿大，轮廓模糊，囊壁水肿增厚，囊腔出现弥散分布点状弱回声，呈云雾状。慢性胆囊炎时可见胆囊不大或萎缩变形，囊壁明显增厚，与肝脏分界不清。

（2）胆囊结石 典型表现为囊腔内强光团伴声影，体位改变时可移动。胆囊内充满结石时，正常胆囊的无回声区消失，仅在胆囊区内出现一条宽回声带，其后方拖有清晰的声影。呈现"囊壁－结石－声影"三合征，简称"WES征"。

（3）胆囊癌 声像图表现可分为以下五种：

①小结节型 病灶为1~2.5cm，呈中等回声，团块自囊壁突向囊腔，基底较宽，表面不平。

②蕈块型 病灶呈低回声或中等回声，突向囊腔，基底宽而边缘不整齐，常多发，连成一片，周围可见胆泥形成的点状回声。

③厚壁型　囊壁呈现局限或弥漫不均匀增厚，内壁线多不规则。与慢性胆囊炎不易鉴别。

④混合型　囊壁增厚伴有乳头状或块状肿块突入囊腔。

⑤实块型　胆囊肿大，囊腔消失，呈现一个弱回声或回声增粗而不均匀的实性肿块。胆囊与肝组织分界不清。CDFI显示肿块内探及丰富的高速低阻动脉血流信号，RI<0.40。

3. 胰腺的超声检查　正常胰腺声像图：胰腺边界光滑整齐，胰头、体、尾部前后径分别小于3、2、2cm，内部呈致密细颗粒状光点回声，中部见胰主导管通过，内径小于3mm。

（1）胰腺炎　急性胰腺炎全胰腺肿大，轮廓可见，有时可局限性肿大，内部呈均匀弱回声或近似无回声。部分患者因胃肠道积气，可使胰腺显示不清。慢性胰腺炎典型者腺体萎缩，外形不规则，内部回声不均匀增粗、增强，主胰管呈串珠状扩张，内可有结石。

（2）胰腺癌　胰腺内出现占位性病变，胰腺呈局限或弥漫性肿大而失去正常形态，病变区多为低回声，呈伪足状浸润，边界不清，癌瘤液化坏死时，可见不规则无回声区。肿瘤造成压迫时，可使胆道系统和胰管扩张及邻近器官变形、移位。

4. 泌尿系统的超声检查　泌尿系结石、肾积水、肾囊肿、肾肿瘤、膀胱肿瘤、前列腺及睾丸疾病等以及膀胱排尿功能，均可通过超声检查探测。

5. 妇产科的超声检查

（1）妇科的超声检查

①正常子宫附件声像图　子宫体为实质均质结构，轮廓线光滑、清晰，内部呈均匀的中等强度回声，宫腔呈线状强回声，周围有内膜包绕，宫颈回声较宫体稍强，宫颈管呈带状强回声；附件位于子宫两侧，输卵管呈强回声边缘的管状结构，内径小于5mm，卵巢通常位于宫体两侧外上方，呈杏仁形，内部回声略高于子宫。

a. 子宫肌瘤　按部位可分为肌壁间型、浆膜下型及黏膜型。表现为子宫增大或局限性隆起，形态不规则，肌瘤可以是低回声、等回声及分布不均的强回声，肌瘤可压迫宫腔致内膜移位或变形。CDFI：多数肌瘤周围显示血流信号，其血流频谱多为中等阻力指数型；肌瘤内出现坏死和炎症时，则为低阻力型；肌瘤恶变则为高速极低阻力型。

b. 卵巢肿瘤　浆液性囊腺瘤：大小为5~10cm，类圆形，囊壁薄而光滑，内部为液性暗区。黏液性囊腺瘤：多为单侧多房，直径大于10cm，壁厚光滑，内为大小不等的多房性液性结构，可见弱光点漂浮及乳头状稍强回声突起。囊性畸胎瘤：类圆形，表面光滑，因含皮脂腺、毛发、牙齿、骨等组织不等，声像图表现复杂，除有卵巢囊肿特征外，还有脂液分层征、垂柳征等。

c. 产科的超声检查　一般妊娠5周即可用B超探查。通过探查孕囊、胎儿、胎盘、羊水、脐带等，观察其解剖形态，并进行生物学测量，可评价妊娠情况，对正常及异常妊娠（如葡萄胎、流产、胎儿畸形等）作出诊断。

②异位妊娠（宫外孕）　即孕卵在子宫体腔以外地方着床。患者有停经史，超声图像上可见子宫稍大，宫腔内无真胚囊，子宫外的一侧见环状强回声团块，中央见小液性暗区，如内见胚芽和胎心搏动即可确诊。

6. 浅表器官及外周血管的超声检查　视网膜脱离、眼眶内肿瘤、甲状腺、乳腺、涎腺等小器官肿瘤以及颈部、四肢血管硬化和栓塞等，均可通过超声检查探测。

7. 心脏的超声检查　心脏超声探测方法有 M 型超声心动图、切面超声心动图、多普勒超声心动图、心脏声学造影、经食管超声心动图、心脏功能的测量。M 型及二维超声心动图能反映心脏结构状态，室壁运动幅度；超声多普勒检查可准确无创地测量心腔和大血管中的血流速度、血流方向、血流性质。这些技术的综合应用可全面无创地定量估测或定性分析心脏功能。

（1）M 型超声心动图的基本曲线和分区　详见图 8-6、图 8-7 所示。

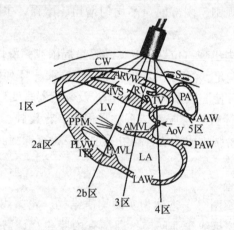

图 8-6　M 型测量分区示意图

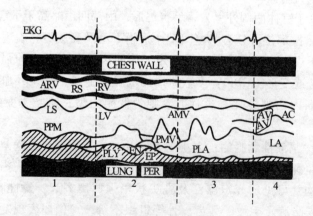

图 8-7　M 型连续取样图像示意图

①心底波群（4 区）　超声束所穿过的解剖层次，由前向后为胸壁、右室流出道、主动脉根部及左心房。主动脉前后壁为二条平行曲线，收缩期向前，形成较大的主搏波和较低小的重搏波；舒张期向后。在主动脉腔内可见主动脉右冠瓣及无冠瓣活动曲线，于收缩期呈六边形或方盒形，舒张期关闭呈单一曲线。

②二尖瓣波群（2区、3区）　其解剖层次为：右室前壁、右室腔、室间隔、左室流出道。主要曲线有：

二尖瓣前叶曲线（3区）：正常心脏的二尖瓣前叶曲线呈双峰"M"样。第一峰E峰最高，第二峰A峰次之，分别代表二尖瓣第一次和第二次开放时所处位置；AC和EF二个下降段为二尖瓣半关闭及全关闭时的轨迹；EF下降斜率是一个重要的测量指标。CD段代表二尖瓣关闭期，亦为左室收缩期。

二尖瓣后叶曲线（2区）：二尖瓣后叶活动曲线为前叶曲线倒影呈W型（即镜像关系）。

③心室波群（2区）　此区由右室前壁、右室腔、室间隔、左室腔和左室后壁组成。该区为测量左室腔内径、室间隔与左室后壁厚度与搏幅的标准区。

④心尖波群（1区）　由前向后依次可见右室前壁、右室腔、室间隔、左室腔、后乳头肌和左室后壁。

⑤其他　当探头向内下方斜倾时可以探测三尖瓣波群（5区），向外上方倾斜时可以探测到右室流出道和肺动脉瓣的波群。

（2）切面超声心动图　常用切面有以下几种：

①胸骨旁左室长轴切面　该切面自前向后依次为右室前壁、右室腔、前室间隔、左室流出道和左室腔、二尖瓣前后叶及其腱索与乳头肌和左室后壁。于心底部分则为右室流出道、主动脉根部、主动脉瓣和左心房。

②胸骨旁短轴观　根据探查平面的不同高度，由心底向心尖可分别探到以下切面：主动脉瓣短轴观、二尖瓣前叶水平短轴观、二尖瓣口短轴观、乳头肌短轴观和心尖短轴观。

③四腔心切面　可显示左、右房室，房、室间隔。二、三尖瓣及肺静脉等。将声束稍向前倾即可探得五腔观。

（3）几种常见心脏病的超声心动图

①二尖瓣狭窄　M型超声心动图的异常表现：二尖瓣曲线双峰消失，代之为"城垛"样改变，舒张期前后叶活动同向，二尖瓣曲线增粗、振幅变低，左房和右室内径增大。切面超声心动图的异常表现：长轴显示二尖瓣回声增粗，反光增强。当瓣尖粘连、瓣体活动尚可时，于舒张期前叶瓣体可向左室流出道膨出，呈圆顶状凸起，右叶变长与前叶呈同向运动，还可有腱索增粗、缩短等改变。左室短轴显示二尖瓣开放面积缩小等。

②主动脉瓣疾患　M型超声心动图的表现：主动脉瓣曲线增粗、开放及（或）关闭不全，收缩期开口变小（狭窄），舒张期瓣间距≥2mm的双线或多线条反射。切面超声心动图的表现：长轴切面可见主动脉瓣回声增强、变厚、活动受限，可呈篷状。左室增大。主动脉根部短轴切面可见瓣口变小，瓣叶及瓣叶联合异常。此外有不同程度的升主动脉扩张及左室壁增厚。主动脉瓣脱垂时，可见瓣叶突向左室流出道。

③心包积液　无论M超或切面超声心动图均可见到：心壁四周有液性暗区，范围大小取决于积液量；积液量多时可见心脏在液性暗区内呈剧烈摆动，右室前壁活动加强；液性暗区内有时可见到纤维渗出。

④先天性心脏病

a. 房间隔缺损　四腔切面对诊断房间隔缺损可靠，显示房间隔回声中断、断端清晰。右房、右室增大，室间隔突向右室的弧度变小，三尖瓣活动幅度增大。CDFI 显示明确的过隔血流。

b. 法洛四联症　2DE 左室长轴切面能全部显示法洛四联症的 4 个特征：A. 主动脉位置前移，与室间隔延续性中断，主动脉骑跨于室间隔上；B. 嵴下型或干下型室间隔缺损；C. 右室流出道狭窄；D. 右室肥厚。CDFI 显示主动脉下室间隔缺损处有双向分流。CW 可测定肺动脉口狭窄的高速血流。

（许春梅）

思考题

1．X 线检查的常用方法有哪些？透视与摄片各有何优缺点？

2．叙述各种常用检查方法的检查前准备。

3．解释 CT 与磁共振成像检查的临床应用。

4．叙述超声的种类及临床应用。

第九章

护理文书的书写

学习目标

1. 掌握体温单、医嘱单、病程记录中的手术清点记录和病危、病重患者护理记录的书写内容及要求。
2. 熟悉护理文书的书写意义。

护理病历是住院病历的重要组成部分，它既可以对患者的信息进行保存、利于沟通，又可以为护理教学和护理科研提供基本的资料，同时在医疗纠纷及诉讼中也是重要的法律根据之一。2010年卫生部出台的《卫生部关于加强医院临床护理工作的通知》（卫医政发〔2010〕7号）第四条指出：简化护理文件书写，促进护士贴近患者。医院要取消不必要的护理书写，简化护理文书。护士需要填写或书写的护理文书包括：体温单、医嘱单、病程记录中的手术清点记录和病危、病重患者护理记录。为切实减轻临床护士书写护理文书的负担，使护士有更多时间和精力为患者提供直接护理服务，把时间还给护士，把护士还给患者，增进护患沟通，促进医患和谐，提高护理质量，卫生部办公厅发布《关于在医疗机构推行表格式护理文书的通知》（卫办医政发〔2010〕125号），决定在医疗机构推行表格式护理文书，并组织设计了表格式护理文书参考样式，各医院因实际情况和专科特点不同，均有相应的修改。

第一节 书写护理病历的基本要求

国家卫生部2010年2月4日发出通知，要求从2010年3月1日起，在全国各医疗机构施行修订完善后的《病历书写基本规范》（卫医政发〔2010〕11号），于2002年颁布的《病历书写基本规范（试行）》（卫医发〔2002〕190号）同时废止。《病历书写基本规范》中，对各医疗机构的病历书写行为进行详细规范，以提高病历质量，保障医疗质量和安全。其中，对医患双方易发生误解、争执的环节，提出了明确要求。

书写护理病理的基本要求有：

（1）病历书写应当客观、真实、准确、及时、完整、规范。

（2）病历书写应当使用蓝黑墨水、碳素墨水，需复写的病历资料可以使用蓝或黑色油水的圆珠笔。计算机打印的病历应当符合病历保存的要求。

（3）病历书写应当使用中文，通用的外文缩写和无正式中文译名的症状、体征、疾病名称等可以使用外文。

（4）病历书写应规范使用医学术语，文字工整，字迹清晰，表述准确，语句通顺，标点正确。

（5）病历书写过程中出现错字时，应当用双线划在错字上，保留原记录清楚、可辨，并注明修改时间、修改人签名。不得采用刮、粘、涂等方法掩盖或去除原来的字迹。

（6）病历应当按照规定的内容书写，并由相应医务人员签名。实习医务人员、试用期医务人员书写的病历，应当经过本医疗机构注册的医务人员审阅、修改并签名。进修医务人员由医疗机构根据其胜任本专业工作实际情况认定后书写病历。

（7）病历书写一律使用阿拉伯数字书写日期和时间，采用24h制记录。

护理文书是病历资料的组成部分，书写内容应当与其他病历资料有机结合，相互统一，避免重复和矛盾。书写护理文书应当客观、真实、准确、及时、规范。

第二节　护理文书格式与内容

护理文书包括体温单、长期医嘱单、临时医嘱单、病重（病危）患者护理记录单、手术清点记录。

一、体温单

体温单主要用于记录患者的生命体征及有关情况，内容包括患者姓名、年龄、性别、科别、床号、入院日期、住院病历号（或病案号）、日期、住院天数、手术后天数、脉搏、体温、呼吸、血压、出入量、大便次数、体重、身高、页码等。

按照体温单项目分为楣栏、一般项目栏、生命体征绘制栏、特殊项目栏（表10－1）。填写说明如下：

（一）楣栏、一般项目栏、特殊项目栏

均使用蓝色、蓝黑色或黑色水笔书写；数字除特殊说明外，均使用阿拉伯数字表述，不书写计量单位。

（二）楣栏项目

包括：姓名、年龄、性别、科别、床号、入院日期、住院病历号，均使用正楷字体书写。

（三）一般项目栏

包括：日期、住院天数、手术后天数等。

1. 日期　住院日期首页第1日及跨年度第1日需填写年－月－日（如：2010－03－26）。每页体温单的第1日及跨月的第1日需填写月－日（如03－26），其余只填写日期。

2. 住院天数　自入院当日开始计数，直至出院。

3. 手术后天数 自手术次日开始计数，连续书写 14 天，若在 14 天内进行第 2 次手术，则将第 1 次手术天数作为分母，第 2 次手术天数作为分子填写。

（四）体温、脉搏描记栏

包括体温、脉搏描记及呼吸记录区。

1. 体温

（1）40～42℃之间的记录 应当用红色笔在 40～42℃之间纵向填写患者入院、转入、手术、分娩、出院、死亡等。除手术不写具体时间外，其余均按 24h 制，精确到分钟。转入时间由转入科室填写，死亡时间应当以"死亡于 X 时 X 分"的方式表述。（表 9-1）

（2）体温符号 口温以蓝"●"表示，腋温以蓝"×"表示，肛温以蓝"○"表示。

（3）每小格为 0.2℃，按实际测量度数，用蓝色笔绘制于体温单 35～42℃之间，相邻温度用蓝线相连。

（4）体温不升时，可将"不升"二字写在 35℃线以下。

（5）物理降温 30min 后测量的体温以红圈"○"表示，划在物理降温前温度的同一纵格内，以红虚线与降温前温度相连。

2. 脉搏

（1）脉搏符号 以红点"●"表示，每小格为 4 次/分，相邻的脉搏以红直线相连。心率用红"○"表示，两次心率之间也用红直线相连。

（2）脉搏与体温重叠时，先划体温符号，再用红色笔在体温符号外划"○"。

3. 呼吸

（1）用红色笔以阿拉伯数字表述每分钟呼吸次数。

（2）如每日记录呼吸 2 次以上，应当在相应的栏目内上下交错记录，第 1 次呼吸应当记录在上方。

（3）使用呼吸机患者的呼吸以 RR 表示，在体温单相应时间内呼吸 30 次横线下顶格用黑笔画 RR。

（五）特殊项目栏

包括：血压、入量、出量、大便、体重、身高等需观察和记录的内容。

1. 血压 新入院患者当日应当测量并记录血压，根据患者病情及医嘱测量并记录，如为下肢血压应当标注；记录方式为：收缩压/舒张压（130/80）；单位为毫米汞柱（mmHg）。

2. 入量 应当将前一日 24h 总入量记录在相应日期栏内，每隔 24h 填写 1 次；单位为毫升（ml）。

3. 出量 应当将前一日 24h 总出量记录在相应日期栏内，每隔 24h 填写 1 次；单位为毫升（ml）。

4. 大便 应当将前一日 24h 大便次数记录在相应日期栏内，每隔 24h 填写 1 次；单位为次/日；患者无大便，以"0"表示；灌肠后大便以"E"表示，分子记录大便次数，例：1/E 表示灌肠后大便 1 次；0/E 表示灌肠后无排便；1^1/E 表示自行排便 1

次，灌肠后又排便 1 次；"※"表示大便失禁；"☆"表示人工肛门。

5. 体重 新入院患者当日应当测量体重并记录，根据患者病情及医嘱测量并记录；单位为公斤（kg）；特殊情况如因病情重或特殊原因不能测量者，在体重内可填上"卧床"。

6. 身高 新入院患者当日应当测量身高并记录；单位为厘米（cm）。

7. 空格栏 可作为需观察增加内容和项目，如记录管路情况等。

使用医院信息系统（hospital information system，HIS）的医院，可在系统中建立可供选择项，在相应空格栏中予以体现。

二、医嘱单

医嘱是指医师在医疗活动中下达的医学指令。医嘱单分为长期医嘱单和临时医嘱单。

长期医嘱单内容包括患者姓名、科别、床号、住院病历号（或病案号）、开始日期和时间、长期医嘱内容、停止日期和时间、医师签名、护士签名、页码。其中，由医师填写开始日期和时间、长期医嘱内容、停止日期和时间（表 9 - 2）。护士每天执行长期医嘱的给药单、输液单、治疗单等，由执行护士签名，不归入病历。

临时医嘱单内容包括患者姓名、科别、床号、住院病历号（或病案号）、日期和时间、临时医嘱内容、医师签名、执行护士签名、执行时间、页码（表 9 - 3）。其中，由医师填写医嘱时间、临时医嘱内容；由执行临时医嘱的护士填写执行时间并签名。

医嘱内容应当准确、清楚，每项医嘱应当只包含一个内容，并注明下达时间，应当具体到分钟。医嘱不得涂改。需要取消时，应当使用红色墨水标注"取消"字样并签名。一般情况下，医师不得下达口头医嘱。因抢救急危患者需要下达口头医嘱时，护士应当复诵一遍。抢救结束后，医师应当即刻据实补记医嘱。目前除手写医嘱外应用医疗护理文件计算机软件系统处理医嘱日益普及。

三、病重（病危）患者护理记录单

病重（病危）患者的护理记录适用于所有病重、病危患者，以及病情发生变化、需要监护的患者。护理记录以护理记录单的形式记录，内容包括患者科别、姓名、年龄、性别、床号、住院病历号（或病案号）、入院日期、诊断、记录日期和时间，根据专科特点需要观察、监测的项目以及采取的治疗和护理措施、护士签名、页码等（见表 9 - 4）。护理记录应当根据相应专科的护理特点设计并书写，以简化、实用为原则。

1. 楣栏部分 包括：科别、姓名、年龄、性别、床号、住院病历号、入院日期、诊断。

2. 填写内容及方法

（1）意识 根据患者实际意识状态选择填写：清醒、嗜睡、意识模糊、昏睡、浅昏迷、深昏迷、谵妄状态。

（2）体温　单位为℃，直接在"体温"栏内填入测得数值，不需要填写数据单位。

（3）脉搏　单位为次/分，直接在"脉搏"栏内填入测得数值，不需要填写数据单位。

（4）呼吸　单位为次/分，直接在"呼吸"栏内填入测得数值，不需要填写数据单位。

（5）血压　单位为毫米汞柱（mmHg），直接在"血压"栏内填入测得数值，不需要填写数据单位。

（6）血氧饱和度　根据实际填写数值。

（7）吸氧　单位为升/分（L/min），可根据实际情况在相应栏内填入数值，不需要填写数据单位，并记录吸氧方式，如鼻导管、面罩等。

（8）出入量

①内容　入量单位为毫升（ml），入量项目包括：使用静脉输注的各种药物、口服的各种食物和饮料以及经鼻胃管、肠管输注的营养液等；出量单位为毫升（ml），出量项目包括：尿、便、呕吐物、引流物等，需要时，写明颜色、性状。

②记录方法　上午7时至次日上午7时（为24h），要注明出量及入量的具体时间。记录同一时间的摄入量和排出量，应自同一横线上开始，记录不同时间的摄入量或排出量均应各自另起一行。记录出入量时除填写量外、应将颜色性状记录于病情栏内，每班小结一次，于7：00将24h出入量总结于护理记录单上，不足24h在时间栏内写实际时间，用红笔上下划红线标识，于末栏签全名。然后再记录在体温单上。

（9）皮肤情况　根据患者皮肤出现的异常情况选择填写，如压疮、出血点、破损、水肿等。

（10）管路护理　根据患者置管情况填写，如静脉置管、导尿管、引流管等。

（11）病情观察及措施　简要记录护士观察患者病情的情况，以及根据医嘱或者患者病情变化采取的措施。抢救患者应在班内或抢救完毕立即书写抢救护理记录；对病危患者应当根据病情变化即时书写护理记录，记录的时间应具体到分钟，病情变化应随时记录；手术后患者须按专科护理常规观察生命体征、伤口及引流情况、麻醉方式、手术的名称并按医嘱要求做好记录；若病情好转，医嘱取消病危或病重时，应在患者记录单上注明病情稳定记录。停记护理记录单。

四、手术清点记录

手术清点记录内容包括患者科别、姓名、性别、年龄、住院病历号（或病案号）、手术日期、手术名称、输血情况、术中所用各种器械和辅料数量的清点核对、手术器械护士和巡回护士签名（表9-5、表9-6）等。手术清点记录应当在手术结束后即时完成，由手术器械护士和巡回护士签名；无菌包灭菌指示卡经检查后粘贴于粘贴处，植入体内医疗器具的标识粘在背面。

（吴林秀　王立民）

表9-1 体温单

姓名		年龄	性别	科别	床号	入院日期	住院病历号	

日　　期	2010-03-26	27	28	29	30	31	04-01
住院天数	1	2	3	4	5	6	7
手术后天数							

时　间	2 6 10 14 18 22	2 6 10 14 18 22	2 6 10 14 18 22	2 6 10 14 18 22	2 6 10 14 18 22	2 6 10 14 18 22	2 6 10 14 18 22

脉搏(次/分)	体温(℃)	
180	42	入院 — — 九时四十分
160	41	
140	40	
120	39	
100	38	
80	37	
60	36	
40	35	

呼吸(次/分)							
血压(mmHg)	130/80	135/85	130/75	125/75	140/90	130/85	125/80
入量(ml)	2000	1900	0	2600	2200	2200	2000
出量(ml)	1000	1000	1200	1100	1300	1400	1400
大便(次/日)	1	0	0	1	0	1	1
体重(kg)	68	卧床					
身高(cm)	170						

表 9 - 2 长期医嘱单

姓名　　　　　科别　　　　　　床号　　　　　　住院病历号

开　始					停　止			
日期	时间	医　嘱	医师签名	护士签名	日期	时间	医师签名	护士签名

表 9 - 3　临时医嘱单

姓名　　　　　　　　　　科别　　　　　　床号　　　　　　住院病历号

日期	时间	医　嘱	医师签名	执行护士签名	执行时间

表 9-4　护理记录单

科别＿＿＿＿　姓名＿＿＿＿　年龄＿＿＿＿　性别＿＿＿＿　床号＿＿＿＿　住院病历号＿＿＿＿　入院日期＿＿＿＿　诊断＿＿＿＿

日期 时间	意识	体温 ℃	脉搏 次/分	呼吸 次/分	血压 mmHg	血氧饱和度 %	吸氧 L/min	入量 名称	入量 ml	出量 名称	出量 ml	出量 颜色性状	皮肤情况	管路护理	病情观察及措施	护士签名

（吴林秀　王立民）

表9-5 手术清点记录（正面）

科别_____ 姓名_____ 性别_____ 年龄_____ 住院病历号_____

手术日期_____ 年_____ 月_____ 日 手术名称_____

输血：血型_____ 血液成分名称_____ 血量_____ ml

器械名称	术前清点	术中加数	关体腔前	关体腔后	器械名称	术前清点	术中加数	关体腔前	关体腔后
卵圆钳	咬骨钳								
巾钳	骨刀、凿								
持针钳	拉钩								
组织钳	刮匙								
大弯血管钳	脊柱牵开器								
弯血管钳	腹腔牵开器								
直血管钳	胸腔牵开器								
蚊式钳	有齿镊								
直角钳	无齿镊								
扁桃腺钳	刀柄								
柯克钳	手术剪								
胃钳	吸引头								
肠钳	电烧（头）								
取石钳									
胆石刮									
胆道探子	大纱垫								
肾蒂钳	小纱垫								
输尿管钳	纱布								
沙式钳	纱条								
持瓣钳	棉片								
阻断钳	棉签								
肺叶钳	阻断带								
心房钳	花生米								
心耳钳	缝针								
哈巴狗	注射器								
气管钳	针头								
剥离子	棉球								
髓核钳									

手术器械护士签名 _____ 巡回护士签名 _____

表 9 – 6　手术清点记录（背面）

体内植入物条形码粘贴处：

填表说明：

1. 表格内的清点数必须用数字说明，不得用"√"表示。

2. 空格处可以填写其他手术物品。

3. 表格内的清点数目必须清晰，不得采用刮、粘、涂等方法涂改。

本表为参考表，由于不能涵盖所有手术器械，建议医院根据实际设定器械名称。

本表为参考表，医院应当根据本院各专科特点设定记录项目

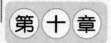

Grodon十一项功能性健康形态模式

学习目标

1. 掌握功能性健康形态的意义与作用。
2. 掌握十一项功能性健康形态的基本知识、评估内容与方法。
3. 熟悉各功能性健康形态的相关护理诊断。

【引导案例】

王女士，50岁，患慢性粒细胞性白血病10年，近2月来出现低热、全身乏力、体重下降伴胸骨疼痛，2天前开始牙龈出血不止而入院。王女士怀疑自己的疾病已经发生急性变，十分紧张，多次跟家里人说自己的病已经治不好了，并对同室病友说自己觉得没有活下去的必要了，不想再拖累家人，因此不愿住院治疗。

请问：护理工作者根据功能性健康形态可做出哪些形态评估？相应的护理问题有哪些？

十一项功能性健康形态由 Morjory Gordon 于1982年提出，其作为护理评估的理论框架及护理问题的分类系统，被广泛应用于临床，指导护理工作者系统地收集、分类和组织护理对象的健康资料。

第一节　概　　述

现代医学模式为生物－心理－社会医学模式，该模式认为人不仅具有生物性，而且具有社会性。人是统一的整体，医学应将生物、心理、社会因素结合起来研究人类健康与疾病的发生、发展与变化规律。强调护理工作要以患者为中心，提供包括生理、心理、社会与文化和精神各层面的综合护理，即整体护理。

1974年，Marjory Gordon 在波士顿大学教授护理评估和护理问题期间，最早发展了功能性健康形态（functional health patterns，FHPs）的理论框架；后广泛听取护理学者、临床护士专家和按照该理论框架在临床实践的护士们的意见，做出相应的修改，于1987年提出了现在国际通用的十一项功能性健康形态模式，该模式既是护理评估的理论框架，又是护理问题的分类系统。护士利用 FHPs 模式能较全面系统地收集分析患者的健康资料，从而更好地提供整体护理。

第二节　健康感知与健康管理形态

健康感知与健康管理形态（health perception and health management pattern）主要涉及个体的健康观念和如何管理自己的健康，其内容主要包括个体对自己健康状态的认识和感受，以及个体为维护自身健康所采取的行为等。Gordon 认为该形态是 11 个功能性健康形态中最基本的形态，其他功能性健康形态均可视为健康管理的特殊方面。

一、基本知识

（一）健康感知

1989 年 WHO 提出的健康定义是"健康不仅是没有疾病，而且包括躯体健康、心理健康、社会适应良好和道德健康"。从护理的角度讲，疾病是一个人的生理、心理、社会、精神、感情受损的综合表现，疾病不是一种原因的简单结果，而是人类无数生态因素和社会因素作用的复杂结果。健康不是绝对的，从健康到疾病是一个动态的连续过程。健康感知（health perception）涉及人们对健康的认识。个体对健康的认识常受其自身文化背景、知识水平、宗教信仰等的影响而不同。

（二）健康维护

健康维护（health maintenance）是个体为维持理想的健康状态所采取的规律锻炼、控制压力、平衡膳食等各种活动。个体对健康的认识以及个体的健康管理能力是影响个体参与健康维护活动的两个重要因素。

（三）健康保护

健康保护（health protection）是指针对某个病因明确并有特异预防手段的疾病采取的干预措施，也包括针对暴露于某种危险因素的高危人群采取的干预措施，旨在防止疾病的发生，如预防接种、职业防护、食盐加碘等。

（四）健康促进

健康促进（health promotion）直接作用于那些已知能增加发病危险的因素，避免其产生和形成，旨在促进行为和环境向有益于健康方向转变的活动。健康促进的措施分为针对人和环境两类，前者旨在促进个体和群体的行为与生活方式的改变，如合理营养和锻炼、建立良好的生活方式等；后者旨在促进环境的改变，如改善环境卫生、提供清洁安全的饮水、公共场所禁止吸烟等。

（五）健康行为

健康行为（health behavior）是指人们从事的所有维护、保护和促进当前健康的活动，包括自主行为和依从行为。自主行为是指个体自己选择的用于促进个体当前健康的行为，如戒烟、戒酒等；依从行为是指个体接受、服从治疗护理计划或健康促进计划的客观行为及其程度，如肺结核患者遵医嘱规律服药等。

（六）疾病预防

疾病预防（preventing diseases）包括三个水平。一级预防是指在疾病尚未发生时针对致病因素采取的措施，包括健康促进与健康保护；二级预防是在疾病潜伏期为阻止疾病或延缓疾病发展而采取的措施，包括早期发现、早期诊断、早期治疗；三级预防是指在疾病的临床期，为防止疾病恶化、并发症和病残，促使残疾者功能和心理康复而采取的措施，包括对症治疗/护理、康复治疗/护理、病情监测等。

（七）健康危险因素

健康危险因素（health risk factors）是指使疾病或伤害发生率增高的因素，包括人体内、外环境中各种现存的或潜在的有害因素。人体内环境即人体生理、心理环境，人体外环境包括自然环境和社会环境。常见的健康危险因素有：①年龄因素，如老年人感知功能减退等；②生物学因素，如血糖升高等；③遗传因素，如家族中有患遗传性疾病者；④心理因素，如抑郁、焦虑等；⑤生活方式，如喜爱高脂饮食、酗酒、吸烟、吸毒等；⑥环境因素，如水的污染、危险职业、不良居住条件等。

二、评估内容与方法

对健康感知与健康管理形态的评估基于对健康感知、健康维护、健康保护、健康促进、健康行为、疾病预防及危险因素的理解之上。

（一）健康感知

即评估个体对健康的理解及对自我健康状态的感受。

1. 问诊 询问个体对健康的理解及对自己健康状况的评价。如：您认为什么是健康？您觉得自己总体上的健康状况如何？您觉得自己的健康状况与同龄人相比如何？您曾经有没有患过疾病？是否做过手术？有没有生病住过院？是否对某些食物、药物或是花粉尘埃等过敏？

2. 观察 观察个体的一般健康状态，并与个体对自身健康状况的判断相比较，以判断问诊资料的准确性。

3. 实验室及其他辅助检查 将检查的客观结果与个体对自身健康状况的判断相比较，对其健康感知做出评价。如高血压患者自觉血压控制良好，但实验室检查结果显示血压过高，提示患者存在健康感知障碍。

（二）健康管理

即评估个体为维护自身健康所采取的健康照顾行为和计划。

1. 问诊 主要内容为询问个体为维持健康所采取的措施，进行自我检查的意识及能力水平，进行常规健康检查和预防接种情况，遵从医疗护理计划或健康指导的依从性等。如询问："您采取了哪些措施维持自己的健康？您知道需要定期为身体做一些自我检查吗？您知道如何做自我检查吗？您是否进行常规健康检查？您是否按时预防接种？您是否遵从医生和护士完成治疗和护理呢？您是否遵从医护人员的健康指导？"注意在询问自我检查方面，询问的重点因人而异，如糖尿病患者，应重点询问其自测血糖、尿糖的能力；高血压患者，重点询问其自测血压的能力；如为成年女性，重点询问其能否进行乳房自检，多长时间一次。

2. 实验室及其他辅助检查 通过分析检查结果，判断个体的健康管理情况，如血胆固醇升高、血糖不稳定等提示个体不能实施良好的健康管理。

（三）影响健康感知与健康管理的因素

影响服务对象健康感知与健康管理的因素主要有健康价值观、健康咨询资源、健康管理的能力。

1. 健康价值观 评估方法主要为问诊。健康价值观主要涉及个体对健康重要性的认识及有关健康控制的观念。①个体对健康重要性的认识可通过询问"您认为健康是否重要？"予以评价。②个体对健康控制的观念可分为两种：一是内控型，认为自己的健康与否在于自己是否悉心照顾，自己对自己的健康负责；二是外控型，认为自己的健康受他人或神灵控制，应由他人来负责自己的健康问题。可通过询问"有人认为人们应对自己的健康负责任，有人则认为健康与否由不得自己，是天命，您如何看待呢？"等问题来了解个体有关健康控制的观念。个体的健康控制观与其健康管理行为密切相关，内控型多能较好地实施自我健康管理，外控型常以听天由命的态度对待自己的健康问题。

2. 健康咨询资源 评估方法主要为问诊。个体在患病或遇到问题时，通常会选择家庭成员、朋友、医护人员、书籍或互联网作为健康咨询的对象，通过询问"当您生病或者遇到健康问题时，您会找谁？"了解个体在患病或遇到健康问题时咨询的主要对象，并评估可能获得的信息的正确性。健康咨询资源可影响人们对健康的感受和所采取的健康管理行为。

3. 健康管理能力

（1）问诊 询问并评估影响其健康管理行为的原因，了解导致其不能采取健康管理行为的困难或特殊限制，如询问："您的听力如何？视力如何？您能理解健康指导手册吗？哪些因素妨碍了您遵从健康指导？您是否知道您所从事的职业需要采取什么安全防护？"等。

（2）观察和身体评估 ①通过观察个体的外表、认知功能、情绪状态以及检查体型与四肢形态、躯体活动情况来判断个体的健康管理能力。如测量个体的身高和体重，判断有无肥胖或消瘦以及是否存在四肢残缺等影响健康管理能力的情况；检查躯体与关节活动情况，躯体活动障碍可影响维护健康行为所需的活动。②通过观察个体测量血压、血糖或乳房自检的过程，评估其技能水平。

（四）健康危险因素

1. 问诊 包括：①遗传因素，询问个体有无心血管疾病、高脂血症、糖尿病、癌症等家族史。②生活方式，询问个体是否吸烟、酗酒或吸毒；询问个体每日的活动量，是否进行常规锻炼；询问其饮食情况；必要时询问个体的性生活方式，并评估是否会危害个体健康。③环境，询问个体家庭或工作环境中是否存在健康危险因素。家庭环境中的常见危险因素有居住拥挤、食物储藏条件差、卫生状况差、饮水不符合卫生标准、卫生间地面无防滑处理、杀虫剂等化学物品放置不妥善等。工作环境中的常见危险因素有放射线、粉尘、高温、噪声、高空作业等。

2. 观察 观察个体所处的工作、家庭或医院环境中有无影响健康的危险因素存在。如卫生状况差、空间狭小、食物储藏条件差、饮水不符合卫生标准、杀虫剂等化学物品放置不妥善、照明不良、通风不良、电线裸露等。观察的范围和重点因个体年龄、生理和精神状态的不同而异。如老年人，应特别注意卫生间地面是否有防滑处理；儿童应特别注意室内电器设备及插座是否安全等。

三、相关护理问题

1. 健康的护理问题

健康的护理问题包括：

（1）寻求健康行为（具体说明）；

（2）处理治疗计划有效。

2. 有危险的护理问题

有危险的护理问题包括：

（1）有生长不成比例的危险；

（2）有发育迟缓的危险；

（3）有受伤的危险；

（4）有感染的危险；

（5）有摔倒的危险；

（6）有中毒的危险；

（7）有窒息的危险。

3. 现存的护理问题

现存的护理问题包括：

（1）处理治疗计划不当/无效；

（2）健康维护低效/无效；

（3）生长和发育迟缓；

（4）成人缺乏生命活动。

第三节　营养与代谢形态

营养与代谢形态（nutrition – metabolism pattern）涉及个体食物和液体的摄入与利用及其影响因素，包括营养、体液平衡、组织完整性和体温调节四个方面。这四个方面在功能上相互关联，共同维持人体的营养与代谢。

一、基本知识

（一）营养

营养是人体吸收和利用食物或营养物质的过程，包括摄取、消化、吸收和体内利用。人体为了维持生命和健康、保证正常的生长发育和活动，每天必须通过饮食摄取足够营养物质。食物中能被人体消化、吸收和利用的成分称营养素。人体需要的各类营养素主要包括蛋白质、脂肪、糖类、各种矿物质、维生素和水等六类。某种营养素长期摄入不足或过多均可导致相应的营养不足或过剩。我国营养学家推荐成人脂肪、糖类、蛋白质这三种营养素的供能分别占总能量的 20% ~ 25%，55% ~ 65%，10% ~

14%，胆固醇摄入量宜在300mg/d以下。

膳食是指各种食物组成的主食，包括米饭、面食和各种菜肴。平衡膳食（well-balanced diet）是指膳食中所含的营养素种类齐全、数量充足、比例适当，营养素的供给与人体需要保持平衡状态。我国的饮食习惯为一日三餐，两餐间隔时间为4～6h，一般早餐、中餐、晚餐各占全天总热量的25%～30%，35%～40%，30%～35%。三餐要求定时定量，不偏食挑食，不暴饮暴食。

（二）体液

体内的水与溶解在其中的电解质统称为体液。水是体液中最主要的成分，也是构成人体最重要的营养素。正常成人每日通过饮水、食物含水及食物代谢内生水等方式摄入水，摄入水量大致等于通过尿液、皮肤蒸发、肺呼出和粪便等方式排出水的量。体内水过多或过少均会影响组织器官的正常功能，甚至危及生命。

（三）组织完整性

皮肤和黏膜将人体保护起来，使人体对外界形成了一个密闭的系统，当有害物质想侵入人体时，皮肤和黏膜就成为机体的第一道防线。上述功能有赖于皮肤和黏膜的完整性，而其完整性又与机体的营养状态和局部血液循环状况密切相关，任何能影响营养、局部血液循环状况、体液平衡的因素均可导致皮肤黏膜完整性受损或有受损的危险。

（四）体温调节

体温调节是指机体将其内在体核温度调节在一个较窄的范围内的能力。正常情况下，机体可通过调节产热与散热将体温维持在相对恒定的状态，保证正常细胞的代谢功能。体温下降时，皮肤血管收缩，散热减少，热量得以保存；体温升高时，皮肤血管扩张，显性出汗增加，散热增加。任何导致体温中枢调节功能紊乱，产热与散热失衡的因素，均可以导致体温过低或过高。

二、评估内容与方法

（一）营养

1. 问诊

（1）饮食习惯　询问个体的饮食习惯，了解其宗教信仰和文化背景，询问每天就餐的时间，次数及就餐环境；询问个体的饮食嗜好，了解其喜爱的食物和不喜爱的食物种类；询问个体有无特殊的饮食要求及食物过敏史，判断其摄食是否合理。

（2）膳食评估　膳食评估的主要内容包括：每日摄入食物的种类和量、能量是否足够、供能营养素占能量的比例是否符合要求、各类营养素的量及比例是否合适等。最简便的评估方法是询问个体每日主食、蔬菜、水果、奶制品、豆类、肉类、鱼类和脂肪的摄入情况，其他的评估方法有24h回顾法、食物摄取频率法、膳食日记、食物摄取观察法等。将收集到的资料与平衡饮食对照，评估个体食物摄入的合理性和营养需要满足的程度，有无营养失调或与之相关的危险因素。

（3）饮食知识　询问个体是否熟悉食物的类型、品种，每类食物在膳食中的重要性及每天推荐摄入量。对于需特殊饮食的个体，应询问其是否了解自己的饮食方案及实施过程，询问其能否遵从医院饮食的要求。

（4）营养失调的危险因素　询问个体的经济收入，个体对食品的购买受经济水平的影响；询问个体的受教育水平，其受教育水平可影响个体对食物的选择；询问个体有无因偏食或食物加工烹调不合理所致营养物质摄取不足、过多或比例不当引起的营养失调；询问个体是否患有导致咀嚼、吞咽困难的口、咽、食管疾病；是否有导致摄食过少、过多或偏食的食欲异常或精神因素；是否患有导致营养物质消化、吸收障碍的消化道疾病；询问个体是否服用过导致恶心、呕吐等消化道反应的药物，如甲硝唑等；是否服用过影响铁剂吸收的 H_2 受体拮抗剂等；生长发育的儿童，及妊娠、哺乳的特殊人群，其机体对营养物质的需求增加，应询问是否有供应不足引起的营养失调；询问个体是否患有影响清蛋白合成的严重肝病；是否有导致机体对营养物质的需求增加的疾病，如肿瘤、甲亢等。

2. 身体评估　参见第四章第一节。

3. 实验室检查　血清总蛋白、清蛋白、转铁蛋白可反映体内蛋白质的水平；血清总胆固醇升高、高密度脂蛋白降低、低密度脂蛋白是心血管疾病的危险信号；总淋巴细胞计数是反映机体细胞免疫状态的指标，营养不良时由于细胞免疫受损总淋巴细胞计数下降。

（二）体液

1. 问诊　询问每日饮水、食物摄取量、尿液、粪便、出汗量，评估个体出入液量是否平衡，病情需要时应每天记录液体的出入量；询问个体有无导致体液失衡的疾病，如肾功能衰竭等；询问个体有无应用与体液失衡有关的药物，如速尿等。

2. 身体评估　测量体重、脉搏、血压、呼吸；检查个体有无水肿或脱水征，观察水肿的部位、程度、皮肤是否有渗液等；听诊肺部有无湿啰音；观察有无颈静脉怒张。体液量不足时可表现为皮肤黏膜干燥、皮肤弹性降低、双侧眼球内陷等；体液量过多时可有体重增加、脉搏增快、肺部湿啰音、呼吸急促、血压升高、颈静脉怒张、水肿等体征。

（三）组织完整性

检查个体皮肤、黏膜有无破损、出血、水疱、压疮、溃疡或继发感染；评估个体是否存在皮肤完整性受损的危险因素，如营养不良、心功能不全、局部血循环障碍、感觉和运动功能障碍、水肿、消瘦等。

（四）体温

测量个体体温；评估有无导致体温失调的危险因素，如是否患有感染性疾病、脱水、皮肤功能障碍、颅脑疾病或外伤、内分泌或代谢性疾病、严重营养不良、暴露于过热或过冷的环境、年龄过大或过小等。

三、相关护理问题

1. 有危险的护理问题

有危险的护理问题包括：

（1）有营养失调的危险，高于机体需要量；

（2）有体液失衡的危险；

（3）有体液不足的危险；

（4）有皮肤完整性受损的危险；

（5）有乳胶过敏反应的危险；

（6）有感染的危险；

（7）有体温失调的危险。

3. 现存的护理问题

现存的护理问题包括：

（1）婴幼儿喂养形态不当/无效；

（2）营养失调，低于机体需要量；

（3）营养失调，高于机体需要量；

（4）牙齿异常；

（5）口腔黏膜受损；

（6）吞咽障碍；

（7）体液过多；

（8）体液不足；

（9）皮肤完整性受损；

（10）乳胶过敏反应；

（11）体温调节无效；

（12）体温过低；

（13）体温过高。

第四节　排泄形态

排泄形态（elimination pattern）主要涉及个体排便与排尿的功能，包括个体自觉的排泄功能状态，排泄时间、方式、量和质的改变或异常，以及泻药、排泄辅助器具、各种引流装置的使用情况。

一、基本知识

（一）排便

排便是指粪便自肠道排出体外的过程。粪便的形成与排放有赖于肠道正常的吸收、蠕动功能以及各种正常的神经反射，同时也与摄入量以及食物的成分相关。正常人排便时间较规律，但个体差异大。正常粪便色黄、成形，其主要成分为食物残渣。

（二）排便异常

排便异常包括腹泻、便秘和排便失禁。腹泻是指以排便次数增多和排出稀便为特征的排便异常，粪便中可含有未消化的食物、黏液或脓血等异常成分；便秘是指以排便次数减少、粪便干硬和排便困难为特征的排便异常；排便失禁是指肠道内气体或粪便失去控制，不自主地自肛门漏出。

（三）排尿

由肾脏生成的尿液经输尿管先暂时贮存在膀胱内，贮尿量达到一定程度时，可刺激膀胱壁牵张感受器，经过一系列神经反射，最终经尿道排出。正常成人日间排尿4～5次，夜间0～1次，每次尿量约300ml，排尿时无不适，不费力，排尿后尿意完全消失。

（四）排尿异常

排尿异常包括尿频、尿急、尿痛、排尿困难、尿潴留、尿失禁等。尿频是指有尿意的排尿次数明显增多，每日排尿次数达10次以上；尿急是指一有尿意即迫不及待地需要立即排尿，难以控制；尿痛是指排尿时膀胱区及尿道感到疼痛；排尿困难是指排尿不畅，表现为排尿费力、尿线变细或中断等；尿潴留是指膀胱胀满而尿液不能排出；尿失禁是指膀胱内尿液失去控制不自主地流出。

二、评估内容与方法

（一）日常排泄形态

主要评估方法为问诊，即询问个体每天排便和排尿的次数、量、颜色、性状及近来有无改变。

（二）排泄异常的类型及严重程度

1. 排便异常

（1）问诊　①询问有无排便次数减少、排便困难、粪便干硬，伴排便时直肠胀满感、腹胀、排便时肛门疼痛等便秘的症状，确认是否有便秘及其严重程度；询问个体是否使用泻药、肛栓或灌肠通便，并了解所用通便剂的类型、使用频率，判断其是否合理。②询问个体有无排便次数增多、排出稀便，伴排便急迫感、腹绞痛等腹泻的症状。③询问个体是否有对肠道气体和粪便失去控制能力等排便失禁的症状。

（2）身体评估　①评估有无便秘的体征，如便秘时腹部膨隆、肠鸣音减弱；观察肛门及周围有无痔疮、肛裂等；通过直肠指检了解直肠内有无粪便嵌顿等；观察个体情绪状态，便秘者多有精神紧张、焦虑等。②评估有无腹泻的体征，如腹泻伴肠鸣音增强；观察个体情绪状态，腹泻者多有焦虑、烦躁不安等。③评估有无排便失禁的体征，嗅诊个体身上有无异味，通过直肠指检了解肛门括约肌的紧张度等；观察个体的意识和精神状态，意识障碍或认知功能受损者常可发生排便失禁。

（3）实验室及辅助检查　粪便的量和性质可反映排便形态有无异常（参见第六章）；腹部平片、钡餐灌肠或纤维结肠镜检查可用于便秘或腹泻病因的检查。

2. 排尿异常

（1）问诊　询问个体有无尿频、尿急、尿痛、排尿困难、尿潴留、尿失禁的相关症状，初步确认个体是否存在排尿形态改变。如为尿失禁的患者，应进一步询问以确定尿失禁的类型。包括：①询问尿失禁是否仅在咳嗽、打喷嚏、大笑等腹压骤然增高的情况下发生，且通常一次溢出尿量小于50ml，若符合则多为压力性尿失禁。②询问尿失禁前是否表现为尿意紧急，来不及如厕即有尿液不自主流出，常伴有尿频和夜尿症，若符合则多为急迫性尿失禁。③询问排尿间隔是否规律，两次排尿间能否保持干燥，有无尿意，若排尿间隔规律，两次排尿期间能保持干燥，患者无尿意，多为反射性尿失禁。④询问尿液是否持续滴漏，若尿液持续滴漏，且无尿意，多为完全性尿失禁。⑤是否不能明确回答上述各问题，若不能明确回答上述各问题者，应疑为功能性尿失禁，见于非泌尿生殖系统因素如活动受限、行动迟缓或认知功能受损等导致不能正常如厕所致。

（2）身体评估　嗅诊个体身上有无异味，注意有否使用尿垫或导尿管；尿失禁的患者，应观察躯体活动能力，有无活动受限或行动迟缓，观察手的灵巧性，注意其能否及时脱解衣服，确认个体是否为功能性尿失禁；观察其情绪状态，尿失禁者多伴有自卑、愤怒或抑郁；检查有无尿潴留的体征，尿潴留者下腹部膨隆，耻骨上区可触及圆形、张力较高的囊性物，不能推动，叩诊浊音；检查男性有无前列腺肥大，前列腺肥大导致排尿异常；检查女性有无阴道黏膜干燥、发红或变薄等提示雌激素水平降低的体征，激素水平降低可引起尿道括约肌松弛；观察个体的意识和精神状态，意识障碍或认知功能受损者常可发生排尿失禁。

（3）实验室及辅助检查　尿液的量和性质可反映排尿形态有无异常（详见第六章）；肾盂造影可显示肾盂、输尿管和膀胱的功能结构，以及膀胱颈有无梗阻；残余尿检查可测定排尿后膀胱内的剩余尿量，用于评估膀胱的排尿功能，剩余量小于50ml 为正常，大于200ml 为异常，介于这两者之间的应结合临床表现具体分析。

（三）引起排泄异常的危险因素

1. 引起排便异常的危险因素　评估方法主要为问诊。①询问个体是否患有导致排便形态异常的疾病，如胃肠道疾病、甲亢、脊柱损伤、脑卒中等；是否因疾病或手术影响躯体活动能力、食物和水的摄取能力、认知功能等导致排便形态改变。②询问个体有无服用对胃肠道功能有影响的药物，如泻药可致腹泻，但长期使用会加重便秘；镇静止痛药、抗胆碱能药等因抑制肠蠕动可引发便秘。③询问个体饮食中是否缺乏粗纤维食物，是否生活规律，是否进行规律锻炼，近期作息时间有无改变，是否工作繁忙，是否有如厕环境改变或方式改变等引起排便异常的日常生活习惯及其改变。④询问近期是否有精神紧张、焦虑等导致排便形态改变的危险因素。⑤注意观察且询问个体是否因疾病或年老体弱致躯体移动能力下降而不能及时如厕，或手指灵活性减退不能及时解衣等引起不完全性排便失禁。

2. 引起排尿异常的危险因素　评估方法主要为问诊。①询问个体有无影响排尿的疾病。如尿路感染、尿路结石、膀胱或尿道肿瘤、尿道外伤、前列腺肥大、中枢神经系统疾病、糖尿病以及活动受限等。②询问个体是否服用抗胆碱能药或交感神经阻滞剂等，前者可抑制膀胱收缩，导致尿潴留或尿失禁，后者使尿道括约肌松弛，可致压力性尿失禁；有无服用使尿量和排尿次数增多的利尿剂。③有无液体摄入不合理，过多或过少；近期有无精神紧张等；有无年老体弱、多次妊娠或缺乏锻炼导致盆底肌和尿道括约肌张力下降；有无认知功能障碍；有无躯体活动功能减退引起的功能性尿失禁。

（四）个体排泄的自理行为和知识水平

评估方法主要为问诊。询问个体预防和处理排便异常所采取的措施并予以评价，如日常饮食情况、活动与运动情况、泻药或止泻药物的使用情况；询问个体是否具备预防与处理排尿异常的知识，或对已采取的预防与处理排尿异常的措施予以评价，如尿路感染者是否增加饮水量，是否保持会阴部清洁等，急迫性尿失禁者是否进行膀胱锻炼，功能性尿失禁者是否注意寻找并去除导致尿失禁的原因，压力性尿失禁者是否进行盆底肌锻炼等。

三、相关护理问题

1. 有危险的护理问题

有危险的护理问题包括：

（1）有便秘的危险；

（2）有急迫性尿失禁的危险。

2. 现存的护理问题

现存的护理诊断问题：

（1）排尿异常；

（2）尿潴留；

（3）完全性尿失禁；

（4）功能性尿失禁；

（5）反射性尿失禁；

（6）急迫性尿失禁；

（7）压力性尿失禁；

（8）大便失禁；

（9）腹泻；

（10）便秘；

（11）感知性便秘。

第五节　活动与运动形态

活动与运动形态（activity – exercise pattern）主要涉及个体日常生活中活动、休闲娱乐以及锻炼的方式，也包括与之相关的活动能力、活动耐力与日常生活自理能力。

一、基本知识

（一）活动与运动的生理学基础

人体的活动与运动同下列系统的功能密切相关。①运动系统：骨骼和肌肉良好的功能状态是人体活动和运动的最基本条件。②神经系统：肌肉运动受神经支配，支配骨骼运动的神经功能障碍将导致活动与运动障碍。③心血管及呼吸系统：人体活动与运动时所需能量来源于机体的有氧或无氧代谢，其中日常生活活动与耐力运动主要由有氧代谢供能，强度运动则主要由无氧代谢供能。有氧代谢需要氧气，其代谢水平与心、肺功能密切相关。心排血量减少或肺功能障碍均可导致肌肉氧供不足，从而影响肌肉的有氧代谢，使机体活动与运动能力下降。

（二）活动、运动与健康的关系

活动对于维持人体的健康非常重要。①通过进食、饮水、排泄等活动来满足基本的生理需要。②通过活动让个体身心受益，如：身体活动有助于呼吸、循环、消化、排泄及骨骼肌肉的正常功能；思维活动可以协助维持个人意识功能和智力发展，防止大脑功能退化。③通过穿衣、修饰来满足美的需要。④通过与人交往来满足爱与归属的需要。⑤通过学习和工作来满足自我实现的需要。

（三）活动与运动受限对机体的影响

由于活动受限，人在生理、心理、社会交往方面都会受到影响。①对骨骼肌肉系统的影响：可导致骨骼肌肉蜕变，表现为肌肉萎缩、骨质疏松和关节挛缩。②对心血管系统的影响：主要包括直立性低血压、心脏负荷加重、深静脉血栓形成。③对呼吸系统的影响：主要包括呼吸运动减弱、呼吸道分泌物蓄积、缺氧和二氧化碳潴留、肺不张等。④对皮肤的影响：长期卧床或躯体移动障碍可导致皮肤抵抗力下降，容易发生压疮。⑤对泌尿系统的影响：可引起排尿困难，尿潴留、尿道结石和泌尿道感染。⑥对消化系统的影响：可引起食欲下降和便秘。⑦对心理社会方面的影响：可使个体产生情感、行为、感觉和应对方面的变化，以及家庭和社会功能的困难。

（四）活动耐力

活动耐力（activity tolerance）是指个体对活动与运动的生理和心理耐受力。

（五）日常生活活动能力

日常生活活动（activities of daily living，ADL）能力是指个体为维持基本生活所需的生活自理能力，包括衣、食、住、行和个人卫生。日常生活活动能力主要取决于活动耐力和躯体功能，同时也受到生长发育水平、价值观、信念、认知水平等的影响。

二、评估内容与方法

（一）活动与运动的形式

评估方法主要为问诊。要求被评估者描述一般情况下1天的活动量，包括日常生活活动、休闲娱乐活动和日常体格锻炼等。若个体无休闲娱乐活动或体格锻炼者，应询问其原因，如是否缺乏兴趣、没有时间或因疾病导致无法参加娱乐活动或进行体格锻炼。常规体格锻炼者，应进一步了解其运动的类型、频率、持续时间及其强度。强度多以运动前后的心率变化或被评估者的主观感觉来衡量。

（二）日常生活活动能力

1. 问诊 通过询问被评估者或家属获得关于日常生活活动能力的信息。

2. 身体评估 ①观察被评估者外表，注意衣着修饰和个人卫生状况，衣冠不整可提示日常生活活动能力下降；②通过直接观察个体实际生活中活动完成情况及是否需要借助辅助用具或他人进行帮助来评估其日常生活活动能力。

3. 量表评估 常用巴氏量表（Barthel Index）评估个体日常生活活动能力。（表10－1）

表 10-1 巴氏生活自理能力量表

项目	分数	内容说明
1. 进食	10□	自己在合理时间（约10s吃一口）可用筷子取食眼前的食物。若需要进食辅具
	5□	时，应会自行穿脱
	0□	需别人帮忙穿脱辅具或只会用汤匙进食
		无法自行取食或耗费时间过长
2. 个人卫生	5□	可以自行洗手、刷牙、洗脸及梳头
	0□	需要他人部分或完全协助
3. 上厕所	10□	可自行上下马桶、穿脱衣服、不弄脏衣服、会自行使用卫生纸擦拭
	5□	需要协助保持姿势的平衡、整理衣服或用卫生纸
	0□	无法自己完成
4. 洗澡	5□	能独立完成（不论是盆浴或沐浴），不需别人在旁
	0□	需别人协助
5. 穿脱衣服	10□	能自己穿脱衣服、鞋子，自己扣扣子、拉拉链或绑鞋带
	5□	在别人协助下，可自己完成一半以上的动作
	0□	不会自己做
6. 大便控制	10□	不会失禁，能自行灌肠或使用肛塞剂
	5□	偶尔会失禁（每周不超过一次），需要他人协助使用灌肠或肛塞剂
	0□	失禁，无法自己控制且需他人处理
7. 小便控制	10□	能自己控制不会有失禁，或能自行使用并清洁尿套、尿袋
	5□	偶尔会失禁（每周不超过一次）或尿急（无法等待放好便盆或及时赶到厕所）
	0□	或需要他人协助处理尿套
		失禁，无法自己控制且需他人处理
8. 平地行走	15□	使用或不使用辅具，皆可独立行走50m以上
	10□	需他人稍微扶持或口头指导才能行走50m以上
	5□	虽无法行走，但可以操作轮椅（包括转弯、进门及接近桌子、床沿）并可推行
		轮椅50m以上
	0□	完全无法自行行走，需别人帮忙推轮椅
9. 上下楼梯	10□	可自行上下楼梯，可使用扶手、枴杖等辅具
	5□	需他人协助或监督才能上下楼梯
	0□	无法上下楼梯
10. 上下床或椅子	15□	整个过程可独立完成
	10□	移动身体时需要稍微协助、给予提醒、安全监督
	5□	可以自行坐起，但从床上坐起时或移动身体时需要他人协助
	0□	不会自己移动
总分		

评价标准：完全依赖，0~20分；严重依赖，21~40分；显著依赖，41~60分；功能独立，61~100分

（三）活动耐力

1. 问诊　通过询问被评估者活动后有无疲乏、胸闷、胸痛、呼吸困难、心悸、出冷汗、四肢和腰背痛、头昏等症状来评估其活动耐力。

2. 身体评估　①观察被评估者皮肤黏膜、指甲颜色，若皮肤黏膜苍白、发绀伴杵状指等均为机体缺氧的体征，多伴活动耐力下降。②动态、连续地观察生命体征是有效评估活动耐力的方法之一。

3. 实验室及辅助检查　可通过血细胞计数、血红蛋白、红细胞比容、血气分析、心血管功能、肺功能检查评估个体活动耐力。

（四）影响活动及活动耐力的因素

1. 问诊　①询问被评估者是否患有心血管系统、呼吸系统疾病或骨、关节与肌肉和神经系统疾病，引起疼痛、损伤、神经功能障碍、无力、残障或疾病治疗需要等导致机体活动及活动耐力受影响。②询问患者是否服用 β-受体阻滞剂、降压药、地高辛等药物。

2. 身体评估　①心血管系统和呼吸系统正常与否与机体的活动耐力密切相关。检查时注意被评估者有无胸廓畸形；有无心脏或肺部体格检查异常。②检查骨、关节和肌肉的外形，局部有无压痛、红肿，以及关节活动范围。骨关节形态异常、肌肉萎缩和关节活动范围缩小均提示躯体活动障碍。③检查神经系统，重点是与活动有关的感知功能、随意运动、肌力、平衡和协调功能。视力和听力障碍、肌力减退或消失、平衡或协调功能受损均可影响个体的活动能力。④观察个体是否因承受的情绪应激超过其适应范围，导致其发生情绪性活动能力下降。⑤观察被评估者是否有心理障碍。有一种癔病性瘫痪的患者，躯体并无器质性病变，神经功能也正常，只是因为心理障碍造成其失去活动能力。

3. 实验室及辅助检查　测定血清酶可了解是否有心功能受损；测定血脂，血脂异常是动脉粥样硬化、冠心病的高危因素，因而也是影响机体活动耐力的危险因素。

三、相关护理问题

1. 健康的护理问题　健康的护理问题有：婴幼儿有行为能力增强的愿望。

2. 有危险的护理问题　有危险的护理问题包括：

（1）有活动无耐力的危险；

（2）有废用综合征的危险；

（3）婴幼儿有行为紊乱的危险；

（4）有血管神经功能障碍的危险。

3. 现存的护理问题　现存的护理问题包括：

（1）活动无耐力；

（2）疲乏；

（3）心排出量减少；

（4）颅内适应力下降；

（5）持家能力障碍；

（6）婴幼儿行为紊乱；

（7）躯体移动障碍；

（8）床上移动障碍；

（9）借助轮椅移动障碍；

（10）轮椅转移障碍；

（11）行走障碍；

（12）娱乐活动缺乏；

（13）漫游；

（14）穿衣/修饰自理缺陷；

（15）沐浴/卫生自理缺陷；

（16）进食自理缺陷；

（17）入厕自理缺陷；

（18）清理呼吸道无效；

（19）气体交换受损；

（20）低效性呼吸形态；

（21）功能障碍性脱离呼吸机反应；

（22）组织灌注量改变，特定的。

第六节　睡眠与休息形态

睡眠与休息形态（sleep - rest pattern）涉及个体的睡眠、休息和放松，主要包括个体对 24h 中睡眠与休息的质和量、精力、日常睡眠行为，以及促进睡眠的辅助手段或催眠药的使用情况。

一、基本知识

（一）休息

休息（rest）是指在一定的时间内相对地减少活动，使人从生理和心理上得到松弛，消除或减轻疲劳，恢复精力的过程。它代表了一种精神放松，没有焦虑且身心平静的状态。休息的方式因人而异。

（二）睡眠

睡眠（sleep）是与觉醒交替循环的生理过程，是休息形式中最重要、最常见的一种。一个人在睡眠时，并非绝对失去意识，但身体的活动、对周围环境的知觉及反应明显地减少。

（三）睡眠的需求量

睡眠的需求量一般随年龄增长而逐渐减少，同时也受到健康状况、情绪、遗传因素以及文化背景的影响。新生儿每天的睡眠时间超过 16h，而成人仅需 6 - 8h。在疲劳、妊娠、手术或疾病状态下，为促进机体功能恢复和胎儿生长，睡眠的需求量增加。

（四）睡眠异常

1. 失眠　失眠（insomnia）是一种个体长期存在入睡和维持睡眠困难（多醒、多梦、睡不深、早醒）或低质量睡眠的症状。

2. 睡眠过多　睡眠过多（hypersomnia）是指睡眠时间过多或长期处于想睡的状态。一般其睡眠周期正常，唯一明显的异常是睡眠总时数过多。

3. 睡眠剥夺　睡眠剥夺（sleep deprivation）是指当睡眠受到干扰或打断时，睡眠数量和质量的下降，以及睡眠时间安排的昼夜颠倒。如疾病（发热、疼痛、呼吸困难）、药物、倒班制工作、环境干扰（如频繁的护理）及情绪应激都可导致睡眠剥夺。

二、评估内容与方法

（一）日常睡眠形态

1. 问诊　了解个体平时睡眠与觉醒的时间和节律，可通过询问个体睡眠时数、入睡时间、觉醒时间、夜间醒转次数、醒转时间和原因、白天小睡的时间和方式等获得相关资料。如询问"您每晚习惯睡多少小时？您通常什么时候就寝？是否需要午睡？您是否有入睡困难？睡着后是否容易被惊醒？您第二天晨起后是否觉得精力充沛？有无觉得疲劳，打哈欠的现象？"等。

2. 实验室及其他检查　可通过睡眠脑电图和多导睡眠图的监测，了解睡眠的结构和进程，有助于评估睡眠的质量。

（二）有无睡眠异常

1. 失眠

（1）问诊　询问个体是否自感睡眠不足、入睡困难、多醒或早醒以及有无睡眠不足引起白天精神状态的改变，初步判断个体有无失眠。在此基础上进一步询问失眠的病程，以判断是暂时性失眠还是持久性失眠，还需评估个体失眠的常见原因，如有无精神紧张、日夜倒班工作、时差反应、陌生的睡眠环境、噪声等。

（2）身体评估　注意观察个体日间有无困乏、无精打采、不断打哈欠、眼结膜充血、黑眼圈、揉眼睛、注意力减退、定向力减退、思维迟钝或烦躁、面部无表情等睡眠不足的表现，以综合判断个体是否存在失眠。

2. 睡眠过多

（1）问诊　询问个体白日有无经常困乏思睡及其严重度。

（2）量表测评　可采用嗜睡自评量表对患者进行测评，判断其是否存在嗜睡以及嗜睡的程度，常用的有 Epworth 嗜睡量表（表 10 - 2）。

表 10-2　Epworth 嗜睡量表

项目	得分			
1. 静坐或阅读时	0	1	2	3
2. 看电视时	0	1	2	3
3. 在开会等公共场所静坐不动时	0	1	2	3
4. 乘车 1h，中间不休息时	0	1	2	3
5. 午后卧床休息时	0	1	2	3
6. 与他人共坐对话时	0	1	2	3
7. 午后（未曾饮酒）静坐时	0	1	2	3
8. 汽车发生塞车坐在车中时	0	1	2	3

正常值为（5.9±2.2）。评分标准：0＝从不瞌睡；1＝有时瞌睡；2＝经常瞌睡；3＝极易瞌睡

（三）影响休息与睡眠的因素

休息与睡眠的影响因素常常不是由单一因素造成的，生理、心理和环境等许多因素均可影响休息与睡眠。评估方法主要有：①询问个体有无躯体不适，如疼痛、严重皮肤瘙痒、尿频、腹泻、饥饿、呼吸困难、高热等均可导致入睡困难或夜间频繁醒来。②询问有无摄入咖啡因、酒精和尼古丁，这类物质可引起失眠、睡眠质量下降、睡眠时间减少等。③询问有无不良情绪，如焦虑、悲伤、恐惧、孤独等均可导致入睡困难或早醒。④观察并询问有无不利的睡眠环境，如环境陌生、嘈杂、光线过强、气温过冷或过热等均可引起睡眠障碍。⑤询问有无时间倒错，如倒班工作、跨时区旅行等均可导致节律紊乱而影响睡眠。⑥询问有无服用影响睡眠的药物，如甲状腺素、可卡因、肾上腺糖皮质激素等均可兴奋中枢系统，导致失眠。⑦询问个体有无睡前习惯改变，如刷牙、洗脸、沐浴、常规的放松运动等，当睡前的活动习惯或卫生习惯不能得到满足时，很容易发生失眠。

三、相关护理问题

相关护理问题包括：
（1）睡眠形态紊乱；
（2）睡眠剥夺。

第七节　认知与感知形态

认知与感知形态（cognition - perception pattern）涉及机体神经系统的感知功能与脑的认知功能，是指个体的神经系统对外界各种感官刺激的感受能力以及大脑对接收到的各种刺激的反应和判断能力。

一、基本知识

（一）感知

感知（perception）是个体将来源于视、听、味、嗅、触等各种感官的刺激输入加

以解释和组合，转换为有意义的方式的过程，是客观世界在人脑中的主观映像，是认识客观世界的开始。个体的感知功能主要包括视觉、听觉、味觉、嗅觉、触觉以及痛觉。

（二）认知

认知（cognition）是人们根据听觉、视觉等感知到的刺激与信息推测和判断客观事物的心理过程，是在过去的经验及对有关线索进行分析的基础上形成的对信息的理解、分类、归纳、演绎以及计算。认知活动包括思维、语言、定向和意识。认知的基本知识参见第五章第三节认知评估。

二、评估内容与方法

（一）感知功能评估

感知功能评估包括对个体视觉、听觉、味觉、嗅觉、触觉和痛觉的评估。

1. 问诊　①视觉：可通过询问"您最近视力有变化吗？您眼睛疼吗？您戴眼镜或隐性眼镜吗？多久了？您如何清洁和保养您的隐性眼镜的呢？您觉得眼前有黑点晃动、视物成双影、黄色、绿色等现象存在吗？您患过眼部疾病或者做过眼睛的手术吗？您的视力对您的生活有影响吗？"来评估个体的视力。②听觉：询问个体有无听力异常及其程度、对生活有何影响、是否使用助力用具等。如询问"您觉得听力有问题吗？何时开始的？您的听力对您生活有影响吗？您是否需要佩戴助听器？"等。③味觉：询问个体近来有无味觉变化。④嗅觉：询问个体近来有无嗅觉变化。⑤痛觉：痛觉是一种复杂的主观感觉，受多种因素的影响，很难做出客观、定量的评估。可通过询问，了解个体的疼痛部位、性质与程度、发生与持续的时间、诱发、加重、缓解疼痛的因素及相关病史。

2. 身体评估　①可通过对患者进行视力、听力、嗅觉与味觉的检查获得资料，方法及内容参见第四章第二节头部评估。②通过身体评估，收集疼痛的客观资料，以便于主观资料相比较，对疼痛做出客观、准确的评估，方法及内容参见第四章第八节神经系统评估。

（二）认知功能评估

认知水平的评估包括对个体的思维能力、语言能力以及定向力的评估。具体方法及内容参见第五章第三节认知评估。

三、相关护理问题

1. 有危险的护理问题　有危险的护理问题包括：

（1）有误吸的危险；

（2）有反射失调的危险。

2. 现存的护理问题　现存的护理问题包括：

（1）急性疼痛；

（2）慢性疼痛；

（3）恶心；

（4）意识模糊；

（5）急性意识模糊/混乱；

（6）慢性意识模糊/混乱；

（7）感知觉异常（特定的：视觉、味觉、嗅觉、听觉、动觉）；

（8）知识缺乏（特定的）；

（9）环境解释障碍综合征；

（10）记忆力障碍；

（11）思维过程异常；

（12）决策冲突；

（13）单侧性忽略；

（14）语言沟通障碍。

第八节　自我概念形态

自我概念形态（self – concept pattern）涉及个体对自己的个性特征、社会角色和身体特征的认识与评价，并受价值观、信念、人际关系、文化、他人对个体的评价的影响。

一、基本知识

（一）自我概念的定义

自我概念（self – concept）也称自我认知，是个体通过对自己的内外在特征以及别人对他（她）反应的感知与体验而形成的对自我的认识与评价，是个体在与其心理社会环境相互作用过程中形成的动态的、评价性的"自我肖像"。

（二）自我概念的组成

自我概念主要由身体意象、社会认同、自我认同、自尊四部分组成。参见第五章第二节自我概念的评估。

（三）自我概念的形成

自我概念并非天生就具备，而是个体与他人在生活中与他人相互作用的"社会化产物"。参见第五章第二节自我概念的评估。

（四）自我概念的影响因素

自我概念并非一旦形成就不再改变，其形成与变化常会受到许多因素的影响，如个体的人格特征、早期生活经历、生长发育过程中的正常生理变化、健康状况等均可影响自我概念。参见第五章第二节自我概念的评估。

（五）自我概念紊乱

自我概念紊乱是个体在自我概念方面处于或有危险处于消极变化的状态，常可通过个体的语言和非语言行为表现出来。

二、评估内容与方法

（一）正常自我概念

评估自我概念形态的主要内容包括身体意象、社会认同、自我认同及自尊等，评估方法有交谈、观察、投射、量表评定等，参见第五章第二节自我概念的评估。

（二）自我概念紊乱

自我概念紊乱常可通过个体的语言和非语言行为表现出来，评估方法主要包括观察及量表测定。

1. 观察 如个体表达"我真没用"、"看来我是无望了"等语言，此为常见的自我概念紊乱的语言流露；如表现为不愿见人，不愿意照镜子、不愿与他人讨论伤残、不愿看到身体意象改变部位则是自我概念紊乱的非语言流露。此外，情绪改变如焦虑、抑郁、恐惧等也可从侧面反映出个体有无自我概念紊乱，并表现出相应的身心和行为变化。

2. 量表测定 常用的有 Avillo 情绪情感形容词量表、Zung 焦虑状态自评量表、Zung 抑郁状态自评量表。参见第五章第四节情绪与情感评估。

三、相关护理问题

相关护理问题包括：
（1）自我身体意象紊乱；
（2）自我认同紊乱；
（3）自尊紊乱；
（4）无能为力感；
（5）长期自尊低下；
（6）情景性自尊低下；
（7）焦虑；
（8）恐惧；
（9）绝望。

第九节 角色与关系形态

角色与关系形态（role – relationships pattern）涉及个体在生活中的角色及与他人关系的性质，包括个体对其家庭、工作和社会角色的感知。

一、基本知识

（一）角色

角色的定义、角色的分类、角色的形成、角色适应不良的表现及患者角色的基本知识参见第五章第七节角色与角色适应性评估。

（二）社会交往

1. 社会交往 社会交往（social interaction）是指人们为满足交流思想、表达情感和需求，以及获取他人支持的需要而进行的人与人之间的沟通。

2. 社会关系 社会关系（social relationship）是社会交往过程中建立的关系。个体的社会关系包括与之有直接或间接关系的所有的人或人群，如家人、朋友、邻里、同事、同学、宗教团体等。

3. 人际关系 人际关系（interpersonal relationship）是指个体与个体之间心理倾向上的关系和心理上的亲疏远近距离，它反映了个体间关系的性质和强弱。良好的人际关系表现为人们在相互交往的过程中，双方的物质需要和精神需要都能得到满足。

（三）沟通

沟通（communication）是指一方发出信息，另一方接收并解释信息的过程，沟通是人类交往的必要性手段。沟通的方式分为语言和非语言两种类型，人们在交往过程中，往往同时使用语言和非语言两种沟通方式。语言沟通是指使用语言和文字进行的信息交流；非语言沟通是指不使用语言或文字进行的信息交流，包括触摸、姿势、手势、面部表情、目光交流等。文化背景、物理环境、交往的关系，交往者的生理、心理和认知状态，交往者的发展水平、教育水平、生活经历等均可影响人际沟通。

（四）家庭

家庭是以婚姻和血缘关系为基础的社会单位，成员包括父母、子女和其他共同生活的亲属。家庭的定义、家庭的结构、家庭的类型及家庭的功能等基本知识参见第五章第九节家庭评估。

二、评估内容及方法

（一）角色

有关角色的评估参见第五章第七节角色与角色适应性评估。

（二）社会关系

社会关系的主要评估方法为问诊。通过询问评估个体的社会关系网，了解其可获得的社会支持资源。询问个体对自己社会关系的满意程度，包括人际关系、社交范围及社交深度。不同的人对社会交往和社会支持的心理需求不同，但当拥有较少社会支持资源的个体遇到压力时，较易发生适应不良而出现危机。

（三）沟通

主要评估方法为问诊。如通过询问个体能否清楚地表达自己的想法了解其表达能力；通过询问个体能否理解阅读材料的内容了解其阅读能力，同时还需了解个体的听力、视力以及语言能力有无障碍。通过询问个体平时是否戴眼镜或使用助听器及其效果，了解其沟通辅助器具。

（四）家庭角色和家庭关系

1. 问诊 通过询问了解家庭的人口结构、角色结构、权利结构、沟通过程、家庭价值观及家庭功能，参见第五章第九节家庭评估。

2. 观察 观察和检查家庭沟通过程、权力结构，家庭居住条件，成员衣着、饮食、家庭氛围，家庭成员间的亲密程度等。

3. 量表测量 常用 Smilkstein 的家庭功能量表和 Procidano 与 Heller 的家庭支持量表。

三、相关护理问题

（一）健康的护理问题

健康的护理问题有：母乳喂养有效。

（二）危险的护理问题

危险的护理问题包括：

（1）有照顾者角色紧张的危险；

（2）有父母不称职的危险；

（3）有亲子依附关系受损的危险。

（三）现存的护理问题

现存的护理问题包括：

（1）照顾者角色紧张；

（2）父母不称职；

（3）家庭运作中断；

（4）家庭运作功能障碍：酗酒；

（5）母乳喂养不当/无效；

（6）母乳喂养中断；

（7）角色履行不当/无效；

（8）父母亲角色冲突；

（9）社交障碍。

第十节 性与生殖形态

性与生殖形态（sexuality and reproductive pattern）主要涉及个体的性别认同、性角色行为、性功能和生育能力。

一、基本知识

（一）性、性别与性别认同

1. 性 性（sexuality）是一种复杂现象，涉及生理、心理、文化和社会多方面，是性别认同的行为表现。

2. 性别 个体的性别（gender）是与生俱来和先天赋予的，以外生殖器为标志。

3. 性别认同 性别认同（gender identity）是个体对其性别的感知，是一种"自己是男性或女性的感觉"。性别认同通常在 2～3 岁时开始形成，随生长发育和社会影响不断发展。通常性别认同与性别是一致的；但也有性别认同与性别不一致的情况，如同性恋等。

（二）性别角色

性别角色（sex role）是社会对性个体的行为期待，其中包括两性的社会生活分工，如传统女性应表现为温柔、娇弱、细心、敏感，并承担照顾家人、抚育孩子等责任，而传统男性应表现为强壮、坚强、好胜、果敢，并承担重体力劳动、养家糊口等责任。不同社会文化对性别角色的期待往往不同。

（三）性健康

性健康是指性以增进个体人格、交流和情爱的方式，达到躯体、情感、智力和社会各层面的统一和完整。性健康者能控制自己的性行为，使之符合自己和社会的价值标准；对于正常的性关系和性反应，没有恐惧、罪恶和羞耻感；无影响正常性功能与生育功能的疾患或缺陷。

（四）生殖形态

生殖形态（reproductive pattern）是指生育能力、实际生育情况和表达性感的能力。这些方面的成功或失败可影响个体的生活方式、健康状况和自我概念。

二、评估内容及方法

1. 性别认同与性别角色　询问个体对于性与性别角色的观念与感受，如对性的看法、自己的性别角色以及有否健康状况对性别角色的限制。

2. 性与生殖的知识　询问个体对性与生殖的了解程度以及存在的疑问。缺乏性与生殖的知识，可导致个体易发生性功能紊乱、性传播疾病、非期望性怀孕或性生活焦虑。

3. 性行为及其满意度　询问个体性行为及其满意程度，是否存在性功能障碍、有无不洁性行为、有无影响性欲的因素。

4. 性虐待　询问个体儿童时期或成年后是否遭受过性虐待。

5. 生育史与生育能力　询问个体子女人数、家庭生育计划和避孕措施。评估女性时，应询问其月经史、生育史、妇科手术史及有无不规则阴道流血；评估男性史，应询问其有无生殖系统手术史。

6. 生殖系统评估　主要评估方法为身体评估及实验室和辅助检查。通过检查个体的乳房和外生殖器了解其发育状况及有无异常；对于性传播疾病、宫颈癌、子宫癌以及乳腺癌的高危人群应进行实验室和辅助检查了解其生殖系统健康状况。

三、相关护理问题

相关护理问题包括：

（1）性功能障碍；

（2）性生活低效/无效。

第十一节　压力与应对形态

压力与应对形态涉及个体对压力的感知与处理，包括个体对压力的适应或不适应的反应、对压力的认知与评价及其应对方式。

一、基本知识

基本知识包括压力与压力应对，参见第五章第六节压力与压力应对评估。

二、评估内容及方法

压力与应对形态的评估内容主要有压力源、压力反应、压力应对等，评估方法有会谈、量表测定（如社会再适应量表评定、医院压力评定量表、应对方式评定量表）、观察与体格检查等。参见第五章第六节压力与压力应对评估。

三、相关护理问题

（一）健康的护理问题

健康的护理问题包括：

（1）家庭有增强应对的愿望；

（2）社区有增强应对的愿望。

（二）有危险的护理问题

有危险的护理问题包括：

（1）有创伤后综合征的危险；

（2）有迁居压力综合征的危险；

（3）有自伤的危险；

（4）有对他人暴力行为的危险；

（5）有自我暴力行为的危险；

（6）有自杀的危险。

（三）现存的护理问题

现存的护理问题包括：

（1）创伤后综合征；

（2）强暴创伤综合征；

（3）强暴创伤综合征：沉默性反应；

（4）强暴创伤综合征：混合性反应；

（5）调节障碍；

（6）个人应对无效；

（7）家庭失能性应对失调；

（8）家庭妥协性应对失调；

（9）防御性应对；

（10）社会应对失调；

（11）迁居压力综合征；

（12）自我伤害。

第十二节　价值与信念形态

价值与信念形态（value – belief pattern）涉及个体的文化和精神世界，主要包括价值观、健康信念、人生观和宗教信仰等。

一、基本知识

（一）文化

价值观、信念与信仰、习俗为文化的核心要素，并与健康密切相关。相关基本知识参见第五章第八节文化评估。

（二）精神

精神世界涉及个体的内心世界、个体的最高社会准则，以及个体与自己、与他人和环境的关系，并产生能表现出爱、信仰、希望和信任等的行为与感情，从而使生活具有意义和价值。精神超越宗教，涉及更深层的对生命意义的信念、爱、希望、宽容、再生等。宗教是个体信念崇拜系统。宗教提供了一系列价值观、信念、规范以及一个用于组织信息和管理日常活动的框架。精神世界、信念和价值观可与宗教相关联，也可不相关联。宗教信仰可对个体的健康观、疾病观产生正面或负面的影响。大多数宗教拥有可影响个体饮食习惯、生育控制、出生、死亡等健康与疾病的信仰与活动，如猪肉对犹太人和伊斯兰人而言是禁物。宗教也可能提供一种认同感、平衡感，从而为个体提供精神力量，帮助个体形成积极的生活方式。

二、评估内容与方法

（一）文化

关于文化的评估参见第五章第八节文化评估。

（二）精神

1. 问诊　通过询问个体有无宗教信仰、是否经常参加宗教活动、是否因宗教信仰而禁食某种食物或禁止某种行为等评估了解个体的宗教活动及其对宗教信仰的依赖程度。通过询问了解个体有无足够的精神支持，如询问"您的家庭中有谁与您有相同的宗教信仰？当您需要精神支持时谁可以帮助您？"等。

2. 观察　通过观察个体的外表、服饰，有否宗教信仰活动改变或宗教信仰改变，获取有关个体文化和宗教信仰的信息。

三、相关护理问题

（一）健康的护理问题

健康的护理问题有：有增进精神健康的愿望。

（二）有危险的护理问题

有危险的护理问题有：有精神困扰的危险。

（三）现存的护理问题

现存的护理诊断包括：精神困扰。

思考题

1.Morjory Gordon 把人类的功能分为哪几种形态？每种功能形态各涉及什么内容？

2．你如何理解健康、健康维护、健康保护、健康促进、健康行为、疾病预防等概念？影响健康的危险因素有哪些？

3．应从哪些方面评估个体的营养与代谢、排泄、活动与运动、睡眠与休息？其影响因素分别有哪些？相关的护理问题有哪些？

4．你如何理解认知、感知、自我概念、角色、关系、压力、压力应对、价值、信念等概念？

（吴林秀　王立民）

参 考 文 献

[1] 吕探云. 健康评估 [M]. 第 2 版. 北京：人民卫生出版社，2007.

[2] 刘成玉. 健康评估 [M]. 第 2 版. 北京：人民卫生出版社，2010.

[3] 贾建平. 神经病学 [M]. 第 6 版. 北京：人民卫生出版社，2009.

[4] 李广元，等. 健康评估 [M]. 北京：中国医药科技出版社，2012.

[5] 徐新娥. 健康评估 [M]. 武汉：华中科技大学出版社，2011.

[6] 陈文彬. 诊断学 [M]. 北京：人民卫生出版社，2008.

[7] 李小妹. 护理学导论 [M]. 第 2 版. 北京：人民卫生出版社，2006.

[8] 姜安丽. 新编护理学基础 [M]. 北京：人民卫生出版社，2006.

[9] 薛宏伟. 健康评估 [M]. 北京：人民卫生出版社，2011.

[10] 李庆功. 功能性健康形态：整体护理从理念到临床实践的一个阶梯 [J].
山西护理杂志，1998，12（4）：141－142.

[11] 袁剑云，李庆功. 护理问题与护理实务分类系统最新进展和趋势 [J]. 中
华护理杂志，2000，35（7）：432－433.

[12] 刘枫，唐晓燕. 协和听课笔记诊断学 [M]. 北京. 人民军医出版社，2008.

[13] 李宁，蒋刚，何越美. NANDA 的护理问题最新分类结构（待续）[J]. 护
理研究，2001，15（3）：127－130.

[14] 李宁，蒋刚，何越美. NANDA 的护理问题最新分类结构（续完）[J]. 护
理研究，2001，15（4）：194－196.